똑똑한 환자 되기

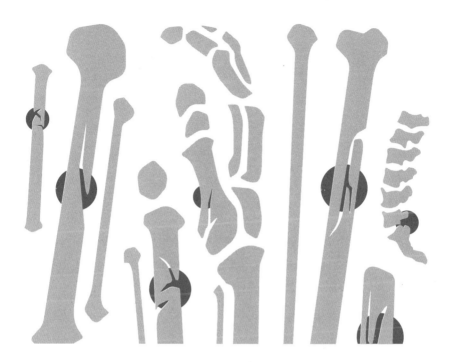

— 정형외과 거의 모든 질환에 대한 명의의 충고 —

똑똑한 환자되기

목에서 발끝까지 뼈 아픈 사람들의 36가지 이야기

— 정형외과 전문의 **정병오 지음** —

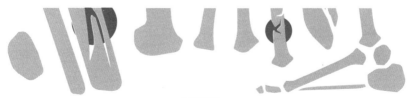

모멘토

책을 내며

　의사로 살아온 세월이 25년, 정형외과 전문의로서는 15년이 되었다. 그동안 숱한 환자를 진료하면서 겪었던 행복한 일, 슬픈 일, 화나는 일, 재미있는 일 들은 낱낱이 기억하기도 어렵다. 한정된 진료 시간에 세세한 설명을 하기 어려워 생긴 오해와, 그에 기인한 웃지 못할 얘기들도 많았다. 하지만 어떤 경우에든 나름대로 의사의 본분에 충실했다고 자부한다.

　다른 의사들을 가르칠 만큼 따로 연구를 깊이 한 것은 아니지만, 환자마다 최선의 치료가 무엇인지 고심하기를 게을리하지 않았다. 그래서 그 결과물을 남기고 싶었다. 진료 시 환자에게 차근히 말해주지 못한 부분들을 쉽고 재미있게 이해시키고 싶었다. 단순히 대중용 의학 지식을 모아서 전하는 책은 서점에 넘쳐나니, 환자와 의사 간의 '스토리'를 축으로 삼아 누구나 알아두면 좋을 요점들을 전해야겠다고 생각했다. 짧은 경험과 지식이나마 그렇게 하나하나 풀어놓다 보니 엔간히 틀이 잡힌 글이 되었다.

　각 장 말미에서는 그 장에서 다룬 질병의 증상과 원인, 치료 방법 따위를 간략히 정리했다. 그리고 '화타의 충고'라는 이름 아래 내 경험에서 증류해낸 도움말들을 달았는데, 명의라 자처할 수 없음에도 감히 중국 후한 시대의 신의(神醫) 화타(華陀)를 들먹인 것은 그를 본받고 싶다는 생각에서다. 화타는 병의 현상보다 근원을 중시하고 추구했다. 또한 질병의 상태와 환자가 놓인 상황을 두루 고려하여 가장 도움이 될 치료술을 쓰고 마음가짐, 운동법, 생활 태도까지 처방했다. '화타의 충고'는 그가 살아 있다면 이런 식으로 도움말을 주지 않았을까 해서 붙인 것이다. 방자한 노릇이지만 화타에 대한 헌사(獻辭)쯤으로 여기고 웃어넘기셨으면 한다.

의학 용어들은 의료인 아닌 사람에게는 워낙 생소하고 어려우므로 같은 뜻의 일상적 표현을 사용하려고 노력했다. 그러나 일상어로 대체하기가 매우 어려운 경우, 의미의 정확한 전달을 위해 불가피한 경우에는 안타깝지만 전문 용어를 쓸 수밖에 없었다.

잘 모르는 분야에 대해 왈가왈부하는 것을 싫어하는 까닭에 오로지 정형외과 분야, 그중에서도 필자가 매일 접하다시피 하는 36가지 질환만을 다루었다. 척추 질환 10가지, 팔 질환 11가지, 다리 질환 13가지, 전신 질환인 통풍, 류머티스 관절염 등이 그것인데, 이 정도면 뼈와 관련하여 일반인들이 알고 있는 문제가 거의 전부 포함돼 있다 하겠다. 그에 더해 많은 사람이 관심을 갖고 있으며 경우에 따라서는 억울해하기도 하는 '장애 진단'을 마지막 주제로 하여 모두 37개 장으로 구성했다.

환자의 입장에서는 어느 병원, 어느 의사의 진단이 옳은지, 치료에 관해서는 누구의 권고가 적절한지를 판단하기가 어렵기 마련이다. 그러니 뭔가 자신의 마음에 들지 않는 말을 들으면 다른 의사를 찾아가는 식으로 이 의원 저 병원을 전전하는 수가 많다. 이른바 '병원 순례'다. 이 책을 구성하는 일화들은 그 같은 과정에서 종종 일어나는 잘못된 진단이나 부적절한 치료의 몇몇 가능성, 이런저런 치료의 장단점 등을 주로 서술하고 있다. 환자의 시각에서는 상황을 어떻게 보고 무엇을 느낄까를 파악하는 데도 중점을 두었다. '케이스 스터디'라기보다는 '케이스 스토리'라 해야 할 이 사례들의 기본적 상황은 모두 필자의 실제 경험을 옮긴 것이다. 다만, 그 속의 세세한 대화들은 실제 오간 말들을 바탕으로 하되 '전형성'이 드러나도록 재구성했다.

내용 중 척추 분야에서 유독 금전적인 얘기들이 나오는 데 대해 한마디 설명이 필요할 듯싶다. 척추 질환은 통증이 심하기에 성급한 수술이나 시술이 많고, 그에 따라 정부에서 보험 급여 인정 기준을 엄격하게 적용한다. 또, 병원에 따라 치료비의 스펙트럼이 다양하다. 그런데 시급히 수술하고 싶어 하는 환자에게 정부의 방침을 이해시키기는 쉽지 않아서, 진료 과정에서 금전적인 얘기들이 많이 오간다. 이런 사실을 그대로 책에 담고자 한 것이니 너그러운 이해를 바란다.

혹시라도 이 책이 과학적 진리와 진실만을 담고 있다고 독자들이 오해하지 않을까 하는 노파심도 든다. 미리 밝혀두건대, 여기서 얘기된 진단 및 치료 관련 사항들이 전부 과학적으로 확증된 것은 아니다 (이 점은 의학에 관한 다른 대중서 거의 전부와 상당수 전문서의 경우도 마찬가지일 테다). 필자가 오랫동안 진료해 오면서 겪고 생각하고 공부하고 깨달은 바를 정리한 것이다. 각장의 말미에 붙인 박스 글 중 증상, 진단, 원인, 치료는 교과서들에 있는 내용을 소개하는 것이다. 화타의 충고는 저자의 개인적인 의견이고 교과서와는 다를 수도 있음을 밝혀둔다.

이 책에서 부정적으로 묘사한 의료인들께는 (당연히 누구라고 밝히지는 않았지만) 별도로 용서를 구한다. 끝으로, 내 자식 같은 책을 세상에 내놓을 기회를 준 모멘토 출판사에 깊은 고마움을 전한다.

예산종합병원 원장 정병오

❖ 차 례

책을 내며 ＊ 4

제1부 척추－목, 등, 허리

1. 목 디스크 ＊ 12
2. 교통사고와 타박상 ＊ 33
3. 압박 골절 ＊ 41
4. 허리 디스크 ＊ 52
5. 척추전방 전위증 ＊ 65
6. 퇴행성 디스크와 프롤로테라피 ＊ 79
7. 재발성 허리 디스크 ＊ 87
8. 새어 나간 뼈 시멘트 ＊ 95
9. 척추의 골수염 ＊ 106
10. 수술과 시술 ＊ 112

제2부 상지－어깨, 팔꿈치, 손목, 손

11. 견봉-쇄골 관절염 ＊ 120
12. 회전근 파열 ＊ 129
13. 어깨 탈구 ＊ 141
14. 테니스 엘보 ＊ 147
15. 주두 점액낭염 ＊ 155
16. 요골 골두 아탈구(유아기 팔꿈치 탈구) ＊ 161
17. 손목 터널 증후군 ＊ 166
18. 물혹(결절종) ＊ 171
19. 손목 골절 ＊ 176
20. 빙아서 수지 ＊ 184
21. 생인손(내향성 손발톱) ＊ 190

제3부 하지 — 엉덩이, 무릎, 발목, 발

22. 대퇴골 경부 골절 * 194
23. 성장통 * 204
24. 오스굿병 * 208
25. 전방 십자인대 충돌증 * 213
26. 무릎 관절염 * 227
27. 무릎 연골 손상 * 249
28. 교통사고와 후방 십자인대 * 259
29. 발목뼈의 골 괴사 * 270
30. 발목 염좌 * 278
31. 부주상골 * 284
32. 발목 내 유리 골편 * 295
33. 족저근막염 * 301
34. 무지 외반증 * 308

제4부 기타 전신 질환

35. 통풍 * 318
36. 류머티스 관절염 * 326
37. 장애 진단서 * 332

제1부 | 척추—목, 등, 허리

1. 목 디스크

심 씨는 오늘도 자다 깼다. 팔이 저려서다. 저린 곳을 한참 주무르고 나서 시계를 보니 아직 네 시다. 벌써 한 달째 이 모양이다. 오른쪽 팔은 차라리 없으면 좋겠다. 이러고 일 나가면 졸다가 다칠 수도 있잖은가. 오늘은 세상없어도 병원에 가봐야겠다고 마음먹는다.

자동차 정비공인 심 씨는 마침 작업 지시를 하러 들어오는 사장에게 이야기했다.

"팔이 너무 저려서 오늘 병원 좀 갔다 와야겠어요."

"어깨 힘줄이 끊어졌을 거야. 우리처럼 어깨 많이 쓰면 그러기가 쉽대. 빨리 치료 안 하면 수술까지 해야 한다던데." 옆에서 동료 이 씨가 거들고 나선다.

"오후에 좀 한가할 것 같으니 다녀오세요." 사장은 나이가 심 씨보다 열 살쯤 아래지만 성격이 푸근하고 마음이 너그러운 편이다.

길 건너에 있는 신경외과 의원에 갔다.

"요즘 팔이 아파서 자다가 자꾸 깨요, 어깨도 아프고 팔도 아프고."

"여기 누르면 아파요?"

의사가 팔 위쪽을 눌렀다.

12

"아파요."

"팔을 들어보세요, 어때요?"

"아프지요."

"팔 감각이 무디지는 않나요?"

"그렇지는 않은 것 같아요."

"어깨에 염증이 있어서 그러니 물리치료 하고 약 드세요."

"매일 와야 하나요? 며칠이나 치료해야 되지요?"

"우신 일주일 하고 나서 효과가 없으면 검사를 해보세요."

그날부터 일주일 동안 심 씨는 열심히 치료받았다.

치료받는 일주일 동안 심 씨는 여전히 자다가 깼다, 팔을 주무르느라고. 염병할 똑같잖아, 약 먹느라고 속만 쓰리고.

"원장님, 첫날만 좀 덜한가 싶더니 일주일째 똑같아요. 어떻게 된 거지요?" 심 씨는 자못 따지는 말투다.

"그래요? 힘줄이 끊어졌나? 초음파 한번 해보세요." 의사는 심 씨의 안색을 살피며 조심스레 말했다.

의사가 심 씨의 어깨에 젤리를 바르고는 초음파 기계를 대고 몇 번 왔다 갔다 밀었다.

"화면의 이 부분 보이지요? 이게 회전근(回轉筋)이라는 건데 여기 힘줄이 끊어졌어요. 잘 안 나을 것 같아요. 정형외과 한번 가보세요. 소견서 써드리겠습니다."

언제는 염증이라며, 젠장. 심 씨는 인사도 안 하고 씩씩거리며 의원을 나왔다. 바로 옆 건물에 정형외과 의원이 있었다. 심 씨는 정형외과 진료실을 들어설 때까지도 분을 삭이지 못했다. 자초지종을 들은 의사는 팔을 이리저리 돌려보더니 어깨 주사를 권했다.

"뭐든지 제발 잠만 잘 수 있게 해주세요." 심 씨가 애원하다시피 말했다.

의사는 어깨에 바늘을 찔러 넣고 뭔가 하얀 액체를 주입했다. 많이 아팠다.

"약 처방을 해드릴 테니 드시고 물리치료를 이틀에 한 번씩 하세요." 의사가 사무적인 말투로 덧붙였다.

"물리치료 안 하면 안 되나요? 자꾸 나오려니 회사에 눈치가 보여서." 심 씨가 어렵게 말을 꺼냈다.

"그래도 하셔야 빨리 나아요." 의사는 여전히 사무적이다. 물리치료 안 하면 낫지 않는다는 투다. 심 씨는 어쩔 수 없이 일주일에 두 번씩 꼬박꼬박 물리치료 받으러 다녔다. 약도 먹었다.

주사도 또 맞으래서 네 번 더 맞았다. 세 번은 투명한 액체 주사, 한 번은 처음과 같은 하얀 색의 것. 결과는 매한가지였다. 주사 맞은 날만 좀 낫고, 이튿날은 여전히 치료하기 전이나 똑같았다. 일하다가도 인상을 찌푸리기 일쑤였다. 이제는 팔의 혈관으로 얼음물이 지나가는 것처럼 시리기도 했다. 결국 심 씨는 병원을 옮기기로 했다.

다음 날 읍내 종합병원을 찾았다. 팔이 아프다고 하니 정형외과로 접수해주었다.

"오른쪽 팔이 아프고 저려요, 한 달째 치료를 해도 효과가 없네요, 주사 맞으면 하루만 반짝하고—." 두 군데 의원에 헛걸음을 하고 나니 이젠 심 씨도 마음 한편에 일종의 여유가 생겼다. '여기라고 별수 있겠나' 하는 생각에서다.

"가만히 있어도 아프세요, 움직일 때만 아프세요?" 이 병원 원장이라는 정형외과 의사가 심 씨의 그런 마음을 꿰뚫기라도 한 듯 눈을 똑바로 보면서 물었다.

"가만히 있어도 아픈데 움직이면 더 아파요." 심 씨는 뭐 별수 있겠어 하는 마음을 거두어들이기로 한다.

"팔을 들어 올려보세요, 만세 하듯이." 의사의 말이 명령조다.

"아야." 심 씨는 팔을 들어 올리다 통증이 심해지는 것 같아 그만두었다.

"아파도 더 올려보세요. 손을 머리에 올려놓으세요, 양쪽 다." 의사의 지시는 단호해서 거역할 수가 없었다. "그러면 더 아프세요, 덜 아프세요?" 잠시 뜸을 들인 후 의사가 물었다.

"아파요." 그냥 아프지 더하고 덜할 게 있나, 심 씨는 울컥 반항심이 생겼지만 속으로 삭였다.

"어허, 잘 느껴보고 답하세요. 팔을 내린 게 더 아픈가, 지금처럼 올린 게 더 아픈가." 의사가 심문하듯이 물었다.

"아, 올린 게 덜 아프네요." 그제야 심 씨는 잘 비교해보고 자백했다.

"혹시 잘 때 지금처럼 팔 올리고 주무세요?" 의사의 말투가 누그러졌다.

"그러고 보니 저도 모르게 팔을 올리고 잘 때가 많아요." 꼼꼼히 물어오니 이제 의사에게 믿음이 좀 생겼다.

"확실한 건 아니지만 어깨보다는 목 디스크가 문제일 가능성이 크네요." 의사가 결론을 내렸다.

에잉? 이건 또 뭔가. 그동안 어깨 병이라고 알고 있었는데? 심 씨는 혼란스러웠다.

"우선 확인을 해봐야 하니 검사를 하십시다. 지금 아픈 게 수술해서 고칠 수 있으면 수술하고 싶을 정도인가요, 아니면 참고 살 만한가요?" 의사가 뜬금없이 수술 이야기를 꺼낸다.

"참고 살아야지 수술을 어떻게 한대요?" 심 씨는 수술은 절대 못한다고 다짐했다.

"그럼 CT(컴퓨터 단층촬영)를 찍어보지요. CT하고 엑스레이 찍고 오세요. 혹 수술을 하게 되면 MRI(자기공명영상)를 또 찍어야 하니 지금은 CT로 확인해보지요."

CT를 찍고 다시 진료실로 왔다. 원장 의사는 사진을 이리저리 굴리면서 한참 들여다보더니 설명을 시작했다. "여기 양쪽 틈이 보이지요? 이게 신경 통로예요. 이건 오른쪽, 이건 왼쪽. 오른쪽 위에서 네 번째 구멍이 하얗게 막혔지요?"

"예, 진짜 그러네요." 심 씨가 고개를 끄덕였다.

"그 막힌 구멍으로 나오는 신경이 오른쪽 어깨로 가는 신경이라서 어깨가 아픈 거지요. 이런 상태가 흔히 '디스크'라고 부르는 추간판(椎間板) 탈출증이에요. 이 경우는 목뼈 부분이니까 경추간판(頸椎間板) 탈출증, 즉 '목 디스크'라고 하지요. 추간판은 '척추원반(圓盤)'이라고도 해요. 본디 디스크(disc)는 그 원반 자체를 말하는 것이고요."

"아, 그런 걸 이제껏 어깨에다 주사 맞고 약 먹고 했으니…." 심 씨가 고개를 가로저었다.

"지금 아파서 못 견디겠나요, 아니면 견딜 만한가요?" 의사가 다시 얼굴을 보며 물었다.

16

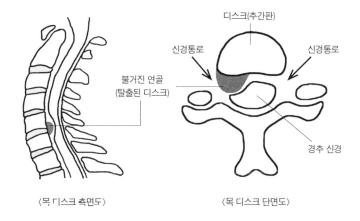

신경통로　　　　　디스크(추간판)　　　　신경통로

불거진 연골
(탈출된 디스크)

경추 신경

〈목 디스크 측면도〉　　　　　　〈목 디스크 단면도〉

"견딜 만하면 제가 병원에 안 오지요. 지금 잠을 못 잔 지가 한 달이 넘었어요." 심 씨의 푸념이다.

"그럼 오늘은 우선 목에다 주사를 놔드릴게요, 약도 좀 드리고."

"목에다가요? 혹시 위험한 건 아닌가요?" 심 씨는 겁이 덜컥 났다.

"간혹 주사 맞고 나서 두통이 오거나 마비가 되는 경우가 있긴 하지만 흔치는 않고, 설사 그렇다 해도 응급조치를 하면 위험할 것까지야 없지요. 어쨌든 지금은 그게 가장 확실하게 통증을 없애는 방법이에요." 의사는 안심시키려 애쓰면서도 부작용의 가능성을 부정하지는 않았다.

"약은 무슨 약이지요?" 심 씨는 확실히 해두고 싶었다. 이미 두 번의 실패가 있지 않았던가.

"진통제예요." 의외로 의사의 대답은 명쾌했다.

"진통제 말고 고치는 약을 주셔야죠." 심 씨는 슬쩍 찔러보았다.

"저도 그러고 싶은데 아직 고치는 약이 안 나와서─. 참을 만할 땐 약을 먹지 말고 많이 아프면 드세요." 의사는 피하지 않는다. 네 맘대로 하라는 얘기다. 시원스럽기는 하다.

심 씨는 목에다 주사를 맞기로 했다. '통증 클리닉'이라는 팻말이 붙은 방으로 들어갔다. 거기도 의사가 앉아 있었다.

"어느 쪽 팔이 아프세요? 이 주사 맞으면 보통은 10분 정도 누워 있다 가시는데, 간혹 마비가 되거나 어지러워서 두 시간 정도 있다 가시는 경우도 있습니다. 아셨지요?" 의사가 얼굴을 보면서 설명했다.

심 씨는 무슨 소린지 곱씹어볼 것도 없이 알았다고 했다. 아픈 걸 멈추려면 그 정도야 뭐. 간호사가 그를 데리고 수술실로 가더니 수술대에 엎드리게 했다. 잠시 후 의사가 와서 목에 소독을 하고 포를 덮은 후 따끔한 느낌이 났다.

"부분 마취를 하는 거예요, 조금만 참으세요."

마취가 돼서 그런지 뭔가로 찌르는 느낌이 났지만 아프지는 않았다. 잠시 후 오른팔이 찌릿했다. 움찔하자 의사가 물었다.

"어디가 아프셨어요?"

"왼팔요."

"예, 그럼 한 번만 더 할게요. 지금은 어떠세요?"

"오른팔이 시려요."

"그럼 됐습니다. 자 이제 주사 놓습니다. 느낌을 얘기해주세요."

"오른팔이 저려요."

"그럼 됐습니다. 10분만 누워 있다가 이상 없으면 가시면 됩니다." 의사가 나가는 소리가 났다.

간호사가 전선과 모니터가 연결된 도구를 엄지손가락에 끼웠니. 알 수 없는 숫자가 모니터에 어른거렸다. "혹시 숨이 답답하시면 말씀

해 주세요." 간호사가 말하더니 책상에 앉았다.

누워 있는 동안에도 팔이 점점 통증이 줄어드는 게 느껴졌다. 잠깐 졸았는가 싶었는데 간호사가 물었다.

"어떠세요?"

"많이 나았어요." 진심이다.

"어지럽거나 가슴이 답답하지는 않으세요?" 통증이 줄고 기분이 좋으니 간호사의 목소리도 듣기 좋았다.

"괜찮은데요."

"네. 그럼 이제 가서도 됩니다."

처방전을 받으면서 계산을 했다. CT 찍고 목 시술도 하고 해서 진료비가 꽤 나올 줄 알았는데 의외로 많지 않았다. 서울에서 일이백만 원씩 받고 해준다는 시술하고는 다른 건가? 다음에 물어봐야지.

그날부터 일주일간 심 씨는 세상에서 제일 편안한 밤을 보냈다. 아침까지 깨지 않고 자는 게 그렇게 좋을 수가 없었다.

다음 날 아침, 심 씨는 팔의 통증 없이 자고 난 게 신기하고 좋아서 기분이 날아갈 것 같았다. 오랜만에 가뿐하게 출근했다. 일하면서 콧노래가 절로 나왔다.

"어, 어제 병원 갔다 오더니 이제 안 아픈가 보지?" 이 씨가 물었다.

"응, 약간 남아 있기는 한데, 이 정도면 아픈 것도 아니지." 심 씨가 팔을 걷어붙이며 말했다.

"그래도 병원 가서 물리치료를 받아. 그래야 재발하지 않지." 이 씨가 경험이라도 있는 듯 덧붙였다.

물리치료? 재발? 아, 그러고 보니 물리치료를 받아야 하는지를 안 물어봤다. 약간 한가해진 틈을 타 후다닥 갔다.

"어서 오세요, 주사 효과를 좀 보셨나요?" 심 씨가 채 인사도 하기 전에 원장이 물었다.

"예, 아픈 건 거의 없어지고 정말 좋은데요. 그런데 물리치료를 안 하면 재발하나요?"

"물리치료요? 재발요? 허허허, 나은 게 아니니 재발하고 말고 할 것도 없어요."

"나은 게 아니라고요? 별로 안 아픈데?" 심 씨는 순간 억장이 무너지는 것 같았다.

"어제 주사 맞은 건 진통제예요, 오래가는 진통제. 효과가 며칠이나 몇 달 갈 수도 있는 거지요, 디스크라는 게 그 사이에 저절로 안 아파질 수도 있는 병이라 일단 고통을 덜어주기 위해서 맞는 겁니다." 의사의 친절한 설명이 비수가 된다.

"그럼 또 아프면 어쩌지요?" 팔이 저려서 깨는 고통을 다시 경험하기는 싫었다.

"또 맞으면 돼요, 보통 사오 회씩은 맞아요." 의사는 대수롭지 않게 대답했다.

의사도 아파봐야 돼, 심 씨가 속으로 부르짖었다.

"물리치료를 하면 낫겠지요?" 심 씨는 '낫는다'는 말을 들으려는 희망을 놓지 않는다.

"안 하는 것보다야 낫지만 그걸 안 한다고 나을 병이 안 낫거나 그러지는 않아요. 아무튼 도움은 좀 될 테니 이왕 오신 김에 한번 받아 보시고 마음에 들면 가끔 하세요." 의사는 심 씨의 소원을 들어줄 기미를 끝내 보이지 않는다.

20

도대체 하라는 거야 말라는 거야, 심 씨는 투덜거리며 물리치료를 받으러 갔다. 턱에다 줄을 매고 머리 위로 당기는데, 시원한 느낌이 들어 나쁘지 않았다.

원장이 물리치료를 권하지도 않는데 굳이 할 필요가 있겠나 싶어서 더는 하지 않았다. 그래도 두 주일쯤은 그다지 아프지 않았다. 보름이 지나자 통증이 조금씩 심해져서 다시 병원을 찾았다.

"원장님, 또 좀 아파지는데요."

"목에 주사를 한 번밖에 안 맞았으니 더 맞으셔도 돼요. 진통제도 더 드시고."

"아니 고쳐주셔야지 맨날 진통제만 먹으라고 하면 어떡해요." 심 씨의 볼멘소리다.

"고쳐달라고요? 알았어요. 석 달만 기다려보세요." 원장이 '고친다'는 말을 꺼냈다. 반갑다.

"왜 또 석 달이에요? 당장 고쳐줘야지." 심 씨는 원장이 농담을 한다고 생각했다.

"석 달 지나면 90%가 낫는다고 책에서도 그리고 TV에서도 그러잖아요." 역시 의사는 가볍게 넘긴다.

"그게 고치는 거예요? 그냥 낫는 거지." 심 씨가 물고 늘어졌다.

"맞아요. 그래서 그때까지 진통제 써가면서 기다리는 거예요."

옥신각신하다 결국 다시 목에 주사 맞고 약을 받아서 나왔다. 약은 아프면 먹으라고 했다. 원장이랑 얘기하면 그의 말이 맞는 것 같기도 하고 뭔 소린가 싶기도 했다. 어쨌든 석 달쯤 지나면 낫는단 말이지? 또 일주일은 그다지 아프지 않게 지나갔다. 잠도 잘 잤다. 비가 와서 좀 더 아프거나 하면 약을 이삼 일 먹고 물리치료를 하면 나아졌다. 그래도 열흘쯤 지나자 또 치료받기 전하고 비슷해지려고 했다. 저녁 먹으면서 잠시 통증이 지나갔다. 심 씨는 자기도 모르게 인상을 찌푸렸다.

"보희 엄마가 그러는데, 서울 우척세도병원이란 델 가면 수술 안 하고 시술을 해서 고친대요. 거기 한 번 가보세요."

걱정이 된 애들 엄마가 말했다. 아직 한참은 더 일해야 하는 나이인데 아프면 안 되겠다 싶어서 가볼까 하는 생각이 든다.

심 씨는 아내의 권유가 있는 데다 자신도 찜찜하고 해서 서울에 가보기로 했다. 주위 사람들이 거든답시고 해주는 말들은 별 도움이 되지 않았다. 목을 잘못 치료하면 큰일 난다는 식의 하나 마나 한 걱정, 나는 어디 무슨 병원의 치료가 잘 맞더라는 철저히 주관적인 추천, 서울 가봐야 여기나 한가지라는 전반적 의료 비관론, 읍내 종합병원장이 제일 낫다는 '팔이 안으로 굽은' 단언 등…. 그렇지만 대부분의 사람에게는 서울만 가면 최고의 치료를 받으리라는 막연한 믿음이 있다. 특히 TV에 자주 나오고 광고도 많이 하는 병원에 가보고 싶어지는 건 인지상정이다. 그런 병원은 중소기업이 아니라 대기업 같은 느낌을 주어서일까. 어쨌든 심 씨는 서울서도 척추 등 뼈 치료엔 제일이라는 우척세도병원엘 갔다. 입구부터 으리으리했지만 심 씨는 '로비만큼 치료도 잘할까' 하는 의구심을 버리지 못한 채 배정받은 의사에게 들어갔다.

"어디가 어떻게 아프세요?" 의사의 의례적 실문이나.

"오른쪽 어깨와 팔이 아프고 저려요." 심 씨는 그간의 치료 내용을 이야기했다.

경과를 대충 들은 의사는 MRI를 찍어보자고 했다.

"CT로는 안 될까요?" 심 씨는 또 걸려들었다 싶었다.

"그래도 MRI가 훨씬 정확하지요." 누구도 벗어나지 못하는 그물이다.

그거야 누가 모르나, 돈이 문제지. 속으로 투덜댔다.

결국 MRI를 찍었다. 설명은 전에 들은 얘기와 별반 다르지 않았다. 5번 뼈와 6번 뼈 사이의 오른쪽으로 디스크가 심해서 아프다는 것이었다.

의사는 수술 이야기를 꺼냈다.

"수술 안 하고는 안 될까요? 수술하면 일을 할 수가 없어서요." 심 씨는 현실적 문제를 생각지 않을 수 없었다.

"수술이 어려우시면 일단 시술을 하시지요."

"시술요? 그건 어떻게 하는 거지요?"

"디스크 안으로 전극을 넣어 열을 가하면 디스크가 줄어들어서 안 아프게 되는 거예요."

"안 아파질 것 같으면 해주세요. 그건 얼마나 하지요? 아주 낫는 건가요?"

"밖에 나가시면 안내해드릴 겁니다."

내쫓기듯 진료실을 나오자 직원이 안내해서 다른 방으로 갔다. 코디네이터라는 아가씨는 그 시술이 아프지도 않고, 마취도 안 하고, 치료 효과도 좋다는 등의 설명을 했다.

심 씨는 이왕 서울까지 온 김에 그걸 하고 가기로 했다. 고민해보고 다시 오기에는 너무 시간 낭비가 많았다.

심 씨는 수술실에 누웠다. 목 왼쪽을 소독하는가 싶더니 파란 천으로 덮었다. 따끔하더니 피부에 감각이 없어졌다. 바늘이 피부를 뚫고 깊숙이 들어오는 느낌은 있었지만 아프진 않았다. 기계 모니터에 심 씨의 목이 보이고 긴 바늘이 들락날락하는 것도 보였다. 의사는 뭐가 맘에 안 드는지 찔렀다 뺐다를 열댓 번이나 반복하더니 "오케이" 하고 소리를 질렀다. 그 소리에 심 씨 기분도 좋아졌다.

"심ㅇㅇ 씨, 여기 바늘 보이지요? 여기가 디스크 있는 자리구요, 이제 바늘을 위치시켰으니까 20분 동안 전기를 통할 거예요, 약간 찌릿찌릿할 텐데, 팔이 심하게 저리면 말씀하세요."

의사가 모니터 화면을 손가락으로 짚어가며 설명을 했다. 그렇다니까 그런 줄 알지 제대로 이해하는 환자가 몇 명이나 될까.

시술이 끝나고 일어서려니 약간 어지러운 기운이 있었으나 이내 괜찮아졌다. 의사는 약을 잘 먹고 2주 후에 보자는 말과 함께 돌아섰다. 개운한 기분으로 집에 돌아왔다. 이제 다 나았다고 소리라도 지르고 싶었다. 이렇게 시원한 걸, 역시 서울이야, 뭐가 달라도 달라.

아프지 않으니 일도 잘 되는 것 같았다. 며칠 잘 먹고 잘 잤다. 아프지 않아선지 밥맛도 좋았다. 사오 일이 지나자 주위에서 얼굴 좋아졌다는 인사를 듣는 일도 있었다. 심 씨는 누가 아팠던 일에 대해서 물으면 자랑삼아 얘기했다.

"서울 가서 치료해야 낫더라고." 사람들은 그래그래 하고 맞장구를 쳤다.

이렇게 자랑은 하고 다녔지만, 일주일이 지나자 찜찜한 기분이 들기 시작했다. 오른쪽 팔이 다시 저려오더니 조금씩 심해졌다. 저린 게 차츰 좋아지리라던 우척세도병원 의사 말만 믿고 있었는데, 좋아지는

24

게 아니라 오히려 나빠지는 것이었다. 2주 후에 보기로 했으나 열흘이 지나자 더 이상 참을 수가 없었다.

별수 없었다. 읍내 병원으로 다시 갔다.

"원장님, 서울 가서 시술했는데 시술 전하고 똑같이 아파요." 심 씨는 의기소침했다.

"서울 의사가 시술 하면 낫는다고 하던가요?" 원장 의사의 말이 심 씨 귀엔 빈정거리는 것으로 들렸다.

"의사는 아니고 코디네이터인가 뭔가 하는 여자가 대부분 낫는다고 하더라고요. 사실은 몇 퍼센트가 낫고 어쩌고 했는데…." 기억이 안 나서 대충 얼버무렸다.

"심○○ 씨는 그것 맞아도 안 나을 것 같아요." 의사가 일침을 났다.

"왜요?" 심 씨는 이제 따지고 들 의욕도 없었다.

"디스크가 심한 편이라 안 나아요. 시술하고 낫는다는 게 특별한 치료를 하는 것이라기보다는 어차피 나을 사람한테 진통 효과가 있는 주사를 놓고는 나을 때를 기다리는 거거든요. 여기서 주사 맞은 것과 대동소이해요."

"어차피 나을 사람이 있고 안 나을 사람도 있어요?"

"디스크가 신경 구멍을 꽉 막아버리거나 딱딱한 뼈가 돼서 막혔을 경우엔 안 낫고, 크기가 작아서 신경이 지나갈 길을 남겨놓고 막았을 경우엔 때가 되면 나아요." 의사가 대기 환자가 없는 걸 확인하고는 자세를 고쳐 앉으며 말했다.

"그 때라는 게 언제인데요?"

"보통 3개월 걸리고, 더 오래 가기도 하지요."

"뭐가 맞는지 모르겠네." 속으로 한 말이 큰 소리로 나오고 말았다.

"열심히 설명했는데 뭐가 맞는지 모른다니요, 심○○ 씨, 이제 저한테 오시지 않는 게 좋겠네요." 의사가 화를 냈다.

"아니, 그게 아니라…." 심 씨는 말끝을 흐리고는 다시 물었다.

"그럼 수술은 어떤 때 하는 거예요?"

"환자가 도저히 아파서 참을 수 없거나 힘이 없어지면 수술하라고 하지요. 그러니까 마비가 된 경우가 아니라면 디스크 수술을 할지 말지는 의사가 아니라 환자가 결정할 일이에요."

"알겠습니다. 일단 안 아프게나 좀 해주세요."

심 씨는 목에다 소위 신경주사를 맞고 나왔다. 자꾸 맞으면 스테로이드 부작용으로 해롭다고 해도 아프니 별수 없다. 수술을 받을지 안 받을지 정말 고민이었다.

2주가 지났다. 또 아파왔다. 석 달이 넘어가자 심 씨는 이번 주쯤 또 병원엘 가야지 하고 정기적으로 주사 맞는 일을 자기도 모르게 당연시하게 됐다.

"원장님, 수술할지 말지 스스로 결정하는 건 알겠는데, 그럼 나중에는 어느 쪽이 나은가요?" 주사 맞으러 가서 심 씨가 물었다.

"나중에요? 어려운 질문인데, 제 생각에 이 경우에는 하는 편이 나을 것 같아요. 일단 수술을 하면 재발이 적고, 목의 전체적인 배열도 더 좋아지니까. 수술이라는 것 자체의 위험 부담이 있기는 하지만요."

"흔히 척추는 수술하면 더 나빠진다고들 하잖아요." 의사가 비교적 상세히 설명을 해주자 환자는 신이 났다.

"글쎄요, 허리하고 목하고는 좀 다르기도 하고, 몇 번 마디에 병이 있는가에 따라서도 좀 다르고 해서―. 한데 이런 걸 다 설명하다 보면 다른 환자를 못 보니까 나중에 따로 오세요, 저녁 늦게 진료 끝나고요. 그리고 이만큼 시간 쓰면서 설명하는데 공짜로 할 수는 없지, 우리나라는 시간 많이 할애한다고 돈을 더 받게 돼 있지가 않으니까요. MRI 하나 찍으면 설명 길게 해드릴게요. 어차피 심○○ 씨 허리도 많이 아프잖아요."

그렇기도 하겠지 싶었다. 심 씨는 신경주사를 맞고 나오면서 정말 MRI를 찍어야 설명을 더 해주려나 생각했다. 그날 일이 끝나고 집에 가는 길에 심 씨는 혹시 원장이 진짜 기다리나 싶어 병원에 들러보았다. 정형외과 진료실에 불이 켜져 있었다.

"원장님, 퇴근 안 하세요?"

"심○○ 씨를 기다리고 있잖아요." 의사의 말이 농반진반 같았다.

"아, 그러시구나. 이거 미안해서."

"미안할 것 없어요, 허리 MRI 찍어야 설명해줄 테니까."

"아이고, 왜 이러세요? 이 나이에 허리 안 아픈 사람이 어디 있다고."

"다 아파도 왜 아픈지 눈으로 보는 게 낫지 않겠어요?"

심 씨는 어차피 허리도 아프고 해서 MRI를 찍었다.

"자, 허리 MRI를 찍었으니 어떤지 좀 봅시다." 의사가 본격적으로 시작하자는 자세다.

"50대니 허리도 얼추 그 나이가 됐네요. 무거운 것도 많이 들었을 테고. 이 까만 게 연골이 낡은 거예요. 쓴 만큼 낡은 거니까 훈장으로 생각해야지요. 협착증은 조금 있지만 신경이 눌린 정도는 아니라서 다리나 엉덩이는 안 아플 테고."

"가끔 허리가 아파요. 비가 오면 더 그렇고, 월요일에 더 아픈 것 같고."

"주말에 일을 안 하고 쉬면 좋아질 줄 알지만 사실은 반대예요. 주말에 근육이 풀어졌다가 월요일에 준비가 안 된 상태에서 힘을 쓰면 탈이 잘 나요. 그래서 주말에도 운동을 해야 해요."

"어떤 운동이 좋을까요? 저는 걷는 걸 많이 하는데. 등산도 자주 하고." 심 씨가 자랑삼아 말했다.

"허리나 무릎에는 등산은 물론이고 서서 하는 운동은 다 해롭다고 생각하면 돼요. 일단 서 있거나 앉아 있는 것 자체가 무릎과 허리에 스트레스를 주는 거니까 나빠졌으면 나빠졌지 좋아질 리는 없지요." 많이 걷거나 산에 오르는 게 자랑이 아니라는 얘기다.

"근데 왜 운동을 하라고들 하지요?" 심 씨가 항의했다.

"서서 하는 운동은 심장, 폐나 골다공증에 좋지 허리, 무릎에 좋은 건 아니에요." 의사의 말은 단호하다.

"그럼 어떤 운동을 해야 하나요?" 밖이 어느새 캄캄해졌다.

"누워서 하는 운동을 하세요, 어떤 동작이든 땀나도록 힘들게 많이 하면 운동이 돼요. 그래서 정형외과 의사들이 수영을 좋아하는 거예요."

"알았습니다. 이제 목 디스크 설명을 해주세요."

"그럽시다. 의사들이 허리나 목 수술을 하면, 특히 고정 수술을 하면 나중에 나쁘다고 하는 이유는, 척추 마디마디가 다 관절인데 관절

하나를 굳혀버리면 옆의 관절에 무리가 와서 빨리 나빠진다는 거예요. 가령 손가락 가운뎃마디를 못 쓰게 굳혀버리면 곧 아랫마디에 관절염이 생길 것 아니겠어요?"

"그렇겠지요. 근데 왜 원장님은 수술하는 게 낫겠다고 하셨나요?" 배가 고파진 심 씨, 이젠 얘기를 빨리 끝내고 싶어졌다.

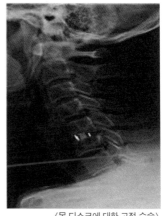

〈목 디스크에 대한 고정 수술〉

"심○○ 씨 이 사진을 보세요. 여기 5번과 6번 뼈 사이가 이미 닳고 닳아서 거의 붙었잖아요. 그럼 이건 어차피 움직임이 없는 굳은 관절이라는 거지요. 놔두면 거의 평생 아프거나 손에 마비만 오지 수술 안 한 것보다 나을 게 없다는 얘기예요."

"수술하면 재발은 안 할까요?" 확인할 건 하고 가야지 싶어서 심 씨가 되물었다.

"수술한 자리는 재발하려야 할 수가 없어요, 아예 디스크를 다 없애버리니까. 대신 딴 데 새로 생길 수는 있지요, 하지만 그건 수술했다고 생기는 게 아니라 누구나 생길 수 있는 거지요. 오른팔 부러졌다가 붙은 사람의 왼팔이 또 부러질 수 있는 것처럼."

"수술비는 얼마나 들까요?"

"200~300만 원은 잡아야 해요."

"서울에서는 500만 원도 더 든다는데요?"

"음, 국가에서 인정하는 급여 항목만 이용해서 수술하면 100~200만

원이면 될 거예요. 그런데 그것만 받으면 병원이 망하게 생겨서 대개 비급여 품목을 100만 원어치 정도 집어넣고 하는 거지요. 그런데 서울이나 전문병원들, 유명한 데는 써도 그만 안 써도 그만인 것들을 보통 400~500만 원어치씩이나 넣는 거예요."

"그럼 인공 디스크 수술은 어떤가요? TV에도 가끔 나오던데."

"나는 인공 디스크를 안 좋아해요. 고정 수술보다 오히려 나쁘다고 생각하지요. 인공 디스크라 하면 마치 무릎 인공 관절처럼 잘 움직일 것 같지만, 막상 수술하고 사진을 찍어보면 전혀 움직이질 않거든요. 관절과 인대가 이미 나쁜 자세로 굳어져 있다면, 다시 말해서 목이 앞으로 굽거나 '일자목'이 된 상태라면 인공 디스크를 넣어봤자 나쁜 자세로 고정되기 때문에 움직여지지 않는 거지요. 그에 비해 고정 수술은 이상적인 자세로 만들어서 고정시키는 것이라서 목의 배열이 더 좋아요."

"음, 그렇군요, 그럼 수술해야겠네요. 아파서 참을 수가 없으니."

"그럼 날짜를 잡읍시다. 다음 주는 되어야겠네."

다음 주 심 씨는 수술을 받았다.

마취해서 정신이 없어지는 게 두려웠지만 끝나고 나자 진작 할 걸 그랬다는 생각이 들었다. 수술 다음 날부터 걸어 다니고, 5일 후 퇴원하고, 2주 지나서 가벼운 일을 시작했다. 팔 저림은 마취에서 깼을 때부터 거의 느껴지지 않았다. 목의 수술 부위가 아팠지만 견딜 만했다.

목 디스크(경추간판 탈출증)

증상

전형적인 증상은 어깨와 팔이 저리거나 시리고 힘이 없어지는 것이다. 경추(목뼈) 일곱 마디 중 위쪽 2~3마디로 가면 목의 통증이 주된 증상일 수도 있다. 팔을 올리면 시림이나 저림, 통증이 완화되고 목을 숙일 때도 완화되는 경우가 많지만, 증상이 워낙 다양해서 그것만으로는 판단하기가 어려운 환자도 많다. 심지어는 허리, 다리가 아프거나 힘이 없어지는 것이 주 증상인 경우도 있다.

원인

단일 외상으로 발병하는 경우도 있기는 하나 퇴행성, 진행성인 연골 약화를 주원인으로 보아야 한다. 외상이 발병의 계기로 작용하기는 한다. 자세가 나쁜 것을 원인으로 꼽기도 한다. 목을 숙이고 있는 자세가 추간판에 무리를 준다는 데는 이의가 있을 수 없다. 머리에 무거운 물건을 올려놓는 것, 머리를 바닥에 대고 물구나무를 서는 B-보이 같은 동작 등은 목 디스크의 큰 위험 요인이다.

진단

증세를 보며 목 디스크를 의심하고 확진에 준하는 진단을 내릴 수도 있지만, 보통은 심한 통증 때문에 공격적인 치료를 하게 되므로 그 전에 엑스레이, CT, MRI 등 영상 검사를 한다. 목뼈 일곱 마디 중 어느 마디에 문제가 있으며 얼마큼 심한가에 따라 치료가 달라지기 때문이다.

치료

탈출의 정도가 심해서 극심한 통증을 견디기 어렵거나 마비의 위험성이 있으면 즉시 수술을 해야 한다. 그러지 않으면 일정 기간

(복지부 가이드라인은 12주)의 보존적 치료 후에 수술 여부를 결정한다. 소위 신경주사는 스테로이드 성분을 포함하는 경우가 많아 부작용(뒤쪽 '류머티스 관절염' 장 참조)의 위험이 있으나 이것도 없이 12주를 버티기는 힘들다. 1주 이상의 간격으로 5회는 무방하리라 보인다.

화타의 충고

보존적 치료 기간 후 수술을 할지 말지의 선택은 의사보다 환자가 해야 한다. 여기서 유의해야 할 점은, 수술 이외의 모든 치료는 증상만 가볍게 할 뿐이지 탈출된 디스크를 제자리로 돌려놓거나 제거하지는 않는다는 것이다. 그러나 탈출된 디스크가 그대로 있다 하더라도 그로 인해 평생 지속적으로 아프지는 않기 때문에 일정 기간 치료하여 통증이 심한 고비를 넘기게 되면 그 또한 성과가 있는 것이니, 보존적 치료의 역할도 분명히 있다. 다만, 보존적 치료를 권하면서 그것이 탈출된 디스크 자체를 없애는 치료라고 오해하도록 유도하거나 치료 효과를 과장하는 경우가 있으니 조심해야 한다.

2. 교통사고와 타박상

　오랜만에 사우나에 가서 몸을 녹이고 나온 오 씨는 차 안에서 나른한 게 기분이 좋았다, 몸이 한결 가벼워진 느낌이었다. 내일이 아들 장가가는 날이어서 집안은 분주했다. 물론 바쁜 건 여자들이지 남자야 때 빼고 광내는 것 외엔 별로 할 일이 없었지만, 섭섭하기는 엄마나 아버지나 다를 바 없었다. 데리고 살던 녀석이 하루아침에 딴살림을 차리는 것이니 딸 시집보내는 것이나 마찬가지 아닌가. 게다가 늦게 본 아들이라 어릴 때부터 끼고돌았기에 여간 허전한 게 아니었다. 이런저런 생각을 하고 있는데 갑자기 쾅 하며 정신이 번쩍 드는가 싶더니 눈앞이 아득해졌다. 뒤에서 오던 차가 들이받은 것이었다.

　몇 초나 지났을까, 정신을 차리고 보니 추돌한 차 운전자이지 싶은 사람이 걱정스런 얼굴로 들여다보고 있다. 젊은 친구가 반듯하게 생겼다.

　"어르신 괜찮으세요? 창문 좀 내려보세요."

　오 씨는 문을 열고 나왔다. 어깨와 목이 저렸다. 약간 어지럽기도 했다.

　"죽을 것 같지는 않군."

오 씨는 차 뒤로 가봤다. 그렇게 세게 부딪혔는데 범퍼만 약간 찌그러졌을 뿐 멀쩡했다. 요즘은 차를 꽤 튼튼하게 만든단 말이야.

"어르신, 얼른 병원으로 가시지요."

"가만 있어봐. 아이고 머리야. 사고 접수부터 해야 하는 것 아니야?"

"제가 연락했으니 곧 올 겁니다."

과연 5분 지나자 보험사 직원이 왔다.

"선생님, 저희 고객의 과실이니 사고 처리를 해드리겠습니다. 차가 움직이면 우선 병원부터 가서서 치료를 받으시고 차도 사고 접수를 하시면 됩니다, 저희 사고 접수번호 여기 있습니다."

"당신들 나중에 딴소리 하는 것 아니지?"

"요즘은 블랙박스에 다 찍히니까 걱정하지 마세요."

맞는 말이지 싶어서 그러자 하고는 헤어졌다.

내일이 결혼식이고 많이 아프지도 않으니, 차야 수리를 맡겼지만 자신은 병원에 가지 않고 버텨봐야겠다고 생각했다. 집에 도착해서도 그런대로 괜찮았다. 식구들과 저녁을 먹고 둘러앉아 이야기꽃을 피울 때도 사고 난 이야기는 하지 않았다. 내일 대사를 위해 일찍 쉬어야지 하며 자리에 누웠다. 하지만 사고 장면이 자꾸 떠오르면서 혹시 미세한 뇌출혈이라도 생기지 않았는지 걱정이 되기 시작했다. 시간이 갈수록 어깨와 목의 저림도 심해졌다. 결국 참지 못하고 일어나 작은아들을 불렀다.

"아버지랑 병원 좀 가자."

"예? 왜요? 저 아픈 데 없는데?"

"너 말고 나 말이야. 낮에 교통사고가 났거든."

"아니 그걸 이제 얘기하시면 어떡해요?"

"아깐 안 아팠다. 잔소리 말고 응급실이라도 갔다 오자."

아들에게 운전을 시켜 병원에 갔다. 사정을 말하고 사고 접수번호를 보여주자 금방 진찰을 받을 수 있었다.

"낮에 사고가 났는데, 어지럽고 어깨 저린 게 점점 심해지네요."

"토하진 않으셨어요?"

"그러진 않았는데 속이 울렁거려요."

"허리, 다리는 괜찮으신 거지요? 우선 아픈 데만 엑스레이 찍어볼게요."

오 씨는 머리, 목, 어깨를 찍고 잠시 기다린 후 설명을 들었다.

"엑스레이에선 이상이 안 보여요, 하지만 엑스레이로는 괜찮아도 다른 이상이 있을 수 있어요. 오○○ 씨도 그럴지 모르니, 삼사 일 지켜본 후 증세가 안 나으면 다시 검사하시지요. 우선 주사랑 약 좀 드릴게요."

오 씨는 엑스레이와 주사, 약만으로는 성에 차지 않았다.

"머리가 아픈데 MRI 찍어주세요."

의사가 허허롭게 웃었다.

"그렇게 하면 저도 좋고 환자분도 좋겠지만 정부에서 그 비용을 안 줍니다. 과잉진료라고 해서요. 이런 경우 시간을 두고 관찰하다 필요할 때 CT나 MRI 검사를 하게 됩니다. 그것도 CT를 먼저 찍어서 뭔가 이상이 보이면 MRI를 찍어야 하고요."

"그래도 내일 아들이 결혼을 하는데, 이렇게 불안해서야 어떻게 식장에 가 있겠습니까?"

"정부에서 하는 일에 개인적 이유가 먹힐 리 없지요, 정 찍고 싶으시면 우선 개인 부담으로 찍으신 뒤 이상이 보이면 교통사고로 청구해야 합니다."

"아니 그런 법이 어디 있어요. 병원이 돈만 생각하고 환자는 어떻게 돼도 좋다는 건가요?"

옆에 서 있던 아들이 냅다 소리를 지르고는 제풀에 얼굴이 벌겋게 달아오른다.

"환자 입장에서는 화가 나겠지만 규칙이 그러니 어쩔 수 없어요." 의사가 오 씨에게 말하다가 아들 쪽을 쳐다보며 언성을 높인다.

"그런 법이 어디 있긴, 지금 법에 따라 하고 있는 건데, 쯧쯧. 정 그러면 다른 병원엘 가보든지. 전국을 다녀보시오, 다르게 말하는 데가 있는가. 당신이 사고 낸 쪽이면 뭐라고 하겠소? 오자마자 MRI 찍는 게 맞는다고 하겠소? 병원이 무슨 죄라도 지었소? 왜 병원에다 화풀이야, 젊은 사람이 예의 없이."

돈만 안다는 소리에 단단히 화가 난 의사가 상기된 얼굴로 작정하고 야단을 치자 아들은 뻘쯤해졌다.

"알겠습니다, 좀 참아보지요." 사태를 진정시켜야겠다 싶어서 오 씨가 물러섰다.

결국 오 씨는 올 때보다 머리가 더 아파져서 병원을 나섰다. 정부에서도 의료보험 적자가 자꾸 늘어나니 할 수 없이 정한 규칙이겠지만, 자신이 당하고 보니 화가 났다. 세상사를 아직 덜 겪은 아들은 병원이 뭐 이 따위야 투덜대며 우쒸우쒸 저 혼자 허공에 주먹질을 해댔다. 따지고 보면 병원을 욕할 일은 아니었다. 누군가는 손해를 보고 참아야 되는 일이었다. 모든 제도가 그렇듯이.

다행히도 결혼식 날은 별 이상 없이 지나갔다. 어깨가 찌릿찌릿은

했어도 참을 만했다. 피로연까지 마치고 돌아오니 피곤함이 몰려와서 아픈지도 모르고 잠들었다.

다음 날 눈을 뜨자 다시 어깨와 목이 아팠다. 게다가 일어서려면 일순간 눈이 뒤집어지는 느낌이 들곤 했다. 주위에서는 왜 입원하지 않느냐고 부추겼다, 집에 있는 것보다는 편하지 않겠냐고. 그럴까? 집에 있는 게 낫지 않을까? 그래도 뭔가 찝찝했다. 혹시 어딘가 단단히 잘못된 건 아닐까? 결국 다시 병원을 찾았다. 결혼식도 끝났으니 입원해야겠다 싶었다. 사고 현장에서 받은 명함으로 보험사 직원에게 전화를 걸었다.

"머리가 많이 아픈데 입원 치료해도 되나요?"

"아, 예. 병원 가서서 의사 선생님이 입원하라고 하면 하셔도 됩니다. 치료 잘 받으십시오."

병원에 가서 머리가 아프다고 하니 신경외과로 접수하라고 했다. 서너 사람이 들락날락한 후 그의 이름이 불러서 의사에게 들어갔다.

"그제 사고가 났는데 머리가 아프고 어지러워요. 어깨도 아프고. 입원하면 안 될까요?"

"아, 그러시지요. 한데 특별한 이상이 없으면 일주일 내에 퇴원하셔야 합니다."

"예? 아픈 게 안 나아도 퇴원하라는 말씀인가요?"

"예. 계속 입원해야 하는 큰 병이 없으면 통원치료를 해야 하는 겁니다."

"아니, 환자가 아프면 다 나을 때까지 있는 거지, 중간에 나가야 한다고요?"

"예. 입원 기간이 너무 길어지면 과잉진료, 과잉입원이 되거든요."

"보험사 직원이 입원하라던데요?" 오씨는 '의사가 하라고 하면'이라는 말은 쏙 빼버렸다.

"보험사 사장이 그랬어도 소용없어요. 작년부터는 진료비 지급 여부를 건강보험 심사평가원에서 결정하는데 타박상쯤으로 오래 입원하면 인정하지 않을 가능성이 큽니다."

"아프니까 입원하지, 안 아프면 입원하라고 해도 안 해요." 오 씨는 점점 기분이 언짢아졌다. 나이롱환자 취급을 하지 않는가.

"그래서 아예 입원하지 말라고는 않는 거지요. 대신 타박상만 있을 경우에는 일주일 정도면 충분하지 않겠는가 하는 거예요." 의사는 미안하다는 표정이었지만 병원의 방침과 관련해서는 양보할 의사가 없는 게 분명했다.

"그럼, 집에 가서 아프면 어쩌라고요?" 오 씨는 볼멘소리가 되었다.

"아픈 건 참아야지요. 물론 나중에 후유증이 남을 만큼 다쳤거나 입원하지 않으면 잘못될 상태라면 가시라고 하지 않아요."

"아니 가만히 서 있는 차를 들이받아서 사람을 이 지경으로 만들어 놨는데, 나을 때까지 치료해줘야 하는 것 아니에요?"

"치료는 해드리지만 통원치료를 하시라는 얘기죠. 교통사고가 아니고 혼자 집에서 다쳤으면 이럴 때 며칠이나 입원하시겠어요? 그렇게 생각해보세요."

듣고보니 대답할 말이 궁색했다.

"병원 방침이 그렇게 돼 있어서 어쩔 수 없으니 정 무엇하시면 다른 병원을 알아보시든지요." 의사는 쐐기를 박았다.

"알았습니다." 오 씨는 항복했다. 그래도 뭔가 손해 보는 느낌은 어쩔 수 없었다.

혈액 검사니 가슴 사진이니 별로 필요 없어 보이는 검사를 몇 가지 하고는 입원실로 갔다. 그래도 주사를 맞으니 아프고 어지러운 게 한결 덜한 것 같았다. 물리치료를 받고 나선 쑤시던 것도 낫는 기분이었다. 이래서 입원들을 하는구나 싶었다. 그렇게 이틀을 보내고 사흘째가 되자 쑤시는 거나 어깨 통증은 많이 나았는데, 머리가 아프고 속이 울렁거리는 것은 여전했다.

"머리가 아직 무겁고 아파요. 속도 울렁거려서 밥을 먹으면 토할 것 같아요." 오 씨는 회진 온 의사에게 말했다.

"그럼 오늘은 CT를 한번 찍어보셔야겠네요." 의사의 말이다.

"MRI로 해주세요." 오씨가 도끼질을 한 번 더 해본다.

"그건 환자 본인이 부담해야 하는데 괜찮겠어요?" 의사가 이번에도 안 넘어온다.

오 씨는 3년 전 무릎을 다친 후 엑스레이와 CT에서는 이상이 안 나타났으나 증세가 심해진 뒤 MRI를 찍고서야 십자인대가 끊어졌다는 말을 들은 적이 있는지라 MRI에 대한 집착이 강했다. 그래도 내 돈을 몇 십만 원이나 내고 찍을 수는 없었다.

"알았어요. CT 찍어주세요."

오후 회진 때 의사는 CT에서 이상이 없다고 했다.

"그럼 왜 머리가 아프고 어지럽지요?"

"뇌진탕 같은 건 CT에도 MRI에도 원래 안 나옵니다. 아무튼 한 3주는 고생하셔야 할 거예요."

"다른 이상은 없겠지요?"

"일단은 안심하셔도 됩니다, 뇌진탕에 준해서 치료는 해드릴 테니."

과연 며칠이 지나며 조금씩 낫기는 했다. 엿새째 되는 날 의사가 회진하면서 퇴원하라고 했다. 아직 아픈데 왜 나가라 하느냐고 화를 냈지만, 의사 잘못이 아니라는 건 오 씨도 잘 알고 있었다. 정말 화를 내야 할 대상은 너무 먼 곳에 있었다.

교통사고 환자에게 보내는 화타의 충고

같은 정도로 다친 것이라도 자신의 실수 때문일 때보다 다른 사람 탓일 경우에 더 많이 아프다고 느끼는 게 인지상정이다. 또한 지금 아픈 것이 혹시라도 나중에 더 큰 신체적 이상으로 이어질까봐 전전긍긍하기 쉽다. 이럴 때—더 철저한 치료를 요구할 명백한 의학적 근거가 없다면—어지간하면 입원하지 말고 치료하자는 것이 사회적인 바람이다. 사고에 따른 이상이 나중에야 발견되더라도 적절한 보상을 받을 수 있는 정도의 합리적 체계는 우리 사회도 갖추고 있다. 그러니 "지금의 내 상태가 스스로 초래한 것이라도 계속 입원 치료를 받겠는가"라고 자문해보기를 권한다.

3. 압박 골절

"아이 씨, 다 잃었네."

조 할머니는 고스톱을 쳐서 돈을 잃는 일이 별로 없다. 그런데 오늘은 유난히 재수가 없었던 모양이다. 손자 생일 선물 사려고 들고 나온 돈에다 내일 병원 가서 물리치료 받으려고 마련해놓은 돈까지 싹 잃었다.

에잇, 하고 벌떡 일어서려는데 허리가 뜨끔했다. 윽, 소리가 나올 정도였다. 이어서 뜨끔한 기운이 배꼽 밑에서 몸을 한 바퀴 돌았다. 마치 뜨거운 허리띠를 두른 것처럼. 발걸음을 뗄 때마다 송곳으로 찌르는 듯했다. 진땀을 흘려가며 겨우 집에 도착했다. 자식들이 걱정할까봐 아픈 티를 내지 않으려고 무던히 애쓰면서 저녁을 먹었다. 빼놓지 않고 보는 드라마도 포기하고 들어가 누워버렸다. 꼼짝 않고 누워 있으면 안 아프지만, 다리라도 들어 옮길라치면 허리가 잘라지는 느낌이었다.

스르르 잠이 들었다가도 돌아눕다 깜짝 놀라 깨기를 여러 차례 하는 사이에 아침이 되었다. 산 것 같지도 않았다. 아들이 직장 가서도 신경 쓸까 싶어 아들 며느리가 모두 집을 나간 후에야 조심조심 옷을

입고는 자주 다니는 의원에 갔다. 평소에는 의사 얼굴도 안 보고 물리
치료실로 올라갔었다.

병원에 들어서면서부터, 이젠 연기를 안 해도 되어서인지 아니면
한 십 분 걸어온 탓인지 유난히 아파왔다.

"아이고 원장님, 나 허리 아파 죽겠소." 진료실에 들어가자마자 진
찰대에 드러누우면서 의사에게 하소연했다.

"다치셨어요?" 의사가 컴퓨터에 얼굴을 박은 채 눈길도 안 주고 물
었다.

"다친 게 아니고, 고스톱 치고 일어서는데 뜨끔하더니 이렇게 아파."

"담이 드셨겠지요, 사진 한번 찍어볼까요?" 의사가 그제야 머리를
들면서 말했다.

"그려, 찍어보우." 한참을 누웠다가 겨우 일어나면서 대답했다.

조 할머니는 손으로 허벅지를 잡으며 걸었다. 영락없는 허리 병 환
자였다.

엑스레이를 찍고 외래로 다시 왔다. 이렇게 왔다 갔다 하는 것도 고
역이었다.

"엑스레이로 보기에는 이상 없어요, 물리치료 하시고 약 드시고 좀
지내보세요. 돌아다니지 말고 누워 계시고요." 의사가 심드렁하게 말
했다.

이상 없다는 말에 조 할머니는 힘이 좀 났다. 찜질하고 주사도 맞
고 나니 한결 나았다. 그래도 손자 생일 선물 사러 갈 엄두는 나지 않
아서 그냥 집에 가서 누웠다. 신음 소리 안 나오게 이를 악물고 끼니
를 때웠다. 애들이 알면 또 큰 병원 가자고 할 게 뻔하니까. 그런 데는

한 번 가면 몇십만 원이나 든다. 그거면 내가 받는 한 달 용돈의 몇 배아닌가. 자식이라도 부모 때문에 돈 드는 게 마냥 좋기만 하지는 않을테고.

그럭저럭 일주일을 치료했다. 도대체 낫지를 않는다, 더하면 더했지. 오늘은 의사하고 담판을 지으리라.

"계속 안 나으면 큰 병원 가서 MRI를 찍어보세요. 엑스레이에는 안나오는 경우가 더러 있거든요. 소견서를 써드릴게요." 의사가 고개를갸우뚱거리며 말했다.

그럼 진작 그렇게 말할 일이지, 망할 놈의 의사. 속으로 욕을 하면서 택시를 잡아타고 곧장 읍내 종합병원으로 갔다. 접수하고 외래 대기석에 앉아 있으려니 세상이 노랗다. 진통제라도 맞고 올 것을. 만나야 할 원장은 또 수술하러 갔단다. 전에도 와보면 원장은 툭하면 수술한다고 사람을 30분이나 한 시간씩 기다리게 했다. 그래도 잘 본다니까 다들 앉아서 마냥 기다린다.

30분이나 있어야 볼 수 있다고 했다. 허리를 앞으로 숙이거나 뒤로젖히면 찌르는 듯한 통증이 오니, 화난 사람처럼 말도 안 하고 땅만노려보며 꼼짝 않고 앉아 있었다.

드디어 원장이 수술실에서 내려왔다.

"원장님, 나 좀 빨리 봐줘요, 허리 아파 죽겠어." 앞에 온 사람이 몇있었지만 염치 불고하고 먼저 진료실로 뛰어들어서는 집 앞 의원에서써준 소견서를 들이밀었다.

"음, 허리가 많이 아프세요?" 의사가 물으나 마나 한 걸 묻는다. 그럼 살짝 아픈데 여기까지 왔을까.

"아파서 숨도 못 쉬겠어." 쓸데없이 물으니 대답이 부풀려진다.

"갑자기 아파지신 거지요?"

"맞아. 빨리 안 아프게 해주."

"무슨 병인지 알아내야 안 아프게 하지요. 할머니 성미 참 급하시네. 여기 두드리면 어때요?" 의사가 여기저기 등을 두드리는데 한 곳이 소스라치게 아팠다.

"아야, 거기 그만 두드려. 아파 죽겠구먼." 조 할머니가 소리 질렀다.

"아, 할머니, 압박 골절 같네요. 우선 엑스레이 찍고 오세요." 의사가 짓궂게 웃으면서 말했다.

"동네 의원에서 찍었어, 왜 또 찍으라고 그래?"

"할머니, 제가 봐야지 사진이 거기 있으면 무슨 소용이에요?"

듣고 보니 그렇기는 하다. 할 수 없이 다시 찍고 왔다.

"음, 예상대로 뼈가 눌렸어요. 이걸 압박 골절이라고 하는데 이게 전부터 있던 건지 요번에 생긴 건지를 알아야 해요. 다른 뼈도 같이 골절될 수도 있고 하니 MRI를 찍어보고 얘기해드릴게요."

"우선 좀 안 아프게 해줘봐요, 무슨 검사를 하든지." 조 할머니는 허리를 부여잡고 말했다.

"예, 많이 아프시지요? 우선 응급실 가서 진통제 맞고 누워 계세요, 안 아프도록 진통제 센 것으로 놔드릴게요."

"근데 그 비싼 엠아루 뭔지를 찍으라고?"

"허리 부러졌을 때는 보험이 돼서 안 비싸요."

"그런가?" 할머니는 한시름 놓았다.

무슨 주사를 놓았는지 아픈 건 싹 없어졌는데, 정신이 몽롱하고 어

44

지러웠다. 간호사들이 침대째 데리고 가서 MRI를 찍고 와 응급실에 누워 있으려니 원장이 왔다.

"할머니, 압박 골절이 맞네요, 12번 등뼈가 주저앉았어요."

"주저앉은 거여, 부러진 거여?" 조 할머니가 공격적으로 물었다.

"음, 압박 골절이라고 해서 부러진 것이긴 한데, 두 동강이 나는 게 아니라 두부가 납작해지는 것처럼 되는 거지요. 주저앉았다고 해도 맞고, 부러졌다고 해도 맞아요." 원장의 방어는 견고했다.

"다치지도 않았는데 왜 부러지나?" 환자가 한 번 더 따지고 들었다.

"뼈가 너무 약해서 물렁물렁하니까 그냥 힘만 줘도 부러져요. 저처럼 병원에 있으면 할머니 같은 분 매일 봐요." 뭘 따지고 들지 이미 알고 있었던 듯한 대답이다.

"그래서 어쩌라고?" 환자가 항복할 기미를 보였다.

"뼈 시멘트라고, 주사기로 뼈 속에다 약을 넣는 게 있는데, 하시면 금방 좋아져요. 부분 마취만 해도 되고." 의사가 대수롭지 않다는 듯이 말했다.

"수술하라고?" 할머니 눈이 동그래졌다.

"수술이라고 할 것까지는 없고요, 수술실에서 주사 맞는다고 생각하시면 돼요. 말하자면 시술이라고 할까. 째지는 않고 두 시간이면 일어나서 걷고 그래요."

"돈은 얼마나 받을라나?" 할머니는 병원비에 생각이 미치자 고스톱에서 돈 잃은 것보다 더 분했다.

"글쎄, 할머니가 올해 일흔아홉이라 고민이네요. 여든만 되셨으면 오늘 바로 해도 보험이 될 텐데 여든이 안 된 사람은 두 주 있다가 해야 돼요. 아니면 보험 안 하고 할머니가 다 부담하고 치료해야 해요."

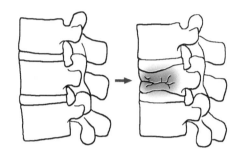

〈왼쪽은 정상 척추, 오른쪽은 압박 골절된 모습〉

원장의 최후통첩이다.

"그런 법이 어디 있어, 나 아픈 지 두 주일 넘었어. 그리고 호적에만 그렇지 진짜 나이는 여든 셋이야." 할머니가 우겨댔다.

"그래도 안 돼요. 부러진 것을 알고 나서 두 주일 치료해야 되는 거예요." 우겨도 안 통한다. 무조건 항복이냐 무조건 버티느냐만 남았다.

"이런 우라질 법을 어떤 놈이 만든 거야. 그런 큰돈이 어디 있어 내가. 또 아들 신세를 져야 하잖아." 원망과 신세타령만 남았다.

"그리고 시술이든 수술이든 하시려면 가족과 함께 오세요. 제가 할머니들 말만 듣고 아들딸한테는 알리지 않고 했다가 몇 번 멱살 잡힐 뻔했거든요."

"이래저래 아들한테 말해야겠군."

"우선 약을 일주일분 드릴 테니 두 주 후에 하시려면 그때 오시고, 바로 하시려면 내일 아들하고 같이 오세요."

진통제 탓인지 아직 약간 어지럽긴 했지만 통증은 견딜 만했다. 조할머니는 어쩔 수 없이 집으로 돌아왔다. 아들 퇴근 후 식구들과 저녁상에 앉아 병원 얘기를 언제 꺼낼까 눈치를 보는데, 차마 입이 떨어지지 않았다. 가계부 안 훔쳐봐도 빠듯한 살림인 게 뻔하지 않은가. 그래도 뿔뿔이 방으로 들어가면 말할 기회를 잡기가 더 어려워지니 일어서기 전에 털어놔야 할 텐데, 어려웠다. 눈치 빠른 손녀가 살려주었다.

"할머니 어디 아파? 아까부터 얼굴이 안 좋아요, 말도 없으시고."

"어머니, 어디가 편찮으세요? 그러고 보니 일어서시는 것도 좀 이상하던데?"

"눈치 챘니? 안 그래도 며칠 전부터 허리가 아파 오늘 병원에 다녀왔다. 허리가 부러졌단다. 그래서 시술인지를 해야 하는데, 아직 팔십 전이라 젊다고 보험이 바로 안 돼서 60만 원을 내란다."

"젊다고요?" 아들과 며느리가 실소했다. 손자 손녀도 재미있다고 깔깔댄다.

"누가 그래요? 젊어서 안 된다고?"

"대통령이 그랬단다."

"하여튼 그래서 60만 원이면 고친다고요?"

"응, 두 주일 기다리면 일흔아홉 젊은이도 30만 원이면 되고."

"뭐가 그렇게 빡빡한가. 한 끗 차이인데 그냥 해주고 말지. 내가 그 병원 원장이랑 잘 아는 사람한테 부탁해놓을 테니 내일 당신이 어머니 모시고 갔다 와." 아들이 며느리한테 말했다.

며느리는 잠깐 싫은 눈치가 지나갔지만 이내 "그럴게요. 내일 같이 가세요, 어머니" 하고 밥상을 치웠다.

어려운 고비를 넘긴 조 할머니는 한결 편하게 잤다. 이만하면 그냥 두 주일 있다가 해도 되지 않을까 생각하면서 오랜만에 깊은 잠에 빠졌다.

다음 날 아침에 일어나면서 비명부터 나왔다. 어제 아프지 않았던 건 순전히 응급실에서 맞은 진통제 덕이었구나. 아무래도 두 주일까지는 못 참는다. 오늘 당장 치료해달라고 해야겠다.

조 할머니는 밥도 먹지 말고 빨리 병원엘 갔으면 싶었지만, 며느리는 아침상 다 차려 내고는 또 설거지한다고 꾸물거렸다. 미안한 조 할머니는 그저 기다릴 수밖에 없었다. 열 시가 좀 넘어서야 두 사람은 읍내 병원에 들어섰다. 접수하고 잠시 기다린 후 원장실로 들어갔다.

"원장님, 오늘 어머니 치료해주세요. 그런데 젊어서 안 된다는 게 무슨 말이에요?"

"아, 예. 안 그래도 지부장이 아드님 부탁을 받았다고 전화했더군요. 그래도 법이 80세 미만이면 두 주일 후에 하라고 되어 있으니 도리 없습니다. 어쨌든 오셨으니 보험이 안 되더라도 오늘 하셔야겠네요, 수속하고 좀 기다리세요, 한두 시간이면 시작할 수 있을 겁니다."

"수술은 아니지요?" 며느리가 걱정스러운 듯 물었다.

"글쎄요, 수술이고 아니고야 부르기 나름 아니겠어요? 째지는 않고 부분 마취만 해요. 하고 나서 두 시간이면 일어나서 걷고."

이것저것 자질구레한 검사를 하고 나서 수술실로 안내된 조 할머니는 수술 침대 위에 옆으로 누웠다. 마취과 의사가 와서 "따끔하실 거예요" 하더니 주삿바늘로 등을 찌르는 느낌이 왔다. 그리고 간호사 시시에 따라 엎드려 있으니 잠시 후 원장이 와서 "할머니, 좀 아파도 참으세요" 했다.

몇 번 뜨끔뜨끔하고 시린 느낌이 났다. 의사와 간호사들은 옆에 있

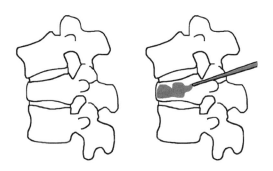

〈뼈 시멘트 주입 시술〉

는 사진을 보면서 자기들끼리 뭐라 뭐라 했다.

"할머니, 이제 다 했어요, 10분 정도 그대로 엎드려 계시면 다 끝나요."

"그려? 이제 안 아파?"

"네." 의사가 자신 있게 대답했다.

일이십 분 지나서 간호사가 조 할머니를 바로 눕혔다. 병실로 올라갈 때만 해도 등에 느낌이 별로 없었다. 간호사는 한 시간쯤 누워 있다가 일어나라고 했다.

한 시간 후 조 할머니는 조심스레 일어나 보았다. 정말 괜찮았다. 전혀 안 아픈 건 아니지만, 훨씬 낫다. 기대했던 것보다도 더 많이 좋아져서 가벼운 기분으로 퇴원했다.

나이 여든이 안 됐으면 법에서 젊다고 하는 별난 세상이네. 어쨌든 이만하길 다행이야. 내일은 고스톱 쳐서 반드시 돈을 따야지. 병원비도 좀 벌어놔야 하니. 난 아직 젊으니까.

척추 압박 골절

증상
말할 것도 없이 허리가 아프다. 등이 아플 수도 있다. 꼼짝 않고 있으면 괜찮은데 움직이면 아프다, 그것도 끔찍하게. 간혹 통증이 가슴이나 배로 돌아 나와 내과로 가는 경우도 있다. 특별히 다친 일이 없는데 발병하는 수도 있어 환자와 의사를 혼란스럽게 한다.

원인
대부분은 주저앉은 후 발생했다고 한다. 무거운 물건을 든 후에 생긴 경우도 꽤 많다. 아주 큰 외상을 당한 경우들을 제외하면 대개 골다공증이 있는 환자에게 발생한다. 골다공증이 심한 사람은 그냥 앉아 있다 일어나기만 했는데 골절이 되기도 한다.

진단
증세와 엑스레이로 대부분 확진이 가능하다. 그래도 엑스레이 사진에서는 보이지 않는 동반 골절이 있거나, 거기서 보이는 것과는 다른 엉뚱한 척추 뼈가 골절된 경우가 있으므로, 뼈 시멘트 주입 수술을 하기 전에는 MRI 검사가 필수다.

치료
80세 이상은 즉시 뼈 시멘트 주입 시술('수술'을 좋아한다면 수술이라고 하자), 80세 이하는 2주일간의 보존적 치료 후에 시술하는 것이 원칙이자 가이드라인이다.

화타의 충고
요즘 유행하는 것으로, 뼈 시멘트 수입 같은 시술 없이 뼈 튼튼에

지는 주사만 맞고 한 달간 누워 있으라는 요법이 있다. 화타의 생각에는 허무맹랑한 방법이다. 아무리 좋은 주사를 맞아도 한 달을 누워 있으면 뼈가 더 약해지게 마련이다.

시술과 관련해 복지부의 가이드라인은 80세 미만이면 2주간의 보존적 치료 후에 시행하라고 하지만, 이는 현실을 도외시한 규정이다. 그런 환자 대부분은 비급여 시술을 즉시 받기 때문이다. 의사가 부추기는 게 아니라 환자가 원한다. 그리고 2주 후에 보존적 치료의 효과가 있어서 시술을 안 하고 넘어가는 경우는 백에 하나 정도다. 그 기간에 화장실을 다니거나 밥을 먹을 때 안 일어설 수 없으니 뼈가 더 납작해진다. 결국 기다리면 환자가 고생할 뿐 아니라 압박이 심해져서 상태가 나빠지고, 흔히 입원 치료를 하므로 보험 재정도 시술의 경우보다 더 낭비된다. 따라서, 상태가 아주 경미한 경우가 아니라면 즉시 시행을 허용하는 쪽으로 규정을 개선하는 것이 옳다.

4. 허리 디스크

박 씨는 어제부터 재채기가 자꾸 나오고 코가 맹맹한 게 감기 걸린 것 같더니, 오늘 아침 세수를 하다가 재채기를 세게 하고 난 후 허리부터 왼쪽 엉덩이까지가 찌릿하고는 다리가 전기 오른 것처럼 시려왔다. 겨우 방에 들어가서 누웠는데, 도대체 엉덩이가 아파서 다리를 꼼짝도 못하겠다.

택시에 올라탈 자신도 없어서 한 시간여 고민 끝에 119 구급차를 불러서 읍내 종합병원으로 갔다. 응급실에 가 누워 있자니 금방 의사가 왔다. 다리를 들어보면서 다리 여기저기 양쪽 감각이 같으냐고 물었다. 그러고 보니 왼쪽 다리 바깥쪽이 남의 살처럼 무디게 느껴졌다. 다리를 올리는 건 아파서 도저히 못하겠고.

"허리 디스크가 생긴 것 같아요. 우선 진통제 한 대 맞고 엑스레이랑 MRI 찍고 봅시다."

곧 간호사가 와서 엉덩이에 진통제를 놔주는데 효과가 있는지 없는지도 모르겠다.

엑스레이 찍는다고 이리저리 자세를 바꾸는데도 비명이 절로 나왔다.

MRI 찍는 동안에도 다리가 저린 걸 가까스로 참는데 움직인다고 잔소리를 하는 방사선 기사가 야속했다. 네가 아파봐라 이놈아, 이만큼 참는 것도 이가 시리도록 악물면서인데.

다 찍고 나서 응급실로 돌아와 옆으로 돌아누우니 살 것 같았다. 10분이나 지났을까, 처음의 의사가 왔다.

"MRI 보니 디스크 맞습니다, 4번과 5번 허리뼈 사이의 디스크가 터져서 신경이 눌렸어요, 많이 아프시겠네요. 신경주사를 놔드릴 테니 걸을 만한지 한번 봅시다."

의사는 간호사에게 약과 기구를 준비시키는 것 같았다.

"이제부터 주사를 놓을 텐데 허리에 맞는 겁니다. 신경주사라는 거고요, 보통은 주사 맞고 10분 정도 있으면 일어날 수 있는데, 간혹 마비가 돼서 두세 시간 못 일어나는 경우도 있습니다." 의사가 설명했다. 10분 있다가 일어난다는 말에 박 씨는 귀가 번쩍 뜨였다.

"벽을 보고 옆으로 누우세요, 무릎을 구부려서 배에다 갖다 붙이세요."

의사는 허리에 소독을 하는가 싶더니 주삿바늘을 찔러 넣었다. 허리에 얼음물을 끼얹는 것처럼 싸하고 뜨끔한 느낌이 두 번 있다가 이내 다리가 저릿했다.

"아야." 박 씨가 소리를 지르자 의사는 어디가 아프냐고 물었다.

"왼쪽 다리가 아팠어요."

"네 알겠습니다, 다 됐어요."

순간 엉덩이가 화끈해지는 느낌이 나더니 이내 약간 멍멍한 느낌이 들었다.

"이제 10분 동안 누워 있다가 일어나보세요" 하더니 의사는 횡하니

가버렸다.

아닌 게 아니라 조금 전까지는 눕기도 힘들더니 이젠 바로 누워도 약간 멍한 느낌이 있어서 그렇지 통증은 별로 없었다. 그 의사 용하네.

10분쯤 흘렀을까 박 씨가 일어나 앉으려는데 의사가 왔다.

"걸어보세요, 걸을 만한가요?"

"걸을 만하네요, 통증이 좀 있기는 하지만, 이 정도면 참을 만합니다. 이제 나은 건가요?"

"이리 와보세요. MRI 보면서 설명해드릴게요."

컴퓨터 모니터에 박 씨의 허리 MRI 사진이 나와 있었다.

"이게 신경입니다. 이건 허리뼈고 여기는 연골이에요. 이게 4번 뼈, 이게 5번 뼈인데, 그 사이에 있는 연골이 뒤로 삐죽이 튀어나와 있지요? 그게 바로 디스크예요. 그 뒤에 신경이 찌그러진 것도 보이고요. 튀어나온 부분이 너무 크면 마비될 염려가 있어서 급히 수술을 해야 합니다. 그 정도는 아니지만 아프게 생기긴 했네요. 이런 경우 6주 동안 물리치료나 주사나 이런저런 치료를 해보고 안 되면 수술하는 게 원칙입니다."

의사가 사진 여기저기를 가리키며 설명했다. 친절한 설명이기는 했지만 박 씨에게는 디스크가 심하다는 것 외에 다른 말들은 귀에 들어오지 않았다.

"그래서 이제 안 아픈 건가요?"

"지금 놔드린 주사는 효과가 오래가는 진통제일 뿐이에요. 엉덩이에 맞으면 하루 이틀 가지만 이건 운 좋으면 몇 달도 갈 수 있으니 기다려봐서 다시 아프면 주사를 또 맞으세요."

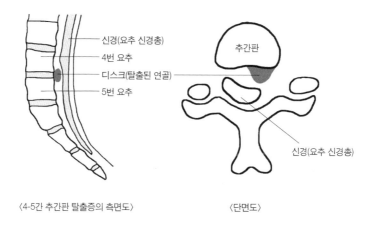

신경(요추 신경총)
4번 요추
디스크(탈출된 연골)
5번 요추

추간판

신경(요추 신경총)

〈4-5간 추간판 탈출증의 측면도〉　　　　　〈단면도〉

박 씨는 무슨 소린지 대충 알 것도 같고 모를 것도 같았다. 낫는다
는 소린지, 낫지 않는다는 소린지….

어쨌든 이제 걸을 만하고 참을 만하니 집에 가기로 했다. 의사는 진
통제와 협착증 개선제라며 약을 몇 봉지 처방해줬다.

급한 대로 회사에 나가 일처리를 하고 집에 돌아온 박 씨는 걱정이
되기 시작했다. 아직도 허리와 다리가 뻐근하고 똑바로 누워서는 잠
을 잘 수 없을 정도로 아팠다. 옆으로 누워 겨우 네 시간가량 잤다.

그렇게 닷새가 지나고 잊어버릴 만하더니 다시 조금씩 아파오는
게 느껴졌다. 몇 달도 간다더니 일주일도 안 가는군. 박 씨는 일주일
만에 병원을 다시 찾았다. 그날쯤 아파질 걸 알았는지 신통하게 약도
일주일분이었다.

"원장님 또 아파요."

"지난번 왔을 때처럼 아픈가요?"

"그때보다는 나아도, 이렇게는 아파서 못 살겠습니다."

"음, 주사를 다시 맞도록 하지요."

"주사 맞고 또 아플 거라면 차라리 수술하면 안 되나요?"

"수술하면 낫기는 하겠지만 6주가 되기 전에는 보험 혜택을 못 받습니다."

"아니 왜요? 어차피 수술할 거면 왜 기다리라는 거지요?"

"안 하게 될지도 모르니까 기다려보라고 정부에서 정해놓은 거예요. 제 맘대로 되는 게 아닙니다. 이 경우에는 사이즈가 커서 결국 하게 될 것 같기는 한데, 그렇다고 6주간 보존적 치료를 하지 않고 덜컥 수술을 해버릴 수는 없어요. 그러면 보험 혜택을 받을 수 없거든요."

"그냥 6주 됐다 하고 해주면 안 돼요?"

"허허, 그럼 사기지요. 안 됩니다. 그건 환자와 의사가 짜고서 정부를 상대로 사기 치는 거니까 감옥 갈 일이지요."

"그럼 수술 안 하고는 못 고치나요?"

"수술 말고 다른 건 다 지금 놔드리는 주사하고 같은 거예요. 고치는 게 아니라 일시적으로 통증을 가라앉히는 치료지요."

"나 참, 어쩌라는 건지. 일단 주사 놔주세요."

박 씨는 주사를 맞고 나자 금방 또 통증이 가라앉는 걸 느꼈지만 뒷맛은 개운치 않았다. 며칠 있으면 또 아플 것 아닌가? 정부에서 그렇게 하란다는데 왜 그렇게 정해놓았는지, 그게 사리에 맞는 것인지 의심이 갔다.

환자가 아프면 당장이라도 수술하는 것이 당연할 텐데, 도대체 왜 그러는지 이해가 가지 않았다

"참을 만한데 수술할 사람이 있으려고요? 안 그렇습니까, 원장님?"

"글쎄 말이에요, 그런데 수술까지 하지 않아도 좋아질 만한 디스크

를 꼭 수술하라는 의사도 있고, 조금만 아파도 수술해달라는 환자도 있고 해서 그런 것 아니겠어요?"

사흘이 지나자 통증이 심해지기 시작했다. 주위에서는 때를 놓치면 큰 병 된다고 빨리 서울엘 가보라고 성화였다.

박 씨도 더 늦기 전에 다른 방법을 찾아봐야겠다 싶어서 서울의 유명한 척추 전문병원에 가기로 했다. 혹시 금식하고 하는 검사가 있을까 싶어 지레 아침도 굶고 부지런히 출발해서 두 시간 운전 끝에 도착했다. 시설이 꽤나 으리으리해 잠시 구경하느라 아픈 것도 잊어버릴 지경이었다. 접수하고 앉아서 기다리는 동안에도 다리가 저려서 식은땀이 났다. 순서가 되어 들어가 그간의 일을 간단히 이야기하자 의사는 우선 시술을 하잔다.

"시술이요? 그게 뭐지요? 수술인가요, 주사인가요?"

의사의 얼굴에 잠시 당혹스러운 표정이 스쳤다.

"아, 그게요, 수술도 아니고 주사도 아니고 중간쯤 되는 거예요. 째지는 않고 바늘과 고주파 기구를 디스크 속에 넣어서 디스크 돌출된 부분을 수축시키는 치료를 하는 거지요. 바깥에 상담사가 있으니 상담해보세요. 금식은 안 해도 되니 결정하시면 오늘이라도 할 수 있습니다."

"하면 낫는 건가요?"

박 씨의 질문에 의사는 또 한 번 당혹스러워한다. 왜 그러는지 박 씨는 의아했다.

"이 정도면 낫는 경우가 많지만 낫지 않을 수도 있습니다. 그럼 그때 가서 수술해야지요."

끙, 뭐야, 말이 좋아 시술이지 주사 맞을 때 듣는 소리랑 똑같잖아. 박 씨는 속으로 중얼거렸다.

밖으로 나오니 상담사라는 아가씨가 시술에 관해 이것저것 설명을 하는데, 70~80% 낫는다는 말밖에 기억이 나지 않는다. 70%인지 7%인지야 아무도 모를 일이고, 박 씨가 듣기에는 수술하는 것만큼 돈 받고 주사 종류를 한 차례 놔주는 것 같았다. 어쨌든 실비보험이 있으니 돈은 보험회사가 낼 테고, 한번 해보자는 생각이 들었다.

이것저것 검사도 하고, 수술실로 가서 꼬리뼈 주변에 부분 마취를 한 뒤 바늘로 찔러서 뭔가를 했다. 엑스레이 영상 같은 게 비치는 모니터를 보면서 설명을 하는데, 알아들으라고 하는 건지 형식상 하는 건지 그냥 '신경'이라는 말밖에 기억나지 않았다.

하고 나오니 주사 맞았을 때처럼 일단 편하기는 했다.

서울 병원에서 준 약을 먹으면 어지러웠고 속도 거북했다. 그래도 치료하려면 먹어야지, 하고 꾸준히 먹었다. 어쨌든 아픈 건 나은 듯했다. 안 좋은 느낌은 있어도 행동에 지장을 받을 정도로 아프진 않았다. 그런데 한 열흘쯤 지났을까? 예전의 통증이 되돌아왔다. 119로 실려 갈 때만큼은 아니었어도 똑바로 누워 잘 수가 없었다.

결국 다음 날 박 씨는 다시 읍내 병원으로 갔다.

"아이고 원장님, 서울 가서 시술받고 왔는데 또 아파요."

"미국 간다고 뭐 다르겠어요?" 원장은 그것 보라는 표정이다. 고소해하는 듯도 싶었다. "무슨 치료를 해도 디스크 덩어리는 수술해서 제거하기 전에는 없어지지 않아요. 그러니 또 아플 수밖에."

"그렇게 힘들여서 시술을 했는데 똑같이 아프면 어쩌지요?"

"글쎄 말입니다, 서울까지 가서 했는데 말이지요." 원장은 아예 빈 정대는 투였다. 이 양반이 아주 속을 긁는구나.

"어쨌든 아직 6주가 안 됐으니 주사 한 번 더 맞으세요. 이제 한 달이니 한 보름만 더 참아보고 안 되면 수술합시다." 원장이 정색을 하고 말했다.

"수술이 맘먹기가 그리 쉬운가요, 몸에 칼을 대는 건데."

박 씨는 서울에 가서 허튼 치료만 하고 온 것은 아님을 강변하고 싶었다.

"그렇지요. 하지만 달리 생각하면 제일 쉬운 방법이에요. 하루 고생하고는 다음 날부터 활동할 수 있으니까 한 달 약 먹는 것보다 쉽달 수도 있지요."

"입원은 며칠 하나요?"

"한 3일이면 됩니다. 수술 자리에 피 고이지 말라고 호스를 넣어놓는데, 피가 멈추지 않으면 5일까지 길어지기도 하고요."

"알겠습니다, 이번에 맞고 다시 아프면 수술하겠습니다."

박 씨는 마음을 정하고 주사를 맞은 후 병원을 나섰다.

주사를 맞고 나니 또 한동안은 아픈 걸 잊고 살 수 있었다. 하지만 열흘쯤 지났을까, 자고 나니 또 왼쪽 다리가 뒤에서 땅긴다. 시계를 보니 아직 6시도 되지 않았다. 똑바로 누워 있을 수가 없어서 옆으로 돌아누웠다. 무릎을 배 쪽으로 당기니 좀 덜 아팠다. 설마설마했는데 결국 또 아프구나. 허리를 약간 구부리고 걸었더니 참을 만해서 회사에 나갔다. 겨우 일을 마치고 집에 오니 이제는 처음 아플 때처럼 심해졌다. 이렇게 해서 수술을 하게 되나?

다음 날 박 씨는 회사에 전화해 병가를 내겠다 말하고 읍내 병원으로 갔다.

"원장님 어제부터 또 아파요, 수술해주세요."

"그럽시다. 오늘은 시간이 안 되니 내일 하지요, 우선 입원해서 몇 가지 수술 전 검사를 하고 봅시다."

"사람들이 허리 수술 함부로 하는 것 아니라고 걱정하던데 괜찮을까요?"

"함부로 하면 안 되지요, 잘 해야지. 간단한 수술이니까 몇 달씩 주사 맞고 약 먹고 하는 것보다는 수술이 편할 수도 있어요. 어쨌든 디스크 수술을 하지 않는다고 사람이 죽거나 불구가 되는 건 아니니까 잘 생각해서 결정하세요. 수술 여부는 의사가 아니라 환자 자신이 결정하는 겁니다. 참을 수 있으면 참으며 살고, 못 참겠으면 수술하는 거예요. 단, 수술 외의 다른 방법으로 고쳐보려 하지는 마세요. 그런 욕심에 자꾸 효과도 없는 치료에 매달리게 되는 겁니다."

의사는 별일 아니라는 듯 태연하게 이야기한다. 자기야 매일 하는 수술이라지만 받는 사람은 얼마나 고민을 하는데―.

"허리를 수술하면 평생 일을 못한다고 말리는 사람들이 많던데요. 수술하면 진짜 못하나요?"

"그런 얘기 하는 사람들 덜 아파서 그래요. 그리고 수술도 치료인데, 하고 나면 하기 전보다 일을 더 잘 해야지 못하면 되겠어요?" 의사는 말도 안 되는 소리라고 쐐기를 박는다.

우선 피검사와 가슴 사진 촬영 등 몇 가지 검사를 했다. 다 이상 없다는 결과가 나왔다.

아직 큰 병이 있을 나이는 아니지, 안심이 되었다. 간호사가 와서 수술할 때 보험 혜택을 못 받는 재료가 있다며 몇 가지 사용을 권했다. 이런 걸 꼭 써야 하나 싶어서 원장에게 면담을 청했다.

"원장님, 이런 비싼 것들을 꼭 써야 하나요?"

"쓰면 좋다고 나온 것이니 쓰세요. 안 쓰면 수술을 대충 할지도 몰라요."

대충 어쩌고는 농담조이긴 한데, 왠지 안 쓰면 손해 볼 것 같다.

"치료 효과와 병원 운영을 두루 생각해서 권하는 것이니 그냥 하시지요."

의사가 이렇게 말하는 데야 안할 도리가 없다.

내일 수술하면 아프지 않다니 마음이 놓여서 그런지 주사를 맞아서 그런지, 아침보다는 통증이 가라앉은 느낌이었다. 걱정이 돼서 잠이 안 올 것으로 생각했는데 푹 잤다.

다음 날 수술실로 들어간 박 씨는 겁이 좀 났다.

"혹시 수술하고 못 깨어나는 건 아니겠지요?"

농담 반 진담 반 건네자 마취과 의사가 껄껄 웃는다. "걱정 마세요, 아예 재우지도 않을 거니까."

척추 마취를 하고 잠시 엎드려 있으려니 수술 시작합니다, 하는 원장의 목소리가 들렸다. 엎드려 있다 보니 걱정보다 졸음이 앞섰다. 비몽사몽 한 시간쯤 지났을까, 간호사가 흔들어 깨웠다. 눈떠보니 수술이 끝난 모양이다.

"잘 끝났으니 걱정 마세요, 이제는 안 아플 거예요."

원장이 한마디 하고 나간다.

천장을 보고 누우니 이제 살았다 싶었다. 아직 허리 아래로는 감각

이 없었다. 깨어나면 아플까봐 걱정했었으나, 감각이 없으니 아픈 것
도 잘 몰랐다. 그날은 그렇게 누워서 지나가나 싶었는데, 저녁쯤 되니
마취가 풀리는지 허리가 끊어지듯이 아팠다. 간호사에게 이야기하니
그래서 무통주사를 달아드렸으니까 아플 때 자꾸 누르세요, 한다. 근
데 눌러도 아파서 추가로 진통제 주사를 맞고서야 잠이 들었다.

어느새 아침이 되어 눈을 뜨니 아직 좀 아프긴 해도 어제보다는 나
았다. 원장이 와서는 걸어보라고 했다. 그런대로 걸을 만했다. 아프던
왼쪽 다리에 약간 저린 느낌이 있긴 해도, 수술 전에 비하면 아프지
않은 거나 마찬가지다.

박 씨는 이틀 후 허리에 차고 있던 배액주머니를 빼고 퇴원했다.

"일해도 되나요?"

"하세요. 좀 아프긴 하겠지만 허리 쭉 펴고 앉으세요. 그리고 허리
에 무리가 가는 일은 피하세요."

"언제까지 조심해야 할까요?"

"보름 정도는 오래 앉아 있지 마시고, 무엇보다 허리 숙여서 무거운
물건을 들어 올리지 말아야 합니다."

"고맙습니다, 원장님."

박 씨는 자기도 모르게 감사 인사가 튀어나왔다.

허리 디스크

증상

요통이 오는 경우도 있지만 주 증상은 하지(下肢) 방사통(放射痛)이다. 방사통이란 디스크로 눌린 척추신경이 뻗어간 부위로 통증이 번져나가는 것을 말한다. 주로 통증이 다리 뒤쪽에서 발로 길게 뻗어 내려가는 증상을 가리킨다. 간혹 환자들 중에는 허리는 아프지도 않은데 무슨 허리 디스크냐고 발끈하는 사람이 있다. 그러나 뭐라 해도 디스크는 디스크다. 하지직거상(直擧上) 검사라고 해서, 다리를 들어 올려 방사통이 심해지는지를 보는 검사에서 대개 양성을 보이는데, 디스크라고 모두 이 검사에 양성을 보이는 것은 아니다.

통증의 종류가 다양해서, 시린 경우, 아픈 경우, 저린 경우 등이 있다. 아프지는 않고 감각이 무뎌지거나 발가락의 힘이 약해지는 증상만 호소하는 경우도 간혹 있다.

원인

목 디스크와 대동소이하다. 퇴행성 변화가 진행된 추간판에 압력이 가해지면 탈출이 일어나고, 그것이 신경을 눌러서 아프게 된다. 탈출 초기에는 신경은 아직 누르지 않고 자극적인 화학물질이 흘러나와 심한 통증을 일으키다가 며칠 사이에 호전되기도 한다. 오래 앉아 있는 것, 운전, 흡연 따위가 발병률을 높인다고 알려져 있다.

진단

증상과 의사의 도수(徒手, 맨손)검사만으로도 확실한 심증을 얻을 수 있지만 적극적인 치료를 위해서는 CT, MRI 같은 영상 검사가 필요하다.

치료

목 디스크와 동일하다, 다만 보존적 치료 가이드라인은 6주다.

화타의 충고

디스크가 어느 정도 이상 탈출해서 신경을 물리적으로 누르기 때문에 생기는 통증의 경우, 보존적 치료와 수술의 가이드라인을 따르면 된다. 다만, 초기여서 탈출은 경미하나 분비되는 화학물질의 자극으로 통증이 오는 환자가 고가(高價)의 치료를 받았을 때 중상이 나아지면 치료를 잘해서 그런 것으로 오해하기 쉽다. 참을 수 있으면 참고 살아도 되는 병이지만 참을 수 없으면 수술을 권한다. 수술이라 해도 하루 이틀 만에 활동을 할 수 있고, 신체에 큰 손상을 주는 것도 아니다. '시술'이라는 말에 현혹되어 시간적으로, 경제적으로 낭비를 많이들 한다. 그런 환자를 노리는 낚시꾼도 많다. 시술만으로는 탈출된 덩어리가 결코 없어지지 않는다.

5. 척추전방 전위증

"아고고고!" 황 씨는 자리에서 일어나다 말고 허리를 부여잡으며 비명을 질렀다. 남편이 깜짝 놀라 눈을 떴다. "무슨 일이야, 왜 그래?"

"허리가 아파서 일어나지를 못하겠어요." 황 씨는 너무 아파 목소리에 울음이 섞였다.

"한동안 잠잠하더니 또 아프구먼. 병원 가서 주사라도 맞고 오자고." 남편이 일어나 앉으며 말했다.

황씨는 전부터 1년에 한두 번씩 허리가 아팠다. 요즘 와서는 아픈 횟수가 늘고, 한번 발동하면 오래갔다. 그때마다 병원 의사는 주사와 약을 주고는 별말이 없었다. 저번에 아프다가 나은 지 한 달도 채 되지 않았는데 어제 서울 가서 돌아다녔더니 또 통증이 온 것이다.

집에 상비해 두는 타이레놀을 연거푸 두 알이나 먹었지만 낫는 기색이 없다. 아침을 들고 나서 집 앞 정형외과에 갔다.

"원장님 나 또 아파요." 황 씨가 들어서며 인사도 생략하고 말했다.

"어디 갔다 오셨어요?" 의사가 힐끗 보고서는 물었다.

"서울 가서 좀 돌아다녔지. 지하철 계단 오르락내리락하고 나서 좀 아프더라고."

"조심하셔야죠, 주사하고 약 드릴게요. 물리치료도 좀 하시고."

올 때마다 주고받는 이런 대화만으론 뭔가 좀 부족한 듯싶어 황 씨가 덧붙였다.

"근데 나 맨날 이렇게 아파야 돼? 좀 고쳐줘봐요."

의사는 대답이 없었다. 황 씨는 늘 하던 대로 주사 맞고 물리치료를 받았다. 약은 먹고 나면 속이 쓰린 기운이 있어 먹기가 싫었지만, 그래도 많이 아플 때는 도움이 됐다.

다음 날은 한의원에 갔다. 침을 며칠 맞으면 좀 낫는 것 같았다. 한데 이번에는 열흘 넘게 침을 맞아도 나아지지 않았다. 아픈 게 여전하고 아침이면 일어나기가 더 어려웠다.

"임자, 내일 병원 가서 MRI 좀 찍어봐, 앓아본 사람들이 그러는데 허리는 엑스레이 찍어서는 잘 모른대. 아직 MRI 한 번도 안 찍어봤잖아." 오랜만에 남편이 인심 썼다. 그 비싼 걸 찍어보라는 소리를 다 하고.

다음 날 황 씨는 읍내 종합병원으로 갔다.

"안녕하세요? 어디가 불편해서 오셨나요?" 의자에 앉자 곧바로 의사가 물었다.

"예, 제가 허리가 많이 아파요. 그런 지 한 10년 됐는데 늘 아프다 말다 했었어요. 근데 요즘은 점점 심해지네요." 처음 오는 병원이라 처음부터 설명하기가 번거롭다.

"허리만 아프세요, 아니면 엉덩이, 다리로 내려가요?" 의사가 손으로는 컴퓨터 자판을 두드리고 눈으로는 황 씨를 보며 묻는다. 황 씨는 잠깐 생각한 후 대답했다.

"아직 다리는 모르겠는데, 엉덩이는 많이 아파요."

"차렷 자세로 누워 있으면 아프세요, 안 아프세요?"

"누워 있으면 하나도 안 아파요. 일어날 때, 걷기 시작할 때 많이 아프고 한참 걸으면 아픈 게 오히려 덜해요." 황 씨는 이런 것도 묻는구나 생각하며 대답했다. 집 앞 의원은 원체 오래 다녀선지 의사가 너무 습관적으로 대하나 싶었다.

"음, 그동안 치료나 검사는 뭐뭐 해보셨어요?"

"검사는 엑스레이 몇 번 찍었고, 물리치료 하고 주사 맞고 했어요, 그럼 또 금방 낫더라고요." 하나하나 대답하려니 기억을 많이 떠올려야 했다.

"엑스레이 찍고 의사는 뭐라던가요?" 많이 물어보니 제대로 진료를 받는 것 같기는 한데 좀 귀찮기도 하다.

"별다른 말을 안 해요. 무슨 병이냐고 물어봐도 웃기만 하고." 대답하면서 황 씨는, 그러고 보니 엑스레이를 찍기만 했지 병명이 뭔지 듣지도 못했다는 사실을 새삼스레 깨달았다.

"그렇군요. 그럼 오늘 MRI를 한번 찍어보세요. 허리에 생기는 병이 90%는 디스크 아니면 협착증인데, 둘 다 엑스레이로는 잘 보이지 않거든요."

"안 그래도 MRI 찍어보려고 왔어요."

"네, 그럼 찍고 다시 봐드릴게요."

MRI를 찍고 다시 진료실로 왔다.

"이건 옆에서 보는 사진인데요, 음, 여기가 앞뒤로 약간 어긋났네요. 이 정도면 많이 아프지요." 의사가 뼈 어긋난 곳을 손가락으로 가리키며 말했다.

"어긋났다고요? 그런 소리는 못 들어봤는데." 황 씨의 말투에 불신

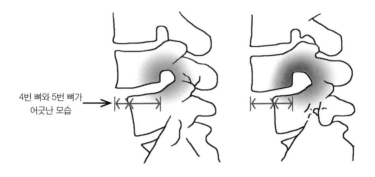

4번 뼈와 5번 뼈가
어긋난 모습

〈왼쪽은 척추뼈 크기의 20%, 오른쪽은 50%가 어긋났다.〉

이 묻어났다. 단골로 오래 다닌 의원의 원장에게 일단은 더 믿음이 가
는 게 당연하다.

"이게 처음에는 엑스레이에 보이지 않는 경우가 많아요. 그런데
MRI에서는 층진 게 드러나지요." 의사의 말투가 단호했다.

"그럼 맞춰야겠네요?" 황 씨가 사진을 가까이 보며 수긍했다.

"이걸 맞춘다고 하는 사람들도 있는데, 일시적으로야 맞출 수 있을
지 모르지만 뼈 구조 자체가 틀어진 것이니 얼마 안 가 다시 어긋나겠
지요." 의사가 무감한 어투로 말했다.

"그럼 어쩌지요?"

"근본적으로야 수술을 해야겠지만 금방 수술할 수 있는 건 아니니
까 우선은 운동을 좀 해보세요." 의사는 여전히 천하태평이다. 하기
는 자기가 아픈 게 아니니까.

"지금 수술하면 안 되나요?" 의사가 느긋할수록 황 씨는 급해진다.

"아, 이건 디스크 수술과 달리 나사를 박는 큰 수술이에요. 수술하
고 석 달은 몸조리를 해야 하는데 괜찮으시겠어요?" 오히려 의사가

68

망설이는 형국이다.

"심해진 건 요즘이지만 아픈 지 벌써 10년은 됐는걸요, 바로 하지요." 아픈 사람은 급해지기 마련이다.

"그건 안 되요, 6주는 있다가 하셔야 해요, 나라에서 규칙으로 정해놓기를, 6주 동안은 물리치료를 하든지 주사를 맞든지 해보고 나서 수술하라고 돼 있어요." 의사가 느긋한 이유를 이제 알겠다.

"어차피 수술해야 할 거라면서 왜 그렇게 정해놓았대요?"

"뭐 여러 가지 복잡한 사정이 있지만, 참을 수 있으면 참고 살아보자는 취지지요."

"뭔 소린지 모르겠네, 여하튼 그럼 6주 지내봐야겠네요." 황 씨는 체념하듯 말했다.

"그러세요. 그러다 안 아파지면 그냥 사는 거지요." 의사가 한마디 붙이는 게 얄밉다.

"아파지면 또 치료해보고요?" 황 씨가 받아쳤다.

"맞습니다."

"운동은 무슨 운동이 좋을까요? 매일 한 시간은 걷고 있는데 더 걸어야 하나요?" 황 씨가 이번엔 실질적인 질문을 했다.

"걷는 것도 좋지만 특별히 허리 근육을 튼튼하게 만드는 운동을 알려드릴게요. 침대에 엎드려보세요."

침대에 올라가 엎드렸다.

"뒷짐을 지고 머리를 높이 들어보세요." 의사가 손으로 황 씨의 목 부분을 들어 올리며 말했다. 황 씨는 턱이 바닥에서 겨우 떨어질 만큼밖에 들을 수가 없었다.

"그렇게밖에 안 되세요? 허리 힘이 약한 편이시네요. 그 운동을 자꾸 해서 머리를 높이 들 수 있게 하세요, 아침저녁으로 100번씩은 하셔야 해요." 의사가 자리에 앉으며 말했다.

"100번요?" 나한텐 말도 안 되는 숫자 아닌가.

"100번이래야 빨리 하면 1~2분이면 돼요. 아침저녁으로 1~2분 정도는 투자하셔야지요."

열 번도 못하겠는데 백 번이라니…. 황 씨가 웅얼거렸다.

"매일 연습하다 보면 보름쯤이면 어렵잖게 100번씩 하게 될 겁니다, 며칠을 계속 시켜보면 80세 되신 할머니도 너끈히 하시더라고요." 의사가 자신 있게 말했다.

"어쨌든 지금 좀 안 아프게 해주세요, 농사일도 나가야 되는데 아파서 못하겠어요." 황 씨가 애원하듯 말했다.

"알았습니다, 당장 안 아프게 하는 데는 허리 주사가 제일 좋아요. 그걸 맞고 약 가져가세요."

황 씨는 새우처럼 등을 구부리고 허리에 놓는 주사를 맞았다. 이것도 이제 이력이 나서 어떻게 하고 있어야 주사를 쉽게 맞는지 다 안다. 주사를 맞으니 금방 가뿐해졌다. 이 정도면 일할 수 있겠다. 이번에는 몇 번이나 맞아야 나으려나 생각하면서 병원을 나섰다.

5일쯤 지나자 엉덩이가 다시 아프기 시작했다. 자다가 돌아눕다 엉덩이가 시려서 깨기도 했다. 이틀을 더 참고 버티던 황 씨는 결국 다시 병원을 찾았다.

"또 아프세요?" 황 씨가 말을 꺼내기도 전에 의사가 물었다.

"글쎄 그제부터 살살 아프더니 이제는 못 참겠네요."

"주사를 한두 번 더 맞으시는 수밖에 없겠네요."

"그걸 자꾸 맞으면 해롭다면서요." 수없이 주사를 맞으면서 그걸

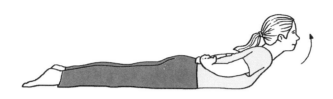

늘 걱정했었다.

"좋지 않지요. 그렇지만 그 정도 맞는다고 당장 큰일이 나는 건 아니에요. 아프다고 누워 있는 것보다는 맞고 활동하는 쪽이 몸에 더 좋다고 봐야죠."

의사도 어쩔 수 없는 건 마찬가지겠지.

"요즘 같아서는 진짜 당장이라도 수술하고 싶어요."

"그러시면 안 아프더라도 일주일에 한 번 정도 병원에 와서 아픈 시늉을 하고 진료를 받으세요. 그래야 수술받고 싶을 때 바로 할 수 있어요, 아니면 다음에 아플 때 또 6주를 치료해야 수술할 수 있게 되니까." 비의학적 충고도 의사의 몫이다.

"내 돈 내고 수술하는데 뭐가 그리 복잡한가요?"

"황○○ 씨만 돈을 내는 게 아니지요, 나라에서 돈을 더 많이 내니까 그런 거지요. 병원비를 도시에서는 30~50%, 군 지역은 20%만 본인이 내고 나머지는 의료보험에서 내줘요. 의료보험은 정부에서 주관하는 거고요. 그러니 시키는 대로 해야지요."

하기는 그 말도 맞다. 황 씨는 허리에 주사를 한 번 더 맞았다. 주사는 매번 효과가 좋았다. 그러니 지금까지 견뎌왔지.

이번에는 꽤 오래간다. 그럭저럭 근 한 달. 정말 수술을 해야 하나, 생각이 점차 많아진다.

"임자, 의사가 뭐라던가?" 병원 가는 일이 부쩍 잦아지자 남편도 걱정이 되는지 묻는다.

"주사 맞아보고 안 되면 수술해야 한대요. 허리가 어긋나서 그렇다고." 참 일찍도 물어보네.

"시술로는 안 된대?" 남편이 눈을 떼지 않고 있는 TV에서는 마침 허리 아픈 환자 상담을 하고 있었다. 전문의라지만 맨날 그게 그 소리다. "정확한 검사가 중요합니다. 우선 비수술적인 치료를 합니다. 안 되면 수술합니다." 그런 말은 황 씨 자신도 할 수 있겠다 싶었다.

"원장 말로는 시술은 주사하고 똑같은데 돈만 많이 받는 거랍디다."

"하기야 요즘은 너도나도 광고를 너무 해쌓아서 뭐가 맞는지 알 수가 없어. 확실하지 않은 치료 방법은 아예 못 쓰게 법으로 막으면 좋을 텐데. 어쨌든 서울은 한 번 가봐야지?"

황 씨는 대답하지 않았다. 가보고 싶기도 했지만 쉽게 입이 떨어지지 않았다.

사흘 후 부부는 서울로 향했다. 뒷집에서 공세대학병원 간호사인 딸에게 예약을 시키겠다더니 용케도 빨리 날짜가 잡혔다.

진료실 앞은 발 디딜 틈이 없었다. 한눈에도 허리 병 환자임을 알 수 있는 사람들이 한 삼십 명은 앉아 있었다. 30분쯤 기다리다 불려 들어갔다.

"허리가 많이 아프세요?" 진료 의뢰서를 훑어본 후 의사가 물었다.

"네, 갈수록 심해지네요." 의뢰서에 다 쓰여 있겠거니 하고 황 씨는 산던히 대답했다.

"신경주사도 많이 맞아보셨고?" 물어보는 게 아니라 확인하는 투다.

"가끔 맞았지요, 이번에도 두 번 맞았고."

"허리뼈 어긋났다는 얘기도 들으셨지요?" 어긋났다는 말이 맞기는 맞는구나, 황 씨는 생각했다.

"예, 들었어요. 그래서 수술을 꼭 해야 하나요?" 그게 가장 궁금했다.

"해야 합니다. 이 병은 나이가 먹을수록 심해져요. 점점 더 어긋나지요. 아직은 뼈가 그래도 튼튼해서 수술할 수 있지만 나이가 더 들어서 골다공증이 생기면 수술해도 결과가 안 좋고, 아예 수술을 못할 수도 있거든요. 우선 약하고 주사를 처방해드릴 테니 잘 생각해서 결정하세요." 의사는 얘기를 얼른 마무리하려 했다.

"아니에요, 너무 아파요, 수술 날짜 잡아주세요." 황 씨가 작심했다. 남편은 의외의 반응에 당황하는 눈치였다.

"그럼 잠깐 앞에 나가 계시면 우리 전공의 선생님이 수술 날짜랑 준비할 것들을 알려드릴 겁니다."

수술 날짜를 한 달 후로 잡아놓고 집으로 돌아왔다. 수술을 안 하면 이번에 낫더라도 종종 통증이 찾아오고 그것도 갈수록 심해질 거라는데, 계속 참아낼 자신이 없었다. 남편은 걱정되는 눈치였다.

"임자, 그렇게 많이 아팠어?" 남편이 짐짓 미안해하는 말투로 물었다.

"지금보다 더해지면 못 참을 것 같아요, 수술을 할 수 있을 때 해야지." 망설임 없이 대답했지만, 스스로도 마음이 또 바뀔까 걱정스러웠다.

그 후로도 황 씨는 두 번 더 주사를 맞았다. 수술이 가까워지면서 통증이 웬만큼 가라앉았는데, 그리 되니 또 수술하기가 싫어졌다. 겪어본 사람들 말로는 서울의 병원은 맨 도둑놈들인지 수술비가 600~700만 원이나 든다고 했다. 의사에게 수술비가 얼마냐고 차마 물어보지 못한 게 걸렸었는데, 그 정도라면 너무 비싸다. 게다가 며칠 괜찮다 보니 이젠 다시 아플 것 같지 않다는 생각이 들었다. 그게 바보 같은 기대라는 걸 알면서도 10년 동안 항상 그래왔던 것이다. 환자들의 이런 마음을 훤히 알고 나라에서도 6주를 기다려보라고 하는구나 싶었다.

아는 사람 통해서 병원 예약을 쉽게 하는 게 단점도 있다. 소개해준 사람 체면을 생각해야 하므로 수술 따위 약속을 취소하고 싶어도 그러기 어려운 것이다. 고민하던 황 씨는 '놔두면 나중에는 수술하고 싶어도 못한다'는 말이 생각나서 이참에 해버리자고 마음을 굳혔다.

젊은 의사의 지시대로 수술 전날 입원했다. 무슨 검사가 그리 많은지 심장 관련 검사라는 것만 서너 가지, MRI도 다시 찍으라 하고, 근전도니 뭐니까지 검사하는 데 하루가 다 가고 진이 빠졌다.

겨우 저녁을 먹고 누웠다. 드디어 수술을 한다고 생각하니 마음이 착잡했다. 작은 수술도 아니라잖은가…. 잠시 창밖을 바라보는데, 누군가 병실 문을 열고 들어섰다. 앞 침대 환자의 딸이다. 웬일인지 눈에 눈물이 가득하다. 침대와 옷장에서 환자 소지품을 챙겨 나가면서 한마디 말도 없이 눈물만 훔쳤다. 무슨 일이지? 황 씨가 잠들 때까지도 앞 침대 환자는 돌아오지 않았다.

황 씨가 아침에 눈을 떴을 때 병실 분위기가 어수선했다. 환자며 보호자 들이 어제 그 환자가 죽었대, 하는 말들을 하고 있었다. 누구? 내 앞 침대 사람? 황 씨는 속이 울렁거렸다. 어제 아침에만 해도 서로 허리 아픈 얘기니 가족 얘기니를 주고받았는데, 그리 멀쩡하던 사람이?

어찌해야지? 수술을 그냥 받아야 할지 남편과 상의해야겠다고 생각했다. 여기 의사들 실력이야 의심의 여지가 없겠지만, 사람인 이상

컨디션이라는 것도 있는 거고, 어제 수술의 충격도 있지 않겠는가. 무엇보다도 죽은 환자가 누웠던 수술대에 자신이 오르는 게 끔찍했다. 결국 황 씨는 수술을 취소하고 퇴원해버렸다. 병원 측에서도 별로 만류하지 않았다.

그다지 아프지도 않은데 수술하러 갔다가 놀란 가슴만 안고 돌아온 황 씨는 이제 수술은 죽어도 하지 않겠다고 마음먹었다. 그 후 꽤 오랫동안은 크게 아프지 않고 살았다. 허리가 아파온다 싶으면 병원 가서 신경주사 맞고, 며칠 지나면 그 증세를 잊곤 했다. 추수가 끝나고 겨울이 되면 일을 안 하니 아프지 않다. 봄이 되어 농사를 붙잡으면 통증이 오기 시작하지만, 일 때문에 수술은 못한다. 매년 그랬다. 마치 계절의 순환 같은 통증의 사이클을 뻔히 알면서도, 멀리 보는 대응책은 모색하지 않고 눈앞의 아픔이나 편안함에만 반응하곤 했다. 하기 싫은 생각은 무의식이 알아서 머릿속 깊이 묻어버리는 모양이었다.

그렇게 3년이 지났다. 황 씨도 의학적 노인이라 할 65세가 되었다. 이젠 전문적인 환자랄까, 한 달에 한두 번씩은 허리 치료를 하러 다녔다. 큰 효과는 바라지도 않았다. 찜질만 하고 나도 이틀은 한결 나았다. 병원이나 보건소에 가면 골다공증 검사를 권하곤 했다. 황 씨는 뼈가 약해지면 수술도 못한다는 말이 생각나고, 검사 결과가 겁이 나서 자꾸 피했다.

그해 겨울, 장을 보러 나가던 황 씨는 문을 열다가 허리가 뜨끔했다. 도통 허리를 펼 수가 없어서 도로 들어가 누웠다. 넘어진 것도 아니고 부딪힌 것도 아닌데 어찌된 영문인지 꼼짝도 할 수 없었다. 이틀을 꼬박 아랫목에 누워 있던 황 씨는 남편의 성화에 못 이겨 읍내

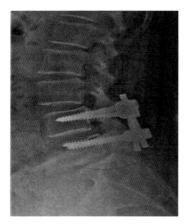
〈척추전방 전위증 고정 수술. 하얀 색이 고정 금속이다.〉

종합병원으로 갔다. 승용차를 탈 자신이 없어서 미안스럽게도 119 구급차 신세를 졌다.

응급실에 도착해서 엑스레이를 찍었으나 당연히 골절은 안 보였다. 결국 MRI를 찍어야 아픈 원인을 알 수 있다고 했다. 3년 전 것은 소용없었다. MRI를 찍은 뒤 진통제 주사를 맞고 통증이 좀 가라앉았을 때쯤 원장이 나타났다.

"지난번 검사 때보다 1cm쯤 더 어긋났네요. 그만큼 신경 구멍도 좁아져서 엉덩이며 다리로 가는 신경이 더 많이 눌린 거예요. 그동안 잘 버티고 있다가 허리 근육이 방심하는 사이에 더 어긋나서 갑자기 아파졌을 거예요. 지금 진통제 맞고 버틸 만하세요? 집에 가시긴 어려워 보이니까 이삼 일 입원해서 수술할지 말지 생각해보세요. 이제 치료 방법은 다 아시잖아요."

황 씨는 말없이 한숨만 쉬었다. 수술 안 하고 죽기는 틀렸나 보다, 그래도 겨울에 수술하게 된 게 어디야, 라고 생각했다.

사흘 후에 수술을 받았다. 수술 전에 원장이 겁을 잔뜩 줬다. 수술하다 죽거나 다리가 마비되는 경우도 있고, 수술하고 나서도 아플 수 있다고. 수술 뒤 사흘간은 이런 것 다시는 못하겠다 싶게 아팠지만, 차츰 걸을 수 있게 되자 진작 할 걸 그랬다는 생각까지 들었다. 원장은 앞으로 석 달 동안은 보호대를 차고, 일도 하지 말라고 했지만 한 달여가 지나자 수술했다는 사실을 자꾸 잊어버리게 됐다. 원장은 조심하지 않으면 10년쯤 지나 수술한 곳의 위나 아래 마디가 또 아파질 거라고 했다. 하지만 1년 후도 생각 않는데 10년 후 때문에 조심할 환자가 어디 있겠나 하고 웃어넘겼다.

척추전방 전위증

증상
허리가 아프다. 그것도 많이. 보통은 양쪽 하지(다리)가 저리거나 시고 힘이 없어지는 등의 방사(放射) 증상도 있으나('허리 디스크' 장의 박스 참조) 요통만 있는 경우도 드물지 않다. 특히 자고 나서 걷기 시작할 때나 처음 누웠을 때 통증이 심하다.

원인
5번 요추(腰椎, 허리뼈)와 바로 아래 천추(薦椎, 엉치 척추뼈) 간의 전위, 즉 어긋남은 선천적인 원인이 있고, 4번 요추와 5번 요추 간의 전위는 퇴행성 내지는 외상성 원인이 많다고 한다. 그 외에 수술 후유증으로 오는 경우도 있다.

진단
전위 사실 자체는 엑스레이만 찍어도 대부분 진단이 가능하다. 그러나 동반된 협착증이나 디스크의 진단을 위해서는 CT, MRI 검사가 필요하다.

치료

초기에는 허리 근력 강화 운동과 진통제 치료를 한다. 문제가 된 뼈의 25% 이상이 전위, 즉 어긋나게 되면 활동 제한이 필요하다. 무거운 물건 들기나 격한 운동은 피하는 것이 좋다. 50% 이상 전위가 되었을 때, 많이 또는 오래 아플 때, 전위의 정도가 점점 증가할 때는 수술이 추천된다.

화타의 충고

척추전방 전위증은 수술 없이 낫는 병이 아니다. 허리 근력 운동을 하면 더 나빠지는 것을 막을 수는 있지만 80대 전후의 노인에게 운동을 권해보았자 말하는 사람의 입 운동밖엔 되는 게 없다. 50~60세까지는 수술을 연기하는 것이 좋지만, 평생 아픈 채로 살 자신이 없다면 그 후에는 더 미루지 말고 조기에 수술하는 것이 좋다. 척추뼈를 나사로 고정하는 수술이어서 골다공증이 생기기 시작하면 수술의 성공 확률이 떨어지기 때문이다. 역시 가장 조심해야 할 것은 수술 안 하고 고쳐준다는 낚시꾼들의 유혹이다.

6. 퇴행성 디스크와 프롤로테라피

손 씨는 아침에 일어나다 다시 눕고 말았다. 허리 오른쪽이 시려서 일어날 수가 없었다. 숨을 헐떡이며 생각했다. 허리가 왜 아프지? 어제 뭐 했지? 생각해보니 어제 사무실 이사하면서 책상을 나른 게 화근인가 싶었다. 갓 쉰인 나이에 그까짓 일 좀 했다고 이렇게 아픈 게 창피하지만, 그 외에는 특별히 몸을 쓴 일이 없었다.

잠시 숨을 돌리고 천천히 일어나보았다. 걸을 만은 했지만 빨리는 못 걸었다. 세수하고 허리를 펴는 데 한 시간은 걸리는 느낌이었다. 조심조심 출근해서 앉아 있다가 점심시간을 이용해서 회사 앞 의원으로 갔다. 주사 한 대 맞고 물리치료 잠깐 받고 나오니 훨씬 나았다. 오후에는 일이 바빠서 아픈 걸 생각할 틈이 없었고, 저녁에는 사무실 이전 기념 회식을 했다. 집에 올 때는 술기운 때문인지 아픈 줄 몰랐다.

그날 밤 잠도 잘 잤다. 아침에 깼을 때는 전날 허리가 아팠던 것도 잊었다. 그러다 세수하고 일어서려는데 또 허리가 시큰했다. 이후 앉았다 일어설 때마다 잠시 망설이게 되었다. 안 그래도 나이 오십이 되면서 기분이 묘했는데, 이제 허리가 아프고 보니 세월에 밀려 주저앉는 느낌이었다. 안 되겠다, 여기서 포기하면 늙었다는 말이 나온다.

손 씨는 뿌리를 뽑으리라 마음먹었다.

회사에 병가를 내고 읍내 종합병원으로 갔다. 들은풍월로 신경이 눌려서 아프니까 신경외과겠지 하고 대뜸 그리로 접수했다. 신경외과는 비교적 한산했다. 바로 들어가서 허리 아픈 이야기를 했다. 의사는 잠시 듣더니 정형외과로 가셔야겠네요, 한다.

"신경이 눌려서 아픈 것 아닌가요?"

"그건 맞는데 디스크 계통은 병원마다 달라서 신경외과에서 보는 곳도 있고 정형외과에서 보는 곳도 있습니다. 우리 병원은 정형외과에서 봐요."

손 씨는 정형외과로 갔다. 환자가 꽤 있었다. 이왕 병가를 내고 나왔으니 급할 것 없다 생각하고 느긋이 기다리기로 했다.

"허리가 아프세요?" 손 씨가 허리를 잡고 들어오는 걸 보고 의사가 물었다. 인상이 좋았다.

"잠깐씩 아픈 적은 있었는데 요번에는 오래가네요." 손 씨가 의자에 앉으며 말했다.

"통증이 다리로 뻗어가지는 않고요?"

"네, 허리만 아파요. 엉덩이가 시리고, 몸을 구부렸다 바로 펴면 괜찮은데 1~2분 있다가 펴려면 한 번에 못 펴고 쉬엄쉬엄 펴요." 손 씨는 증세를 정확히 설명하려고 애를 썼다.

"사진은 찍어보셨나요?" 의사가 그 괴로움을 잘 안다는 듯 고개를 끄덕이며 물었다.

"아플 때마다 엑스레이는 찍어봤는데 별 이상이 없다고 하더라고요. 이번에는 제대로 검사를 해보고 싶어요."

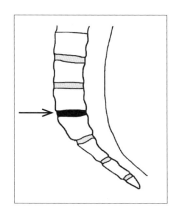

〈디스크 내장증. 추간판의 모양은 변하지 않고 MRI상 색깔만 검게 변한다.〉

"알겠습니다, 그럼 MRI를 한번 찍으시지요."

한 시간쯤 기다렸다가 MRI를 찍었다. 찍는 데만 40분쯤 걸렸다. 그러고는 외래 진료실로 돌아왔다. 의사는 MRI 사진을 컴퓨터 화면에 띄워놓고 손 씨와 마주 앉았다.

"어떤가요, 왜 아픈 거지요?" 손 씨가 조바심이 나서 물었다.

"글쎄요, 생각보다 허리 상태는 좋은 편이신데요. 우리가 흔히 이야기하는 디스크는 아니고요, 디스크 내장증이라는 것 때문에 아프시네요."

무슨 소린지 모르겠다. 양쪽 다 디스크라는 말이 들어가는데….

"디스크가 아니라고요? 그럼 협착증인가요?"

"아니, 그게 아니고요, 디스크든 협착증이든 신경을 눌러서 아픈 건데요. 그래서가 아니라 디스크 즉 추간판 자체가 낡아서 아픈 거라고요. 내장증(內障症)이라는 이름도 '내부에 고장이 났다'는 뜻으로 붙인 거지요."

"아, 신경 때문에 아픈 게 아니라고요? 근데 디스크가 어떻다고요?" 대부분의 사람이 그렇듯 손 씨도 디스크나 협착증밖엔 들어본 적이 없다.

의사는 한숨을 쉬었다. 또 길게 설명해야겠구나 하는 표정이다.

"우선 디스크라는 말의 두 가지 쓰임새를 구별해야겠네요. 본디 디스크란 여기 이 허리뼈 즉 요추, 또는 목뼈 즉 경추 같은 척추뼈들 사이사이의 둥그스름한 연골을 가리키는 겁니다. 한자로는 추간판 또는 척추원반이지요. 영어로 디스크가 원반이란 뜻이잖아요. 그리고 우리가 병 이름으로 흔히 말하는 '디스크'는 이 추간판이 제자리를 벗어난 증세, 즉 추간판 탈출증, 디스크 탈출증을 줄여서 부르는 거예요. 그런데 무릎에 관절염이 생기면 그곳 연골이 닳고 약해지는 것처럼 허리도 나이가 들면 척추의 연골들이 낡고 약해져서 아파오지요. 그런 걸 퇴행성 변화라고 해요."

그렇게 설명하니 좀 알 듯도 했다.

"어쨌든 디스크는 아니라는 거네요, 늙어서 아픈 거지."

"허허, 퇴행성이라고 해서 꼭 늙었다는 뜻은 아니에요. 허리는 30살만 되면 퇴행성 변화가 오거든요."

"아무튼 어떻게 치료해야 하나요?"

"이건 수술할 병은 아니에요, 가끔 수술하자는 의사도 있겠지만 부작용이 더 크다고 생각하시면 됩니다. 이 통증은 극심하지는 않기 때문에 꾸준히 운동하면 훨씬 좋아져요, 물론 퇴행성이니만큼 완전히 낫는다는 생각은 하지 마시고요." '완전히 나을 수는 없다'는 걸 이 양반이 이해할까, 의사는 걱정이 되었다. 대부분 환자는 그 쉬운 말을 이해할 수 없어한다.

"어떤 운동을 하면 좋을까요?" 어쨌든 수술하지 않아도 된다는 말에 손 씨도 기분이 좋아졌다.

"우리가 개구리 운동이라고 부르는 건데, 엎드려서 손 짚지 말고 머리를 높이 들어 올리는 거예요. 이걸 아침저녁으로 100번씩 하면 한 달만 지나면 허리가 나을 거예요." 의사는 시범을 보여가며 설명했다.

"100번요? 10번이나 하려나?" 손 씨가 눈을 동그랗게 떴다.

"아니에요, 허리는 근육량이 많아서 조금만 운동하면 금방 늘어요. 100번 하는데 1~2분이면 충분해요." 의사는 운동을 꼭 시켜야겠다는 열성을 보였다.

"연골이 낡았다면서 낫게 하는 주사나 약은 없나요? 운동만 해서 그게 나을까요?" 손 씨가 못 믿겠다는 듯이 말했다.

"아직까지 주사나 약으로 고치는 건 없고요, 제 생각엔 앞으로도 그런 건 안 나올 것 같아요. 이를테면 사람을 회춘시키는 약이나 주사인데, 가능하겠어요? 또, 운동을 한다고 연골이 젊어지는 건 아니지요. 등의 근육이 강해지면 허리를 지탱하는 힘이 세지거든요. 그러면 연골로 가는 스트레스가 줄어서 덜 아프게 되는 겁니다."

"그런데 저쪽에 있는 병원은 프롤로테라피라고 해서 주사로 고칠 수 있다고 하던데요, 신문과 방송에도 그런 얘기가 나오고요." 손 씨는 어제 방송에서 본 것을 떠올리며 물었다.

"허허, 신문 방송에 나오면 유능하고 권위 있는 의사라고 생각하세요? 다 그렇지는 않겠지만, 요즘 신문 방송에 나오는 것도 연줄이나 돈하고 연관되는 거 모르세요?" 의사는 실소하며 대답했다.

"그래요? 치료를 잘하는 걸로 유명해서 나오는 줄 알았는데." 손 씨는 뜻밖의 말을 들어 놀랐다.

"그 프롤로테라피라는 게 여기저기 아픈 부위를 쿡쿡 찔러서 대개 설탕물을 주입해주고는 통증이 낫는다고 하지요. 과학적으로 입증도 아직 안 돼 있고, 어쨌든 난 통 믿기지가 않아요." 의사는 손사래를 쳤다.

"그래도 마구잡이로 하는 건 아니겠지요. 방송서 보니까 손으로 열심히 만져서 자리를 찾아가며 놓던데." 손 씨가 이의를 제기했다.

"그 사람들은 힘줄이 뼈에 붙는 자리가 약해서 통증이 생긴다 하고, 그런 자리에 이른바 자극 물질을 주입하면 신생 조직이 생긴다고 하는데, 다 못 믿을 소리지요. 그렇다면 자극 중에 제일 큰 자극이 뼈가 부러지는 거니까 부러졌다가 붙은 사람은 있던 병도 없어져야 하는데 오히려 더 아프다는 걸요." 의사는 기가 차다는 말투다.

"듣고 보니 맞는 말씀 같은데, 왜 많은 의사들이 좋다고 할까요?"

손 씨는 확실히 알고 싶었다. 그 치료를 한번 받아볼까 하는 생각이 있었기 때문이다.

"수술은 하기 싫거나 자신이 없고, 배운 도둑질이라고 진료는 해야 되겠고 하는 의사들이 주로 그 요법을 사용하는 게 아닐까요? 그런 의사가 자기가 아프면 그 치료를 받는지 의심이 가요. 환자들 역시 그 치료를 받고 낫지 않더라도 '다 그런 거지 뭐' 하고 넘어가지, 따지러 가지는 않잖아요. 수술도 아니고 기껏 주사 몇 방이니까."

일리 있는 말이었다. 하지만 의사가 필요 이상으로 흥분하는 건 아닌가 싶었다.

"시울 가서 신경성형술이라는 시술을 하라는 사람들도 있던데, 그건 어떤 건가요?"

손 씨는 방송의 숱한 건강 프로그램들을 즐겨 보는 터라 궁금한 게 많았다.

"그건 그냥 돈 많이 받고 놔주는 주사 같아요, 신경주사." 의사는 여전히 시큰둥했다.

"시술하고 나았다는 사람도 많잖아요?"

"그 점은 침이든 프롤로테라피든 다른 시술이든 다 마찬가지예요. 병이라는 게 365일 아픈 게 아니고 아픈 때와 좀 나을 때가 주기적으로 돌아가는데, 아파서 어떤 치료를 받았을 때 마침 자연적 사이클에 따라 나은 시기가 오면 그 치료 덕에 나은 거라고 생각하게 되는 거지요. 지금 환자분처럼 운동만 좀 해도 안 아플 사람한테 주사를 놔주고 고친 척하면 그만 아니겠어요? 거기다 매스컴을 타서 유명해진 일부 병원들은 환자 열 명 중 한 명만 나아도 그 사람이 입소문을 널리 내서 환자가 득실거리게 되는 경우도 있어요."

맞는 말 같았다. 그래, 밑져야 본전이니 운동이나 해보자고 손 씨는 생각했다. 의사 말대로 하루 아침저녁으로 200번을 해봤다. 그랬더니 신통하게도 한 달 후 손 씨는 허리 아픈 게 없어졌다. 정말로.

퇴행성 디스크

증상
추간판 내장증(內障症)이라고도 한다. 요통이 가장 흔한 증세이나, 연관통(聯關痛)이라 해서 추간판 탈출증 때 오는 방사통과 비슷한 증세가 오기도 한다.

원인
단발성의 큰 충격이든 반복적인 작은 충격이든 추간판이 받는 스트레스가 축적되어 생긴다고 한다.

진단
MRI 외에는 진단 방법이 없다.

치료
약, 주사, 물리치료로 버티다가 아파서 도저히 버틸 수 없으면 수술할 수 있다. 수술 적응증(適應症, 어떤 약이나 수술로 치료 효과를 볼 수 있을 것이라고 생각되는 질환이나 증세)으로는 1년 이상의 통증, 월 1회 이상의 심한 증상, 업무에 대한 심한 지장, 추간판에 조영제를 넣을 때 평소의 통증과 동일한 통증의 발생 등을 든다.

화타의 충고
교과서에서 하는 얘기를 거칠게 요약하면, 환자는 아프다고 하는데 아무리 찾아봐도 원인을 모를 때 퇴행성이라고 하자는 것이다. 즉 특정한 병이 아니라는 얘기다. 나이 들면 누구나 생기는 주름살, 떨어지는 시력 같은 거라고 할까. 화타의 생각으로 퇴행성 디스크는 아무리 아파도 수술하지 않는 편이 낫겠다. 어렵더라도 허리 근력 운동과 허리를 곧게 펴는 자세 교정이 꼭 필요하다.

7. 재발성 허리 디스크

"아이구구구." 오늘도 예외 없이 홍 씨는 비명과 함께 몸을 일으킨다. 잠을 자고 나면 다리가 저려서 한참을 옆으로 돌아누웠다가 일어난다. 그러고도 요령껏 잘 일어나야지, 조금만 허리가 비틀리면 오른쪽 다리 뒤로 얼음물이 쫙 흘러가는 듯했다. 이를 악물어도 비명이 새어 나올 정도의 통증이다. 이런 생활이 벌써 10년째다. 나이가 80줄에 들어선 이제는 다리 힘도 자꾸 없어져서, 걷다가 오른쪽 발이 돌부리나 풀에 걸려 넘어지는 일도 잦다.

정말 방법이 없는 걸까. 20년 전에 지금 같은 증상 때문에 서울까지 찾아가서 당시 이름깨나 날리던 의사에게 거의 집 한 채 값을 내고 수술을 받았다. 의사가 용하긴 했던 모양이어서 한 10년은 멀쩡했다. 병 땜에 까먹은 돈 다시 버느라고 열심히 일을 해서 집도 두 채가 났다.

그러던 중 10년 전에 다시 오른쪽 다리가 아프기 시작했다. 처음 수술했던 의사는 그새 죽었는지 의사 노릇을 그만두었는지 아는 사람이 없었다. 그 유명한 의사를 왜 다른 의사들이 모를까 이상했다. 하는 수 없이 동네 병원이며 인근 도시의 병원을 돌아다녔지만 제대로 고쳐준다는 데가 없었다. 뾰족한 치료법이 없으니 신경주사나 맞고 견디며 살라는 식이었다.

20년 전 아플 때 자식들은 겨우 60대였던 홍 씨를 노인 취급하며 수술에 반대했다. 그런 수술을 하기엔 위험한 나이니 뭐니 하면서. 그때는 자신도 나이가 많은 그 용한 의사가 자식들이 부모 아픈 심정을 알겠느냐며 거들어서 일사천리로 해치웠다. 그런데 이제는 의사들까지 나이를 핑계로 본격적인 치료를 해주지 않으니 답답한 노릇이다. 이러다 정말 앉은뱅이 되는 것 아닌가 싶어 인근에 있는 척추 전문병원에 가보리라 마음먹었다.

어렵게 마음먹고 간 병원인 만큼 꼭 원장 진료를 받아야 한다고 우겼다.

"어서 오세요, 어르신. 어디가 불편하시죠?" 원장이라 그런지 나이가 꽤 들어 보인다.

"음, 오른 다리가 아프더니 이제는 힘까지 없어지네." 홍 씨는 지난 20년간의 경과를 장황하게 이야기했다. 의사는 참을성 있게 듣고 나서 말했다.

"네, 그러시다면 우선 MRI를 찍어보아야 고칠 수 있을지를 알겠네요."

홍 씨도 예상했던 바다. 재작년에 다른 데서 찍은 게 있기야 하지만, 이야기해봤자 다시 찍으라고 할 게 뻔하니 잠자코 따랐다.

MRI를 보기 위해 다시 진료실에 들어갔다.

"전에 수술하셨던 자리에 재발했네요. 수술한 자리에 이렇게 재발하면 나시 손대기가 쉽지 않습니다. 뼈를 많이 손봐야 해서 금속 나사도 박아야 하고요." 의사 말이 길어질 태세였다.

"그래서 수술할 수 있소, 없소?" 홍 씨가 말을 끊었다, 어렵다는 말이야 워낙 여러 번 들어봤으니까.

"할 수는 있지만 위험합니다. 수술하고 나서 뼈가 안 붙을 수도 있고." 의사의 얼굴에 안쓰러움과 짜증이 동시에 스쳤다.

"결국 장담할 수도 없고 책임을 질 수도 없지만 그래도 수술을 하려면 하라는 거지?"

"예, 맞습니다. 어르신이 잘 생각해서 결정하세요." 의사는 얼굴이 벌게질 정도로 화가 났지만 참아내고는 휭하니 나가버렸다.

어디 가나 천편일률이다. 수술 방법도 지난번 다른 데서 들은 것과 똑같다. 결국 그 방법, 대수술밖에 없다는 건가.

홍 씨는 이대로 사는 수밖에 없겠구나 하면서도 마지막으로 수도 대학병원에 한번 가보기로 했다. 아들을 시켜서 예약했다. 환자가 밀리는지 한 달 뒤에야 가게 되었다.

사진 찍은 것 복사본을 의뢰서와 함께 제출했다. 이제 허리 수술 상담은 마지막이라 생각한 홍 씨는 의사의 말을 얌전히 듣기만 했다. 결론은 간단했다. 수술하지 말고 그냥 사십시오, 운동만 열심히 하면 앉은뱅이는 안 됩니다. 고얀 놈, 네가 아파봐라.

홍 씨는 포기했다. 첨단 의술 운운하지만 이깟 것 하나를 치료 못하는구나, 혀를 차면서. 아직 논일도 하고 밭에도 다니는 홍 씨였다. 오히려 일할 때는 아픈 걸 몰라서 더 열심히 일했다. 그러면 피곤해서 밤에도 아픈 걸 모르고 잤다. 속 모르는 이웃들은 노익장이라고 부러워했다.

모내기도 끝나고 일이 뜸해졌을 때 심한 통증이 또다시 찾아왔다. 오른쪽 다리에 불로 지지는 듯한 통증이 오더니 없어지지 않았다. 사

재발성 허리 디스크 89

흘째에 결국 못 참고 신경주사를 맞으러 읍내 종합병원에 갔다.

접수에서 통증클리닉 과장이 지금 휴가 중이라며 정형외과로 가라고 했다.

"어서 오세요. 어디 보자, 신경주사 가끔 맞으셨네요. 이번에는 언제부터 아프세요?" 의사가 진료 기록을 훑어본 후 홍 씨에게 물었다.

"맨날 아팠지만 3일 전부터 더 심해져서 걷지도 못할 정도요. 요새는 다리 힘도 더 없어져서 넘어지기도 잘하고." 홍 씨는 넋두리처럼 말했다.

"수술하시지, 왜 안 하세요?"

"그걸 누가 모르나. 한 번 수술했던 자리라고 큰 수술을 해야 한다잖아요. 그리고 나이 많다고 위험하대. 쇠를 박아야 한다나."

"그럼 오늘은 주사만 놔드릴 테니 맞고 가시고, 다음에 MRI 찍은 걸 가져와 보세요. 다른 의사들은 잘 모르는, 저만 아는 수술 방법이 있거든요. 재수술하는 분도 간단하게 할 수 있어요." 의사가 워낙 덤덤하게 말하는 바람에 귓등으로 흘려보낼 뻔했다. 이게 보통 이야기가 아니구나 하는 생각이 번쩍 들었다.

"진짜여? 나도 간단한 수술로 고칠 수 있다고?"

"다 할 수 있는 건 아니지만 대부분은 가능해요. 일단 MRI 가지고 오시면 그걸 보고 이야기하지요. 할아버지처럼 허리는 별로 안 아프고 다리가 아프다는 분들은 효과가 좋아요." 의사가 말하는 품이 자신 있이 보였다.

"알았소. 내일 당장 가져오지." 홍 씨는 주사를 맞고 집으로 샀나.

다음 날 홍 씨는 MRI CD를 가지고 병원으로 다시 갔다. 새벽밥 먹

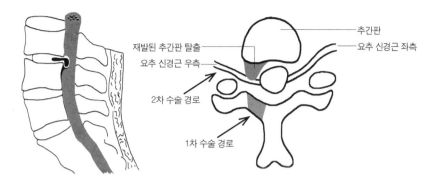

추간판

재발된 추간판 탈출

요추 신경근 좌측

요추 신경근 우측

2차 수술 경로

1차 수술 경로

〈재발성 허리 디스크 측면도〉　　〈수술 방법 모식도. 1차 수술 경로의 회색 부분은 수술 자국〉

고 미리 가서 앉았다가 9시가 되자마자 1번으로 진료를 받았다. 의사
는 MRI를 찬찬히 보고 나서 말했다.

"여기 이 자리가 신경이 눌려서 아픈 거예요. 전에 수술했던 자리
가 맞네요. 이것도 쇠를 박지 않고 추간판 절제 수술만 할 수 있어요.
전에 수술했던 자국이 이건데, 이쪽으로 하면 처음 수술하는 것과 똑
같이 할 수 있지요." 의사가 사진을 가리키며 설명했다.

"그럼 어렵잖게 고칠 수 있다는 거네. 며칠이나 걸리려는가?" 홍 씨
는 앞뒤 가릴 것 없이 수술을 받으리라 마음먹었다.

"걸어 다니는 것은 수술 다음 날부터 할 수 있고요. 한 열흘은 수술
자리가 아프겠지요. 다리 땅기는 건 수술하면 바로 없어질 테고요.
아, 물론 약간은 남아 있을 수 있겠지만요. 수술한다고 통증이나 불편
이 말끔히 없어진다고는 생각지 마세요. 팔구십 프로쯤 없어진다고
생각하시면 좋아요." 의사는 주저함이 없었다.

대학병원과 척추 전문병원이라는 데서도 듣지 못한 이야기여서 의
구심이 전혀 없는 것은 아니었지만, 의사의 자신감을 믿기로 하고 홍

씨는 마음을 정해버렸다.

"수술 날짜 잡아줘. 이대로는 못 살겠어."

"잠깐만요…. 아, 다음 주 목요일에 시간이 비네요. 예정을 잡아놓을 테니 다음 주 수요일에 입원하셔서 검사 좀 하시고요. 수술 전에 아드님이 같이 오셔서 수술 동의서를 작성하셔야 합니다. 수술 끝나고 나서 연세가 어쩌고 하면서 따지고 드는 사람들이 있어서 할아버지가 정정하셔도 아들이나 딸 한 사람은 동의서에 사인을 해주셔야 수술합니다."

"알았소, 데리고 올게."

홍 씨는 집에 가자마자 서울 사는 맏아들에게 전화했다. "큰애야, 나 아무래도 수술해야겠다. 다음 주에 한 번 왔다 가라." 홍 씨는 간단한 수술로 치료할 수 있다는 의사의 말을 전했다. 그리고 내려와서 의사한테 잘 부탁한다고 한마디만 하고 가야지, 연세가 어떻고 지방 병원이 어떠니 떠들면 가만 안 둔다고 엄포를 놓았다. 아들은 의사의 장담이 썩 미덥지는 않았지만 아버지 성격을 아는지라 그러겠습니다 했다.

수술 전날 홍 씨는 아들을 데리고 병원에 갔다. 아들은 시킨 대로 공손하게 잘 부탁한다는 말만 했다. 의사는 같은 설명을 아들에게 다시 한 번 했다. 팔구십 프로 얘기도 덧붙였다. 수술 후 상태가 약간 좋아지면 고마워하는 사람도 있지만 성에 차지 않아서 불평하는 사람도 있기 마련이니 가족에게도 미리 다짐을 받을 수밖에 없다. 홍 씨는 피검사의 심장, 폐 검사를 하고, 혈당이 약간 높아서 그렇지 큰 병은 없다는 말을 들었다. 이제 다음 날 수술하고 나면 다리가 아프지 않겠지 하는 기대에 가슴이 다 설레었다.

수술은 정말 금방이었다. 한 시간도 채 걸리지 않았다. 수술 후 아직 마취가 다 깨지 않은 상태에서도 홍 씨는 다리 통증이 과연 사라졌는지 몹시 궁금했다. 12시에 수술을 했는데 6시가 되자 다리에 감각이 돌아왔고, 힘이 생기기 시작했다. 수술 당일은 척추 마취를 했으니 일어나지 말라는 당부가 있었다. 홍 씨는 내일 보면 알겠지 하며 잠을 청했다.

다음 날 아침, 의사가 회진을 왔다. "할아버지, 한번 일어나보실까요?" 하더니 홍 씨를 일으켜 세우고 복도로 데리고 나갔다. "한번 걸어보세요" 하고는 서너 발짝을 걷게 했다.

"다리 아픈 건 어떠세요?"

"어, 괜찮은 것 같네, 안 아파. 약간 땅기는 느낌이 있긴 하지만 이 정도는 괜찮아. 고맙소."

홍 씨는 자고 나서 통증이 없어 기분이 좋았지만 걸어보니 확실히 나아진 걸 느낄 수 있었다.

이렇게 간단하게 고칠 수 있는 것을! 대학병원이고 척추 전문병원이고 간에 다 엉터리야. 쇠 박는 수술이나 하라니. 이 병원이 최고야. 홍 씨는 기분이 좋아서 같은 병실 환자들에게 자신이 여러 병원을 전전하며 겪은 일들을 쏟아놓고, 드디어 나은 것을 자랑했다. 홍 씨는 사흘 후 혈액 배액관을 제거하고 퇴원했다. 의사는 오래 앉아 있는 것 말고는 다 해도 된다고 했지만 스스로가 조심하게 되는 것을 어쩔 수 없었다. 무엇보다도, 다리의 통증 없이 잠에서 깰 수 있게 된 게 꿈만 같았다.

재발성 허리 디스크

증상/원인/진단
원발성 허리 디스크와 같다.

치료
교과서적으로는 한 번 수술한 바로 그 자리에 디스크가 재발했을 경우, 광범위 절제(뼈와 연부조직을 폭넓게 잘라낸다는 뜻)와 금속 고정을 하라고 되어 있기 때문에 의사들이 간단한 수술 쪽은 별로 생각지 않는 경향이 있다.

화타의 충고
경우에 따라서 의사를 잘 만나면 간단한 수술을 통해 원발성 디스크와 마찬가지로 치료할 수 있다. 처음 수술할 때에는 보통 척추의 정중앙 쪽에서 하기 때문에 소위 추간공의 바깥쪽은 처녀지로 남아 있어서 첫 수술처럼 접근, 추간판 제거를 할 수 있다.

8. 새어 나간 뼈 시멘트

고 씨는 옷장 앞에서 한참을 망설였다. 이건 너무 젊어 보여서 사람들이 욕하려나?

시댁 조카 결혼은 오늘이 마지막이다. 애들이 결혼식장에 데려다주면 좋으련만 다들 바쁘다니 혼자 지하철을 타야 할 모양이다. 그래서 움직이기 편하게 바지를 입으려다 그래도 예쁜 게 낫지 싶어 좀 무리해서 치마에다 약간 굽이 있는 신발을 택했다. 입고서 거울을 보니 과히 나쁘지 않았다.

피로연이 끝나고 이 사람 저 사람 인사하고 나면 정신이 하나도 없다. 큰조카가 지하철역까지는 태워다주었다. 지하철 계단을 내려갈 때는 보통 난간을 붙잡고 천천히 내려가는데, 이날따라 조카의 어릴 적 모습이 떠올라 잠시 딴생각을 하는 사이에 마지막 계단을 못 보고 내딛다가 휘청했다. 발목을 다쳤나 싶어 얼른 만져보았지만 발목이나 뒤꿈치는 붓지도 아프지도 않았다. 그런데 등이 따끔거렸다. 담이 왔나 생각하면서 집으로 돌아왔다.

다음 날 고 씨는 자리에서 일어나려다 주저앉았다. 갑자기 배가 아팠던 것이다. 배꼽 주위로 아픈 게 배탈인가 싶기도 했지만 토하거나 설사가 나지는 않았다. 간신히 세수와 몸단장을 한 후 식사를 하려고 앉았지만 배가 아파서 먹을 수가 없었다. 아들 며느리가 왜 그러시냐고 걱정스레 물었다.

"글쎄다. 어제 예식장에서 먹은 음식이 안 좋았나, 배가 아프구나. 도저히 못 먹겠다. 들어가서 좀 누워야겠다."

"어머니, 그냥 누워만 계신다고 되겠어요? 병원 가요."

"아니다. 하루 이틀 지나면 괜찮아질 게다. 오늘이 일요일이라 문 연 데도 없고, 응급실 가봐야 내일 오라는 소리만 하지 답이 안 나와."

"그렇긴 하네요, 그럼 점심때 죽을 끓여 드릴까요?" 며느리의 말이다.

"그러자꾸나."

죽을 먹고 누워 있자니 좀 나은 것 같았다. 그날은 그렇게 지나갔다. 토하거나 설사를 하지 않으니 가족들도 그리 걱정하지 않았다.

월요일 아침, 자리에서 일어나려던 고 씨는 어제와 똑같은 걸 또 느꼈다. 배가 아프다가도 누우면 괜찮아졌다. 출근하는 아들 며느리를 성가시게 하기 싫어 아픈 내색도 하지 않았다. 다 출근한 후 11시나 되어서야 자주 가는 내과에 갔다.

"원장님, 나 배 아파. 그제 결혼식장 가서 먹은 게 탈났나 봐요."

"그러세요? 토하거나 설사하셨어요?"

"아니, 그런 건 없고. 그냥 배가 뜨끔뜨끔하고 아파."

"전에 내시경 하셨을 때 위염이 좀 있었잖아요. 기름기 있는 걸 드셔서 소화가 잘 안 되나 보네요. 주사하고 약을 일단 이틀 치 드릴게요." 의사가 배에다 청진기를 잠깐 대어보고 내놓은 처방이다.

고 씨는 주사를 맞고 약을 사서 돌아왔다. 약을 먹고 좀 나은가 싶더니, 사흘째는 더 아팠다. 진통제가 떨어져서 그런가, 내과 의원에 다시 가야 하려나 생각하던 고 씨는 읍내에 있는 종합병원에 가기로 했다. 그래도 뭔가 검사를 해봐야지, 통증이 점점 심해지는 게 큰 병이나 아닌지 모르겠네, 걱정이 되기도 했다. 접수에서 배가 아프다고 하니 내과로 배정해주었다.

이야기를 다 들은 내과 의사는 피검사와 CT를 하자고 했다. 구토와 설사가 없는 걸 보면 장의 문제는 아닌 것 같고, 혹시 췌장이나 간의 문제일지 모른다는 것이었다. 그럼직도 했다. CT를 찍으려면 금식을 해야 한다고 해서 다음 날 다시 오기로 하고 집으로 돌아왔다. 혹시 입원하랄지 모르니 아들과 며느리에게 알려야겠다 싶어 저녁에 들어온 아들에게 이야기했다. 별일 아닐 거라고 고 씨가 아무리 말려도 아들은 다음 날 병원에 같이 가겠다고 했다.

다음 날, 고 씨는 병원 가는 중에도 통증이 점점 심해지는 걸 느꼈다. 걱정도 커졌다. 예약한 대로 피검사 하고 CT를 찍은 후 응급실에 누워서 기다렸다. 내과 의사가 왔다.

"CT에선 큰 이상이 없고요, 피검사에서도 간과 췌장은 이상이 없는데, 백혈구 수치와 염증 수치가 높아서 혹시 맹장염 초기거나 만성 맹장염일 가능성이 있으니 입원해서 항생제 주사를 좀 맞아보시면 좋겠습니다."

일단 큰 병은 아니라니 다행이지만 아직 정확하게 모른다니 썩 좋은 기분은 아니었다. 그렇게 입원 치료를 하게 됐다. 이틀간 항생제 주사를 맞았는데 이번에도 잠시 나은 듯하더니 곧 전과 똑같아졌다.

"배가 아플 때는 왜 등도 같이 아프지요?" 회진하러 온 의사에게 물었다.

"원래 맹장이나 뒤쪽 장기들은 병이 생기면 등으로도 통증이 와요. 그래도 혹시 모르니까 정형외과 의사에게 봐달라고는 해놓을게요." 내과 의사가 짧게 말하고는 가버렸다. 며칠째 치료 효과가 없으니 면목이 없는 모양이었다.

오후에 정형외과 의사가 와서 진찰을 했다.

"다친 적은 없으세요?"

"없어요. 며칠 전에 발목은 다쳤지만."

"좀 두드려볼게요" 하면서 의사가 고 씨의 등을 여기저기 두드렸다.

"아야." 고 씨는 자기도 모르게 비명을 질렀다. 한 군데가 소스라칠 정도로 아팠던 것이다.

의사가 빙그레 웃더니 엑스레이를 찍은 후 설명해주겠다며 가버렸다. 한 시간 후 엑스레이를 찍고 진료실로 갔다.

"아주머니 여기 보이지요? 원래 뼈가 이렇게 직사각형이어야 하는데, 이 뼈가 오목하게 들어갔지요? 이게 압박 골절이라는 겁니다, 한마디로 뼈가 부러졌다는 거지요, 등뼈가." 의사가 말했다.

"다치지도 않았는데 왜 부러져요?" 고 씨가 말도 안 된다는 표정으로 반문했다.

"발목을 다친 적이 있다고 하셨죠? 골다공증으로 뼈가 약해지면 그런 작은 충격에도 부러질 수 있어요. 그래도 이건 치료하기가 쉬워요. 부러진 등뼈 속에다 주사기로 뼈 시멘트라는 걸 넣으면 두 시간이면 나아서 돌아다녀요."

"배 아픈 건 어떻게 하지요?" 그렇게 고생한 게 두 시간이면 낫는다고 하니 고 씨는 미심쩍을 수밖에 없었다.

"허허, 배 아픈 것도 뼈 부러진 것 때문이에요. 골절을 치료하면 배 아픈 것도 거의 나아요." 의사가 잘라 말했다.

"거의요? 그럼 다 낫지는 않는다는 건가요?" 고 씨는 '거의'라는 말이 맘에 걸렸다.

"그럼요, 수술이나 시술이 마술도 아니고, 거짓말같이 병이 사라지기야 하겠어요? 약간은 남지요. 그렇지만 그것도 차츰 좋아져요. 생각해보시고 하시려면 말씀하세요, 내일이라도 해드릴 테니."

"알았어요, 아들과 상의해서 결정할게요." 이럴 때 남편이 살아 있으면 좋으련만.

저녁에 병실로 온 아들에게 이야기를 했다. 다음 날 의사에게 직접 설명을 들어야겠다는 아들에게 "내가 바보냐, 분명하게 다 알아들었으니 그럴 필요 없다"며 내일 치료를 받겠다고 했다. 아들은 알았다며 나가더니 잠시 후 돌아와서는 당장 서울로 가자고 했다. 친구에게 이야기해 놓았으니 큰 병원 가서 치료하자는 것이었다.

"여기는 작은 병원이냐? 크면 얼마나 크다고, 여기서 그냥 하자." 내심 아들에게 미안하기도 해서였다. 서울 가면 또 얼마나 돈이 들겠는가. 보통 수백만 원이라지 않는가. 그러나 아들은 고집을 꺾지 않았다. 부모가 처음 큰 병이 났을 때 대부분의 자식들이 그리한다. 그게 효도라고 생각하는 것이다. 그걸 아는 고 씨도 따를 수밖에 없었다. 고 씨는 중환자라도 된 양 구급차까지 타고 서울로 향했다.

서울 병원에서도 진단은 똑같았다. 뼈 시멘트를 넣자는 것도 같았다. 다만 MRI를 두 번 찍자고 했고, 읍내 병원에선 두 시간이면 된다던 걸 이틀이나 입원하라고 했다. 그 이틀 내내 이름도 목적도 잘 모를 검사들을 해댔다. 간단한 시술이라더니 거창한 수술을 하는 듯이 법석을 떨었다. 전신 마취까지 하고 시술을 받았다.

깨어나자 확실히 통증이 줄어들었다. 배 아픈 것도 훨씬 덜했다. 어쨌든 효과가 있으니 다행이었다. 이틀 후 퇴원할 때 계산서를 받아든 아들의 표정에는 놀라는 빛이 역력했다. 고 씨는 아들한테 미안해서 어쩔 줄을 몰랐다.

한 달이 지나고 서울 병원에 외래 진료를 받으러 가는 날이었다. 아침부터 서둘러 겨우 예약 시간에 맞추어 도착할 수가 있었다. 이번에도 아들이 시간을 내어 동행했다.

"어떠세요?" 의사가 물었다.

"많이 좋아지기는 했는데, 아직도 앉아 있으면 등과 배가 뜨끔뜨끔해요. 특히 누웠다 일어나면 식은땀이 날 정도로 아프기도 해요." 고 씨는 그동안 아들에게는 미안해서 말 못했던 증세를 호소했다.

"저한테 진작 이야기하시지요." 아들이 퉁명스레 말했다. 어머니가 못마땅한 게 아니라, 병원비를 터무니없이 냈는데도 깨끗이 해결 못하는 의사와 병원에 가시가 돋은 게 역력했다.

"우선 엑스레이를 찍고 볼게요, 왜 아프신지." 의사가 아들을 외면하며 말했다.

전에 그렇게 검사를 해대고는 또 사진을 찍으라고? 고 씨는 방사선실로 향하면서 투덜거렸다. 촬영 후 다시 의사에게 갔다.

"음, 사진은 괜찮은데요. 아직 부러진 게 회복이 덜 되어서 그럴 거예요, 두세 달 걸리는 경우가 많으니까 약 드시고 좀 지내보세요. 한 달 후에 한 번 더 들르시고요." 의사의 말이 전보다 덜 미더웠지만, 이상이 없다는데 달리 말을 붙일 수도 없었다.

그러고 또 한 달이 지나갔다. 증세는 여전했다. 진통제를 얼마나 세게 지어줬는지, 먹으면 배와 등의 통증이 가시는 대신 속이 울렁거리고 머리가 지끈거렸다. 심할 때는 어지러워서 일어나기조차 어려웠다. 그래도 아픈 게 나을까 싶어 꾸준히 복용했지만, 하루만 안 먹으면 도로아미타불이었다. 아들도 포기했는지 한 달이 찼는데 병원 가자는 말도 안 했다. 고 씨 자신도 가봐야 똑같지 뭐 하며 동네 약국에서 진통제나 사다 먹었다.

그럭저럭 6개월이 지났다. 이젠 통증이 생활의 기본 조건이 되어버렸다. 몸을 한 바퀴 돌리면서 살살 일어나면 아프지 않다는 걸 깨달은 덕분에 찌르는 통증은 하루 한두 번밖에 겪지 않았다. 경로당 노인들은 고 씨가 빙 돌며 일어나는 모습이 재미있다고 웃어대곤 했다. 자기들도 당해보라지, 그게 웃을 일인가.

"고 씨, 읍내 종합병원에 한 번 가봐. 거기 원장이 정형외과 의산데 서울보다 낫다고 소문이 났어."

어느 날 뒷집 여자가 좋은 정보를 준다며 건넨 말이다. 들어보니 저번에 진료 받았던 의사를 말하는 것이었다. 그때 등만 몇 번 두드려보고 부러진 것을 짚어내는 게 인상적이었다. 그래, 내일 다시 가보자.

다음 날 고 씨는 읍내 그 병원으로 가서 정형외과로 접수했다.

"안녕하세요?" 의사가 인사하고 물었다. "작년에 부러진 데는 잘 치료하셨나요?" 그러고 보니 벌써 해가 바뀌었다.

"그게 말이에요, 원장님이 말한 그 치료를 서울 가서 했는데 왜 아직도 이렇게 아프지요?"

"어떻게 아프세요? 치료하기 전하고 같은가요?"

"그건 아니고 좋아지기는 했었는데, 일어날 때 뜨끔하고, 앉아서 허리가 요렇게 구부러지면 또 뜨끔해서 깜짝깜짝 놀라요."

"그럼 앉아서 허리를 이렇게 쭉 펴면 어떠세요?" 의사가 허리를 한껏 펴는 시범을 보였다.

"그러면 아픈 게 없어지네요." 고 씨가 따라해보고 말했다.

"우선 엑스레이 좀 찍어볼까요? 치료가 어떻게 됐기에 또 아픈지를 봐야지요."

"엑스레이로 되겠어요?" 고 씨는 아예 MRI부터 찍었으면 했다.

"우선 엑스레이를 보고 생각하죠."

사진을 찍고 다시 진료실로 왔다.

"이것 때문에 아픈 거예요." 의사가 사진의 한 곳을 가리키며 말했다. 고 씨는 사진을 보려고 다가앉았다.

"여기 이 하얀 것 보이지요? 꼭 가시같이 생겼잖아요. 주입된 뼈 시멘트가 새어 나간 것인데, 그게 위의 뼈를 찔러서 아픈 거예요."

이 의사는 뭐든지 대수롭지 않게 말한대, 누구는 시원스럽게 말한다고도 하데. 뒷집 여자가 한 말을 떠올리며 고 씨는 의사에게 귀를 기울였다.

"그래서 이걸 빼내면 안 아파지는 거예요. 그냥 살 수도 있지만 그럼 진통제를 달고 살아야겠지요?" 의사가 이제 알겠느냐는 표정으로 고 씨글 봤디.

"그런데 왜 서울에서는 괜찮다고 했을까요?" 고 씨가 고개를 갸우뚱하며 물었다.

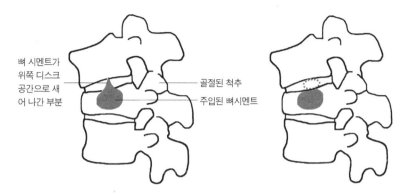

뼈 시멘트가
위쪽 디스크
공간으로 새
어 나간 부분

골절된 척추

주입된 뼈시멘트

〈새어 나간 뼈 시멘트. 붉은색 부분이 뼈 시멘트로 엑스레이에서는 희게 보인다.
우측 그림에서는 점선 부분의 뼈 시멘트가 제거되었다.〉

"그건 제가 뭐라고 말씀드릴 수가 없네요. 그 의사는 괜찮다고 생각하나 보지요. 어떻게 하실 건지 아드님하고 상의해서 오세요, 오늘은 병원 온 기념으로 주사 한 대 놔드릴게요." 의사가 장난스럽게 말했다.

고 씨는 아들하고 상의하라는 데 자존심도 상하고, 지난번 일을 잊지 않았구나 싶어서 적이 민망하기도 했다.

며칠 후 어렵게 말을 꺼내서 고 씨는 아들을 데리고 읍내 종합병원으로 갔다. 의사는 같은 설명을 한 번 더 해주었다. 당초 아들은 서울에서 괜찮다는데 읍내 의사가 무슨, 하는 표정으로 서 있었지만 사진을 보고서는 수긍하지 않을 수 없었다.

"수술하고 며칠이나 누워 있어야 하나요?"

"누워 있을 필요는 없고요, 수술 다음 날부터 하고 싶은 것 다 해도 됩니다. 서울 가서 일 보고 오는 시간이면 수술하고 다 낫지요." 의사는 고 씨를 보고 가볍게 말했지만, 마지막 말은 아들에게 던지는 것인

줄 누가 모르겠는가. 결국 아들은 수술동의서에 서명을 하고 나왔다.

다음 날 고 씨는 이것저것 검사를 또다시 하고 입원했다. 수술은 한 시간도 되지 않아 끝났다. 의사는 다음 날 퇴원해도 좋다고 했다. 하룻밤에 지나지 않았지만 시험 삼아 벌떡 일어나봐도 수술 상처나 좀 아프지 전처럼 바늘로 찌르는 통증은 없었다. 며칠이 지나자 이제 아픈 걸 잊고 살 정도가 되었다. 일어날 때 빙글 춤을 안 추어도 되었다. 경로당에서는 그 의사가 정말 용하구나 하면서도 구경거리 하나가 없어진 걸 아쉬워했다. 그 후로 고 씨는 감기가 걸려도 정형 외과엘 갔다.

새어 나간 뼈 시멘트

증상
등이나 허리가 아프다. 가슴이나 배 쪽으로 돌아 나오며 아플 수 도 있다. 허리를 펴고 있으면 안 아프고, 허리를 앞으로 숙일 때, 누웠다가 일어날 때 아프다. 아프다가도 허리를 펴면 안 아파지 는 특징이 있다.

원인
척추가 압박 골절이 되어 뼈 시멘트 주입 시술을 하는 중에 뼈 안 에 있어야 할 시멘트가 뼈와 뼈 사이의 공간으로 빠져나가서 위 나 아래의 뼈를 찌르는 것이다. 본디 뼈 시멘트란 폴리메틸 메타 크릴레이트(polymethyl methacrylate)라는 성분으로, 아크릴의 일종이다. 액체 상태에서 주사기를 이용하여 척추 뼈 속으로 넣 을 수 있는데 10분 정도면 굳어서 고체가 된다. 난난한 낑도는 이

크릴 또는 유리섬유 정도여서, 척추 뼈의 아래나 위로 새어 나가 인접한 척추 뼈를 자극하면 통증이 생긴다. 마치 못으로 뼈를 찌르는 것과 같은 상태가 되는 것이다. 척추 압박 골절에 대한 뼈 시멘트 주입 시술 때 발생할 수 있는 가장 흔한 합병증이다.

진단
엑스레이에 보인다.

치료
수술해서 빼내면 된다.

화타의 충고
화타가 의학을 배울 때는 뼈 시멘트 주입 시술 자체가 없었다. 그래서 위의 내용 모두는 화타의 지극히 개인적인 견해다.

9. 척추의 골수염

"어서 오세요." 의사가 인사하면서 보니 아는 얼굴이다.

"아이고 민 여사님, 한참 만이시네. 어디가 불편하세요?"

"원장님, 미안해요. 지난번에 원장님이 수술하라고 했잖우, 근데 자식들이 하도 성화를 해서 서울 가서 수술했어요. 이제 한 달 됐는데 아직도 이렇게 아파. 그리고 수술한 자리에 무슨 혹이 있어." 민 여사는 휠체어를 타고 있었다.

"그러세요? 수술하면 결과가 좋아야 할 텐데 어쩌나. 침대에 엎드려보세요." 의사는 짐짓 걱정스러운 표정으로 말했다.

솔직히 원장은 걱정보다는 그것 봐라 하는 마음이 앞섰다. 수술하라고 했더니 내가 이깟 시골 병원에서 수술을 하겠느냐는 표정으로 사라졌다가 큰 데서 한 치료가 잘못되어 돌아오는 환자들을 보면 잠깐은 고소하기까지 했다. 그게 인지상정 아닌가. 게다가 돌아와서는 자식 핑계를 대기 일쑤다. 그 사정을 모르는 바 아니나, 남자의 경우엔 자식 핑계가 비겁해 보이기까지 한다.

엎드리게 하고 민 여사의 상처를 보니 수술 상처 아래에 아기 주먹만 한 물주머니가 달려 있다.

"열은 안 나세요? 춥거나 떨린다거나."

"안 그래도 저녁마다 으슬으슬 추운 기가 있어서 이상했어요."

"수술 자리에 이렇게 혹이 나 있는 건 둘 중 하나예요. 감염이 돼서 고름이 차 있거나, 신경에 구멍이 나서 뇌척수액이라고 하는 물이 고여 있거나지요. 어느 쪽이냐에 따라 치료가 많이 다르기 때문에 주사기로 물을 빼서 검사부터 해봐야 돼요. 우선 입원해서 항생제부터 맞으셔야겠네요."

민 여사도 병원에 오기 전부터 심각성을 예상하고 있었다. 옆에 선 자식들은 이곳을 마다하고 간 큰 병원에서 탈이 생겼으니 유구무언이었다.

"혹시 감염이 됐을 경우는 치료가 될지 안 될지, 치료하는 데 시간이 얼마나 걸릴지 장담할 수 없습니다. 혹시라도 일주일 이 주일 지나고 왜 이렇게 안 낫느냐고 하실 것 같으면 아예 수술한 병원으로 다시 가세요." 원장은 자기도 모르게 심사를 드러냈고, 민 여사는 즉각 다시는 안 간다고 잘라 말했다.

입원 후 의사는 등 뒤의 혹에서 주사기로 물을 뺐다. 10cc 정도 나왔다. 이 물을 검사했더니 세균성 염증으로 확인되었다. 배양 검사와 감수성 검사에서 효과를 확인한 항생제로 3주간 치료했지만 여전히 고름이 생겨났다. 절개하고 청소한 후 배농관을 삽입해도 소용없었다. 3주째에는 균 배양과 상관없이 상위 항생제를 썼지만 1주일이 넘어도 나아지는 기미가 없었다. 그렇게 한 달이 되었다. 이제 민 여사의 자식들과 의사는 대등한 입장이 되었다. 아들 둘과 딸 둘이 상담하러 와서는 따지듯이 물었다. 치료한 지 한 달이나 되었는데 왜 진척이 없느냐고.

의사는 이런 경우를 대비해 미리 준비해둔 말 한마디가 있다.

"내가 이럴 수 있다고 미리 이야기했지요? 이 병이 원래 그렇습니다. 더 큰 병원에서 치료를 원한다면 그렇게 하세요. 어쩔 수 없지요."

자녀들도 뭐라고 하고 싶었지만 딱히 대꾸할 말이 없었다. 의사도 별로 미련이 없는 환자다. 서로 특별히 신뢰하는 사이도 아니고. 아무튼 감염성 질환의 성격상 어딜 가든 고생하고 고생시킬 게 뻔했다. 결국 다음 날 민 여사는 다시 서울로 갔다.

한 달 후 민 여사는 휠체어를 탄 채 또다시 내원했다. 상처에서는 아직 고름이 새어 나오고 있었다. 온가족이 다 온 듯했다. 진료실을 꽉 채우고도 남을 인원이었다. 민 여사는 풀이 완전히 죽었고, 자녀들도 지친 표정이 역력했다. 이렇게 온 가족이 출동하는 데는 효심 아닌 다른 이유가 있는 경우가 많다. 어쨌든 팔짱을 끼고 서 있는 아들부터 시작해서 의사에 대한 예의는 안중에도 없었다. 의사는 그런 모습을 보고, 버릇을 고쳐놓고 시작하지 않으면 나중에 큰 싸움이 나겠다고 생각했다.

"잘 고치고 오셨나요?" 의사가 물었다, 사정을 뻔히 알면서.

"원장님, 염치없이 또 찾아왔네요. 저 좀 살려주세요." 민 여사는 매달리다시피 했다. 민 여사가 원장을 무슨 구세주처럼 여겨서 그러는 건 아니다. 서울에서 병치레하기도 지쳤고 병원비도 너무 들고 하니 같은 치료를 받을 바에야 고향 동네에서 입원 치료하는 게 유리한데, 이 일대에서 병원다운 병원은 하나뿐이니 할 수 없이 오는 면이 있는 것이다. 출세깨나 한 자녀들의 얼굴에서도 그런 기색이 여실했다.

"음, 아직도 고름이 나오네요, 서울에서 무슨 치료하셨어요?"

"수술도 세 번이나 했어요. 항생제도 독한 거 쓴다고 이제껏 썼는
데 이래요."

"여기서 갈 때하고 달라진 게 없으시네요." 의사는 자녀들을 쳐다
보며 말했다. 자녀들은 외면했다. 의사는 더 세게 나가기로 했다.

"서울서 치료를 더 받아보시지 왜 내려오셨어요?" 의사는 여전히
자식들을 향해서 물었다.

"이번에는 또 대수술을 하고 쇠를 박자고 하지 뭐예요. 그래서 그
럼 고쳐지냐고 했더니 해봐야 안다면서…." 여전히 대답은 민 여사의
몫이다.

"지금까지 겪어서 아시겠지만 이 병은 고친다고 장담은 못해요. 서
울에서는 어떻게 해서든지 완치를 목표로 하니까 대수술을 하자는가
본데 전 생각이 좀 달라요. 소견서를 보면 꽤 독한 항생제를 쓴 모양
인데 전 다른 항생제를 하나 써볼까 해요. 물론 낫는다는 보장은 없고
요. 나으면 재수가 좋은 거고, 만약에 안 나으면 그냥 사세요. 허리 상
처가 있는 대로 살다보면 좀 나았다가 더 심하다가 할 거예요. 그리고
지금 쓰려는 항생제는 배양 검사와 감수성 검사에서 필요하다는 결과
가 나온 게 아니기 때문에 보험이 안 됩니다. 그래서 항생제 값 모두
를 본인이 부담해야 합니다. 이렇게 치료를 하는 데 동의하신다면 환
자 본인, 남편, 자녀분들 모두 서명하신 뒤 치료를 시작하겠습니다."

의사는 잘난 가족일수록 더 확실하게 다루지 않으면 안 된다는 걸
오랜 경험으로 알고 있었다.

가족들의 얼굴엔 불쾌함이 노골적으로 드러났다. 의사는 그 얼굴을

정면으로 받아주었다. 지금 확실히 해두어야 한다고 속으로 다짐하면서. 결과는 뻔했다. 치료를 시작하기 전에는 의사가 칼자루를 쥐고 있다. 치료에 조금이라도 미진함이 있으면 칼자루는 환자 측으로 넘어간다. 이참에 칼을 없애야 한다. 환자와 가족은 머뭇머뭇 서명을 했다.

두 주일간 항생제 주사를 놓았다. 사실은 의사도 크게 기대하지는 않았다. 고령에다 짜증이 많은 성격으로 보아 면역력이 약할 것이 분명한 민 여사가 항생제 주사로 감염증이 낫기는 어려우리라 생각했다. 그런데 어쩐 일인지 좋아졌다. 1주일째 되니 고름이 거의 안 나왔다. 상처도 차츰 아물더니 2주가 되자 완전히 봉합이 되고, 빨갛던 부위도 점차 하얗게 변했다. 혈액 검사에서의 염증 수치도 거의 정상 수준이었다.

"다행히 염증이 가라앉았네요. 항생제를 끊으면 재발할 가능성이 전혀 없는 건 아니지만 일단은 성공이에요. 사흘만 더 맞고 퇴원하시지요."

"근데 원장님, 염증은 좋아졌는지 몰라도 허리가 아파." 민 여사가 자기 엉덩이를 툭툭 치며 말했다.

"아, 그건 협착증이 남아 있어서 그런 건데, 협착증은 수술이든 시술, 주사든 간에 감염이 치료되고 석 달은 지나서 해야 돼요. 그러니까 진통제 먹고 참으세요."

"아이, 우리 원장님은 참으라는 소리는 잘해. 원장님이 참아봐, 그새 쉬운가."

생각해보니 그건 사실이다. 그래도 어쩌겠는가, 환자이니 참아야지.

민 여사는 3일 후 퇴원했고, 그 후로 계속 진통제와 항생제를 복용

중이다.

골수염

증상
골수염이 생긴 부위에 심한 통증이 있고 전신 발열, 오한 등의 몸살 증세가 올 수 있다. 심해지면 국소에 농양(膿瘍) 즉 고름집이 생긴다. 더 심해지면 패혈증으로 되어 혼수상태가 되거나 사망할 수도 있다.

원인
너무 다양해서 일일이 열거할 수도 없다. 그래도 다수는 외인성(外因性, 몸 외부로부터의 원인에 의하여 병이 생기는 것)이다. 특히 수술이나 침, 주사를 통해서 발병하는 경우, 즉 의인성(醫因性, 의료 행위 중에 발생하는 것)인 경우가 많다.

치료
상태에 따라서 항생제 투약, 주사, 배농 수술을 한다.

화타의 충고
이견의 여지가 별로 없는 질병이다. 다만 어느 시점에서는 완치를 목표로 무리한 치료를 하기보다는 배농(排膿, 고름을 빼내는 것)을 시키면서 상처를 달래며 살아가는 방법과 타협을 해야 한다. 몸에 상처가 벌려진 채로 산다는 것이 끔찍해 보일 수도 있지만, 치료를 강행하다가는 더 나쁜 결과가 올 수 있다는 점도 생각해야 한다.

10. 수술과 시술

    범석은 컴퓨터 게임을 좋아해서 PC 게임 전문 고등학교에 진학했다. 중학교에 다닐 때는 공부하나 보다 싶으면 이내 허리가 아프다고 드러눕고, 병원에 가서 물리치료까지 받아야 하던 녀석이 고등학교 진학 후에는 신통하게도 허리 아프다는 말을 하지 않았다. 엄마는 아이가 예전엔 공부가 싫어서 엄살을 부렸다고밖엔 생각할 수 없었다. 그리고, 숨어서 하던 게임을 이제는 학교 공부라고 하고 있으니 얼마나 좋을까….

    범석이 다니는 전문고는 기숙학교인데, 여름방학이어서 애가 집에 와 있었다. 온 지 일주일이나 지났을까, 한참 게임을 할 시간인데 누워서 빈둥거리고 있다.

"범석아, 너 게임, 아니 공부 안 하니?"

"허리가 아파서 잠깐 누웠어요."

게임 할 때도 허리가 아프기는 하구나.

"그동안 학교에서는 안 아팠어?"

"네, 학교에서는 안 아팠는데 집에 오니까 아파요."

"안 되겠다, 너 학교 가서 또 아프면 곤란하니까 오늘 병원 가보자."

기숙학교에서 아프면 더 어려울 테니 집에 왔을 때 치료를 해야겠다 싶어 서둘렀다. 녀석이 고분고분 따라나서는 걸 보면 많이 아픈 게 틀림없다.

제대로 치료시켜야겠다는 생각으로 종합병원엘 갔다. 흔히들 말하길 허리가 아프면 MRI를 찍어봐야 한다는데, 그 검사를 할 수 있는 건 종합병원이니까.

"어서 오세요. 어디가 아프니?"

"네, 허리가 아프다고 해서 데리고 왔어요."

"그래, 네가 대답해보자. 언제부터 아팠니?"

"중학교 때부터 앉아 있으면 아팠어요."

"허리만 아프니, 다리로 내려오면서도 아프니?"

"오른쪽 다리도 아파요."

"앞으로 아파, 뒤로 아파?"

"뒤로요."

"음, 누워 있으면 아프니 안 아프니?"

"누워 있어도 아플 때가 있어요."

"언제가 제일 아프지?"

"오래 앉아서 게임 하고 나면요."

"학교에서는 안 아팠다고 했잖니?" 엄마가 끼어들었다.

"그래? 학교에 있을 때는 안 아프고 집에 오자마자 아파진 거야?" 의사도 의외라는 눈치다.

"네, 진짜 그래요."

"너 기숙학교라고 했지? 혹시 공부하고 밥 먹을 때도 차렷 자세 하라고 시키니? 군대에서처럼?"

"네, 맞아요."

"집에 와서는 의자 뒤로 젖혀서 느긋이 앉고?"

"맞아요, 맞아. 게임 할 때 책상에 다리 올리고 해요." 엄마가 격하
게 공감했다.

"그럼 자세 때문이겠네요. 다리로 내려오면서 아프다는 걸 보면 디
스크가 있기는 한 거고, 심하지 않으니까 자세를 나쁘게 하면 많이 아
팠다가 관리하면 덜 아프고 한 거지요."

"기숙사 들어가면 못 나오니까 오늘 확실하게 검사해주세요."

"예, 그러면 엑스레이하고 MRI 찍어서 확인해보지요."

사진이 나왔다.

"오, 생각보다 심각한데요. 디스크가 꽤 커요. 그동안 많이 아팠겠
어요."

"그래요? 어머 얘, 어떡하니. 선생님, 어떻게 치료해야 할까요?"

"비어져 나온 디스크 조각을 없애려면 수술할 수밖에 없는데, 지금
까지 오래 참고 산 걸 보니까 그냥 둬도 될 듯 싶네요. 아픈 건 자세 바
로 하고 살면 큰 문제 없을 테고요."

"그래도 고쳐야지 학교에 가서 또 아프면 안 되잖아요."

"글쎄, 병 치료 방법이 사람 따라 달라지는 건 아니지요. 지금 당
장 아픈 건 진통제로 넘기고 자세를 바르게 하면 사는 데 별 지장 없
이요."

"수술 말고 시술해서 고칠 순 없을까요?"

"시술이라—. 어머니, 시술은 뭐고 수술은 뭘까요?"

범석이 엄마는 이 의사가 지금 무얼 묻는 건가 잠깐 생각했다. 어쨌든 대답은 해야겠는데.

"안 째고 하면 시술 아닌가요?"

"음, 그런 의미의 시술이라면 이 경우엔 방법이 없겠네요. 절개하지 않고 하는 척추 치료들은 아주 미세한 디스크 아니면 하나 마나예요. 그냥 허리에 신경주사 맞는 거하고 똑같아요."

"그럼 절개하고 하는 시술이 있다는 말씀인가요?"

"그걸 시술이라고 부르든 수술이라고 부르든 상관없지만, 여하튼 3~4cm 절개하고 튀어나온 디스크만 빼내면 하루면 회복돼서 일상생활을 할 수 있거든요. 더 작게는 2cm 정도만 절개하고 내시경을 넣어서 하는 방법도 있어요."

"그건 수술이잖아요."

"글쎄 수술이라고 부르든 시술이라고 부르든 그건 마음대로 하시고, 어쨌든 그런 방법을 쓰든지 아니면 그냥 주사 맞고 약 먹고 하세요. 쓸데없는 기대를 가지고 여기저기 다녀봐야 디스크 환자 사냥꾼들 먹이만 되니까. 요즘 사냥꾼들이 쓰는 무기는 수술이 아니고 '시술'이에요. 그 시술이라는 말에 현혹되지 마시라는 뜻이에요."

범석이 엄마는 무슨 소린지 잘 이해가 가지 않았다.

"선생님 하라는 대로 할게요. 어떻게 하지요?"

"우선 허리에 주사 맞고 살아보세요. 학교 갔다가 많이 아프면 다시 나와야지 뭐. 기숙학교 다니는 학생이라고 집에서 다니는 학생과 다른 좋은 수가 있지는 않아요."

범석은 신경주사를 맞고 게임을 열심히 했다.

허리와 척추 질환에 대한 흔한 오해

첫째, 좌골 신경통이니 디스크니 척추 협착증이니 하는 병명이 각기 특별한 의미가 있다고 생각하는 것. 그러나 결국은 그게 그거다. 좌골 신경통은 디스크나 협착증 때문에 허리 신경이 눌려 좌골 신경(궁둥 신경)을 따라서 아픈 것이다. 디스크는 척추뼈 사이의 연골이 돌출된 것이고, 협착증은 그로 인해, 또는 다른 원인으로 신경이 눌린 것인데, 디스크가 원인이고 협착증이 결과라고 보면 크게 틀리지 않는다.

둘째, 시술이란 '수술에 준하는 즉각적이면서도 지속적인 효과가 있는 비(非)절개 치료'라고 생각하는 것. 실제론 그 99%는 신경 주사 정도의 효과밖에 없다. 엉덩이 주사만 맞고도 디스크를 고쳤다고 좋아하는 환자들을 종종 본다. 이런저런 시술을 받고 나았다는 환자는 대개 이 비슷한 경우로 생각된다. 감기가 나을 시점에 머리 한 번 쓰다듬어 주고는 치료했다 하는 거나 다를 바 없다. 서울에는 전국에서 환자가 오기 때문에, 그런 식으로 열에 하나 시술로 나은 (혹은 나았다고 생각하는) 사람들이 자기 동네로 돌아가 자랑하면 그 병원엔 사람이 더 몰리고, 다시 그중 일부는 나았다고 생각하게 된다. 그래서 그런 병원은 거기서 치료된 사람들로 붐빈다. 안 고쳐진 훨씬 많은 사람은 다시는 안 오니까 안 보인다. 그럼 내 병이 주사만 맞거나 머리만 쓰다듬어도 나을 병인지는 어떻게 아나? 좋은 의사를 만나야 한다. 의사는 시간이 해결해줄 병이라면 고가의 치료를 권할 게 아니라 상황을 잘 설명하고 국소 주사를 비롯한 보존적 치료만 하면서 기다리라고 권해야 할 것이다.

셋째, 허리에 칼 대면 나쁘다는 얘기. 맞다, 나쁘다. 하지만 뭔가 치료를 해야 할 상황이라면, 반복되는 스테로이드 주사나 시술로 인한 부작용, 비용과 시간, 효과 등을 고려할 때 간단한 수술이 오히려 쉽고 빠르고 안전할 수 있음도 사실이다. 다른 치료에 비해 수술을 한 환자의 결과가 더 나쁜 경우가 많은 것은, 상태가 위중한 환자가 수술을 받는 경우가 그만큼 많기 때문이라고 생각한다. 아, 척추에 인공물을 삽입하는 수술은 분명 결과가 나쁜 경우가 더 흔하다. 그러니 더 신중해야 한다.

넷째, 수술하면 재발한다는 말. 그렇다, 재발한다. 하지만 수술을 안 하면 더 잘 재발한다. 물론 수술하지 않아도 결국 괜찮아질 정도의 환자는 거론할 필요도 없다. 그러나 심하든 심하지 않든 디스크가 돌출된 상태에서 수술 이외의 방법으로 그것을 제자리로 돌린다는 것은 어불성설이다. 그 상태에서 일시적으로 통증만 없애는 치료 방법이 있을 뿐이다. 수술의 경우, 돌출 부분을 없앴는데 다시 돌출이 발생하는 게 재발인데, 그보다는 시술이나 주사 등으로 통증만 없앤 뒤 다시 아파지는 경우가 훨씬 일반적이다.

다섯째, TV에 나오는 의사가 치료를 잘하는 '용한' 의사일 거라는 생각. 의과대학 교수가 자기 분야의 권위자로서 출연하는 경우는 그렇다고 할 수 있다. 하지만 그게 아니라면 방송국 사람들과의 친분이나 로비를 통해 프로그램에 나가는 사람도 꽤 많은 것으로 안다. 이런 경우는 용한 것과는 무관하다. 저자도 방송 관련 제의를 종종 받는다.

여섯째, 환자들이 자주 하는 질문으로, 척추 분야나 관절염 등에서도 이른바 최신 주사 요법들이 효과가 있느냐는 것. 특정한 치료법이 믿을 만한 건지를 가늠하는 제일 쉬운 방법은 서울대학병원을 비롯한 국내의 이른바 5대 대학병원에서 그 치료를 하는지 보는 것이다. 효과가 좋고 큰 부작용도 없다면 그런 데서 시행하지 않을 리 없잖은가. 화타의 전공인 정형외과 분야만 본다면, 그런 '최신' 주사 요법들은 거의가 상업적 목적 위주의 것, 혹은 의사의 개인적 취향에 따른 것일 가능성이 크다.

제2부 | 상지—어깨, 팔꿈치, 손목, 손

11. 견봉-쇄골 관절염

"임 여사, 내일 봐."

"잘 쳤어요. 내일 또 봐요."

임 여사는 요즘 탁구에 푹 빠졌다. 점심 먹으면 복지관에 가서 탁구 치다 쉬고 또 치고 하다가 네다섯 시 되면 집으로 오는 게 일과다. 오늘도 어김없이 탁구장에 가서 서너 시간 놀다가 돌아와 잠시 누웠다.

아직 저녁 먹기는 이르고, TV나 볼까 하며 일어나려고 손을 짚는데 오른쪽 어깨가 바늘로 찌르는 듯 따끔하고 아팠다. 어깨 속에서 뭔가 찢어지는 느낌도 들었다. 잠시 식은땀이 날 정도였지만, 일단 일어서 자 곧 진정이 되고 더 아프지는 않았다. 리모컨을 찾아 다시 누웠다.

TV 드라마를 보면서 어깨 아픈 것도 잊었다. 한 회를 다 보고 나니 날이 어두워져 저녁 생각이 났다. 자식들은 다 외지에 나가 있고 남편은 젊은 나이에 죽어, 혼자 사는 데는 익숙하다. 늘 혼자서 밥을 먹어도 잘 차려 먹는다. 오늘도 이런저런 야채에 좋아하는 찰밥까지 지어서 신수 싱친이다. 건강에 안 좋대서 고기는 먹지 않지만, 그 외에 좋아하는 건 골고루 다 먹는다.

그렇게 하루해가 가고, 자려고 누워서 잠시 이 생각 저 생각 하다가

120

아까 어깨가 아팠던 게 떠올랐다. 또 아프려나 하며 살짝 손으로 짚어 보았다. 괜찮았다. 아까처럼 손을 짚고 일어서는 시늉을 해보았다. 그래도 아프지 않았다. 별일 아니었구나, 안심했다.

다음 날 아침 일찍 눈을 뜬 임 여사가 화장실을 가려고 일어서는데 어제처럼 오른쪽 어깨가 또 날카롭게 뜨끔했다. 임 여사는 정신이 번쩍 들었다. 아직 자식들 수발 받아가며 살 나이는 아니니 아프지 않도록 내 몸을 잘 관리해야 한다는 게 평소의 지론이었다. 그런 생각이 굳었던 만큼 엄습한 고통에 대한 걱정도 컸다. 바로 병원에 가봐야지.

다음 날 임 여사는 탁구고 뭐고 다 제쳐놓고 자주 다니는 동네 의원에 갔다.

"원장님, 나 어깨 아파." 들어서자마자 투덜댔다.

"언제부터요?" 의사가 범상하게 대답했다.

"어제 저녁에 한번 뜨끔해서 괜찮겠지 했는데 오늘 아침에 또 아프더라고." 푸념 조다.

"다친 건 아니지요?" 아직도 의사는 대수로운 일이 아니라는 투다.

"그럼, 다친 적 없어. 뜬금없이 아프다니까." 관심 좀 보이라고 임 여사는 약간 큰 소리로 말했다.

"우선 사진을 찍어보세요."

이제야 좀 관심을 갖는군 하며 임 여사는 엑스레이를 찍고 왔다.

"원장님, 어때? 큰 병 아니지? 왜 아픈 거유?"

"일단 엑스레이 사진에선 별 이상이 보이지 않네요." 의사가 사진을 찬찬히 보더니 말했다.

"이상이 없는데 왜 아파?"

"병이 없다는 게 아니고 엑스레이에 보이지 않는 병이라는 얘기지요. 어깨 쪽 병은 대부분 힘줄이나 인대에 생긴 문제라서 엑스레이에는 안 보여요." 의사는 엑스레이만으론 보이지 않는 병이 얼마나 많은지를 환자들이 언제나 알게 될까 생각하며 대답했다.

"그럼 뭐 하러 찍나, 안 보이는 걸."

의사는 잠깐 말문이 막혔다.

"음, 그래도 혹시 뭐가 보일까 싶어서 찍어보는 거고요. 진료를 시작할 때 달리 쉽게 할 수 있는 검사가 없어요." 대답이 궁색했다.

"그럼 어떻게 할까?"

"우선 며칠 주사 맞고 약 드시고 해보세요. 물리치료도 하시고. 별일 아니면 1~2주면 좋아질 테니까." 의사는 내가 이 말을 오늘 몇 번 했을까 생각했다.

임 여사는 조금 화가 났다. 남의 일이라고 쉽게 말하네. 나는 큰 병일까 걱정돼서 빨리 검사한다고 왔는데 약 먹고 기다려보라고? 그래도 의사가 시키는 대로 할밖에.

"놔뒀다가 병 키우는 것 아니겠지?" 임 여사는 다짐을 받고 싶다.

"쑥쑥 크는 병은 아니니까 걱정 마세요." 의사는 환자를 적당히 안심시켜 주어야 할 필요를 느꼈다.

그렇게 환자는 서둘고 의사는 미루었다. 일주일을 다녔지만 아픈 건 여전했다. 아픈지 안 아픈지 시험해보면 아프지 않았다. 그러다가 잊어버릴 만하면 옷 입다가도 뜨끔, 숟가락 들다가도 뜨끔, 하루 대여섯 번은 아팠다. 일주일을 치료해도 달라진 게 전혀 없었다. 의사와 다시 면담했다.

"원장님, 하나도 안 낫잖아." 임 여사가 눈을 흘겼다.

"짚고 일어설 때 아프다고 하셨지요? 만세 해보세요, 그럴 때는 안 아프고요?"

"만세는 잘 해. 하나도 안 아픈걸." 임 여사는 팔을 번쩍 들어 보였다.

"힘줄이 끊어졌나, 초음파 한 번 해보세요." 의사도 이제는 제대로 검사해야 할 때라고 생각했다.

"글쎄 뭐든지 해보고 좀 고쳐줘요."

어깨에 젤리를 바르고 한참을 이리저리 비춰보던 의사가 말했다.

"힘줄 끊어진 데는 없어요. 그냥 염증인가 봐요. 지금처럼 치료하면 나을 테니 걱정 마세요." 이번에는 진짜 장담했다.

그래서 일주일을 더 치료했다. 약 먹고 주사 맞고 물리치료 하고. 교회 가듯이 성실히 다녔다. 그래도 좋아지질 않았다. 임 여사는 병원을 바꿀 때라고 생각했다.

건강에 관한 한 양보가 없는 임 여사다. 안 되겠다 싶자 곧장 옆의 대도시에 있는 여기저기전문병원으로 갔다. 버스며 택시며 플래카드며 오만 군데에 광고를 붙이는 병원. 그래서일까, 임 여사도 이 일대에서는 그 병원이 최고라고 확신했다. 이유는 못 대겠지만.

"의사 선생님, 저 오른쪽 어깨가 아파요." 두 주일 치료한 사실도 덧붙였다.

"아 네, 그러셨군요. 아프셨겠어요." 의사의 적절한 리액션에 신이 나서 아픈 이야기를 더 늘어놓았다.

"아마 힘줄이 끊어진 것 같은데, 엑스레이에는 보이지 않으니 MRI

찍어보셔야겠어요."

다 듣고 난 의사가 말했다. 그렇지, 찍어야지. 진료실을 나오고 나서 MRI에 냉큼 동의한 걸 살짝 후회했지만, 여기까지 온 바에야 뿌리를 뽑아야지 싶기도 했다. 찍고 나서 다시 진료실에 앉았다.

"아주머니, 여기 길게 보이는 게 힘줄인데, 끊어지지는 않았네요. 약간 부어 있기는 해요. 그런데 이 뼈 밑이 자라나는 바람에 힘줄이 자꾸 걸려서 끊어지려고 해요. 그러니 수술하셔야 해요."

"끊어지지도 않았다면서 수술하라고요?"

"예, 그런 게 있어요. 충돌증후군이라고 하는데, 놔두면 나중에 힘줄이 끊어집니다. 그래서 미리 수술하시는 게 좋아요."

"수술은 어떻게 하나요? 며칠이나 걸리지요?" 수술이라는 말에 임 여사는 궁금한 게 많아졌다.

"그건 바깥에서 안내해드릴 겁니다."

임 여사는 옆방으로 안내되었다.

"어머니, 수술은 관절경으로 하는 거고요. 3일 정도 입원하셔야 해요."

예쁘장한 아가씨가 수술 장면이 찍힌 사진을 펴놓고 설명했다.

"수술하고 일주일 정도 지나면 일상생활 하시는 데 별로 불편이 없으실 거예요."

임 여사는 갑작스러운 일이라 생각할 시간이 필요했다.

"생각 좀 해보고 올게요."

집에 와서도 줄곧 수술 생각을 했다. 오른손으로 바닥을 짚고 조심조심 일어나봤다. 아프지 않았다. 신경을 쓰고 있으면 아프지 않고,

방심할 때 한 번씩 뜨끔해서 놀라게 했다. 시간을 좀 두고 생각하기로 마음을 고쳐먹었다. 금방 큰일 나는 병이라고 한 의사는 없으니 좀 봐 둬야지.

탁구장을 하루 거르고 다음 날 가니 사람들이 질문을 퍼부었다.

"임 여사, 어제 왜 안 나왔어?" 호기심 많은 천 여사가 맨 먼저 물었다.

"어제 여기저기전문병원에 갔었어, 어깨 때문에." 임 여사가 시들하게 대답했다.

"의사가 뭐래? 수술하래지?" 천 여사가 바짝 다가섰다.

"그러게. 끊어지지도 않았다면서 수술을 하라네."

"왜?"

"그냥 두면 곧 끊어진다나. 그래서 고민이야, 어째야 할지." 임 여사의 풀 죽은 대답에 천 여사가 탁구대 반대쪽으로 가며 말했다.

"읍내 종합병원에 가봐. 거기 원장은 아주 시원하게 얘기를 잘해줘."

"그래? 거긴 한 번도 안 가봤네."

다음 날 오전 임 여사는 읍내 종합병원으로 갔다. 원장은 아홉 시도 되기 전에 나와 있었다.

"임○○ 님, 들어오세요." 간호사가 불렀다.

아픈 사연을 또 한 번 읊었다. 원장은 무심한 표정으로 들었다.

"그래서 짚고 일어설 때 말고 또 어떤 동작을 할 때 아프세요? 이렇게 하면 아픕니까?" 하면서 원장이 양팔을 겹쳤다.

"글쎄, 그렇게는 안 해봤는데…. 어, 이렇게 하니까 아프네요." 임 여사가 원장을 따라 팔을 교차시켜 보고 대답했다.

"MRI 찍은 것 가져오셨어요?"

"아니, 안 가져왔어요. 가지고 와야 되나요?"

"그럼요. 제가 그걸 봐야 뭐라고 얘기를 해드리지, 얼굴 보고 뭐 관상 봐드려요? MRI 찍은 것 가져오세요. 그리고 어떤 동작을 할 때 아픈지 더 알아서 오세요."

임 여사는 방을 나오며 생각했다. 그 친구 참 시원스럽긴 하네, 살짝 재수 없게 시원해서 그렇지.

천 여사가 그러라고 하도 성화를 해서, MRI 복사한 CD를 받아 와 읍내 종합병원에 다시 갔다.

CD를 컴퓨터에 넣고 좀 있으니 사진이 떴다. 의사는 한참을 말없이 들여다보다가 임 여사에게 물었다.

"그래 어떤 동작을 할 때 제일 아프던가요?"

"탁구 칠 때 스매싱을 하면 많이 아파요."

임 여사는 그걸 생각해내고 확인해본 자신이 대견스러웠다.

"여기저기 전문병원에서 수술하자는 건 골극(骨棘, bone spur)이라고 하는 어깨뼈 밑으로 자라난 부분을 수술하자는 거예요. 하지만 그건 아직 꼭 필요하지는 않아 보여요. 힘줄에 지금 해를 주고 있는 것도 아니고. 그것보다는 여기 쇄골(鎖骨)하고 견봉(肩峰)이라는 뼈가 더 문제예요. 이 사이의 관절이 안 좋아져서 아픈 거예요."

"그럼 어깨에 관절염이 있다는 건가요?"

"그렇다고도 할 수 있지요. 근데 흔히 생각하는 것처럼 팔뼈와 어깨뼈 사이의 관절이 아니라 위에 있는 이 두 뼈 사이 관절이에요."

"어쨌든 관절염이네요. 그럼 고칠 수 있나요? 수술해야 돼요?"

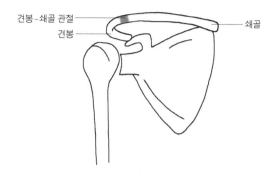

〈붉은색 부분이 견봉-쇄골 관절〉

"누구나 아는 어깨관절, 그러니까 팔뼈하고 어깨뼈 사이의 관절은 힘줄이 끊어지는 걸로 시작해서 나중엔 어깨를 아예 못 쓰게 될 정도로 나빠질 수 있어요. 수술을 안 하면 말이지요. 하지만 여기 이 관절의 염증은 고칠 수는 없지만 치료 안 하고 놔둬도 어깨를 아주 못 쓰게 되지는 않아요. 그냥 가끔 약간씩 아프지."

"어깨에 관절이 둘이란 건 몰랐네. 아무튼 그럼 수술할 필요가 없다는 거지요? 약도 없고?"

"약이래야 진통제지 병 자체를 고치는 건 없어요. 일주일분 드릴 테니 집에 두셨다가 많이 아프면 한 번씩 드세요."

약 먹을 정도로 많이 아프진 않지만 혹시나 해서 임 여사는 일단 약을 사 들고 집으로 왔다. 천 여사 말대로 그 의사를 만나보니 후련하긴 하다. 그런데 못 고치는 병이라니, 또 딴 데를 가봐야 하나 싶었다.

견봉-쇄골 관절염

증상
어깨가 아프다. 팔을 앞뒤로 움직일 때 아픈 것이 다음에 다룰 회전근 파열과 다른 점이다.

원인
관절염의 하나이니 과도한 사용이 원인이다. 물론 과도함의 기준은 사람에 따라 다를 수 있다. 이 부위는 류머티스 관절염이 유난히 잘 침범하는 관절이다. 나이와 노동 강도에 비해 조기에 발병했다면 류머티스 관절염인지 확인해야 한다,

진단
엑스레이에 보이긴 하는데 의사들이 간과하기가 쉽다. CT나 MRI가 훨씬 자세히 보인다.

치료
일반적인 관절염과 같다. 퇴행성 관절염이라면 진통제, 류머티스라면 류머티스 치료를 병행하는 관절염 치료로 버티고 살아야 한다. 불편해서 도저히 안 되겠다면 수술로 관절 일부를 절제할 수 있다. 통증이 꽤 경감된다.

화타의 충고
어깨 통증은 대부분이 회전근 파열로 인한 통증이기 때문에 견봉-쇄골 관절염은 놓치기가 쉽다. 회전근 파열로 오해해서 엉뚱한 치료를 하지 않아야 한다.

12. 회전근 파열

이 씨는 새벽 5시에 눈을 떴다. 오늘도 오른쪽 어깨가 아파서 네 시간을 겨우 자고 눈이 떠졌다. 낮의 일도 피곤한데 잠을 못 자니 너무 힘들었다. 아내가 깰까 봐 조용히 일어나 마당으로 나갔다. 병원에 가봐야 하나. 일하다 손이 찢어지거나 다리에 타박상을 입어서 응급실에 간 적은 몇 번 있어도 큰 병에 걸린 적은 없었다.

한 달쯤 전부터 팔을 들어 올리려면 뜨끔한 느낌이 있었지만 담이 들렸나 하는 생각만 하고 무시했다. 한동안은 잊고 살 만했는데 일주일 전부터 통증이 심해지더니 매일 자다가 아파서 깨게 되었다.

페인트 일을 하는 이 씨는 마침 비가 와서 일거리가 없었다. 이 씨는 회사에 늦게 간다고 전화하고는, 다칠 때마다 꿰매고 사진 찍고 하던 정형외과를 찾았다. 날씨 때문인지 오늘은 사람이 적은 편이어서 오래 기다리지 않고 진료실에 들어갔다.

"원장님, 어깨가 아파서 자다가 깨요. 한 일주일 됐고."

"가만히 있어도 아프세요, 움직일 때만 아프세요?"

"처음에는 움직일 때만 아팠는데, 이제는 가만히 있어도 쑤셔요."

"팔을 들어보세요."

이 씨는 팔을 반쯤 들어 올리다가 아프다며 그만둔다.

"사진 한 번 찍어보십시다."

엑스레이를 찍고 오자 의사는 잠깐 보더니 말한다.

"오십견이네요, 약 먹고 물리치료 받아보세요."

"아직 오십이 안 됐는데?"

의사는 껄껄 웃었다. "꼭 오십대에만 오지는 않아요. 어깨가 굳어서 아픈 걸 그냥 오십견이라고 하지요."

"어깨가 굳었다고요? 어깨가 원래는 말랑말랑한가…."

이 씨는 이해가 잘 안 되었지만 대수롭지 않게 말하는 걸 보니 큰 병은 아닌 것 같아서 안심이 되었다.

일주일째 매일 들러 주사 맞고 물리치료 하고 약도 받고 했는데 별다른 효과가 없어 보였다. 약은 제때 안 먹으면 여지없이 아픈 걸 보니 진통제가 분명하다. 오늘은 의사한테 자세히 물어봐야지.

"원장님, 일주일 치료했는데 효과가 없네요."

"오늘은 어깨에 주사를 한 번 맞아보지요." 난처한 표정을 짓던 의사가 한 가지 치료를 덧붙인다.

의사는 간호사더러 무언가를 가져오라고 했다. 자그마한 주사기에 하얀 약이 담겨 들어왔다. 좀 참으세요, 하더니 어깨 앞부분을 알코올로 두세 번 문지르고는 바늘을 찔러 넣는다. 비명이 절로 나오는 걸 어렵사리 참아냈다. 주사를 맞고 나니 금방 통증이 가라앉는 느낌이다.

물리치료실로 가자 매일 그러듯이 뜨거운 물주머니에 넓적한 판을 대고 어깨에 올려 몇 번 움찔거리게 했다. 오늘은 특별 서비스라며 길

130

쭉한 테이프를 어깨 주변 서너 군데에 붙였다. 이번에는 좀 낫겠지.

회사에 가서 그동안 병원 다니느라 미룬 일 등 이 씨의 손이 가야할 업무를 챙기기 시작했다. 바빠서 그런지 주사를 맞아서 그런지 크게 아픈 느낌 없이 일을 마치고 집에 오니 밥맛도 좋았다. 저녁 잘 먹고 고등학교 다니는 아들놈하고 장난도 좀 치고 하니 다 나은 기분이었다. 유난히 정신이 말똥말똥해서 늦게까지 TV를 보다가 누웠는데도 잠이 좀체 오지 않았다.

잠자리에서 일어나 습관적으로 컴퓨터를 켜고 이것저것 구경하다가 포털 사이트에서 '어깨 주사'를 입력했더니 뉴스, 블로그, 카페, 게시판 등의 관련 글이 수백 개나 되었다. 그중 몇 개를 클릭해 보았다. 별로 좋지 않은 주사라는 내용이 많았다. 아픈 게 가라앉기만 한다면야 약간의 부작용이 문제가 되겠나 생각하던 중, 부작용을 늘어놓은 글에서 '밥맛이 좋아지고 잠이 오지 않을 수 있다'는 구절이 눈에 띄었다. 아, 그래서 오늘 밥맛이 좋고 잠이 오지 않았구나. 박 씨는 두 시가 넘어서야 잠이 들었다.

다음 날은 오랜만에 7시가 넘도록 잠을 잤다. 늦게 잠들기도 했지만, 그보다는 어깨가 덜 아파서 잘 잔 게 아닌가 싶었다. 그럭저럭 그 주일은 병원 신세 지지 않고 일을 했고, 밀린 업무도 다 끝낼 수 있었다.

그 의사 재주 있네, 하고 생각하던 차에 주말이 되자 조금씩 아파지더니 월요일에는 그전보다 더 아팠다. 이 씨는 겁이 덜컥 났다. 혹시 큰 병 아닌가 하는 걱정이 다시 밀려왔다. 에이, 오늘은 큰 병원에 가보자. 읍내에 종합병원이 하나 있는데, 정형외과 의사인 그곳 원장이 잘 고친다는 소문을 들은 적이 있었다. 병원에 들어서자 아는 얼굴이 여럿 보였다.

"이 씨, 웬일이야?" 오 씨다.

"어깨가 아파서."

"그래, 여기 원장 잘 봐. 나도 오십견 있었는데 여기서 고쳤어." 오 씨가 코를 팽 풀면서 큰 소리로 말했다.

"그래? 나도 오십견이라던데."

"그래도 서울 가는 게 낫지 않아?" 같이 있던 황 씨가 끼어든다.

"너는 맨날 서울 타령이냐, 서울 가서 수술하고는 다리도 절게 됐으면서." 오 씨가 면박을 줬다.

진료실 앞에 앉아서 30분이나 지났을까, 간호사의 호명을 받고 의사에게 들어갔다.

"처음 오셨군요. 어디가 불편하세요?" 이 씨보다 한두 살 위지 싶은 의사가 묻는다.

"오른쪽 어깨가 아파서 잠도 못 자고 일도 못 하겠어요."

이 씨는 그동안의 경과를 잠시 읊었다. 의사는 참을성 있게 들었다.

"팔을 들어보세요." 이제는 반도 올라가기 전에 통증이 엄습했다.

"다른 데서 사진을 찍으셨어도 한 번 더 찍어보세요. 제가 봐야 설명을 할 수 있으니까."

오나가나 찍어야 하는구나 생각하면서 이 씨는 엑스레이실로 갔다.

잠시 사진을 들여다보던 의사가 이 씨를 향해 돌아앉았다.

"오십견이라는 말도 맞기는 하지만 원인이 되는 병이 따로 있네요. 회전근(回轉筋)이라고 하는 근육의 힘줄 부분이 끊어지거나, 눌려서 붓거나 하는 병이지요. 여기 사진에서 보면 팔뼈의 위, 바깥 끝 쪽에 하얗게 진한 색으로 보이지요? 이렇게 보이는 것은 어깨뼈가 두꺼워져서 힘줄이 눌렸기 때문일 경우가 많아요. 그럼 잘 끊어지지요."

"힘줄이 끊어지면 팔이 아예 안 올라가지 않나요?"

"아주 넓은 힘줄이라서 가운데 구멍이 나도 팔이 들리기는 하지요. 거기가 닿을 때만 뜨끔뜨끔하고요. 그렇게 구멍이 난 것도 끊어졌다고 말해요."

"그럼 어떻게 치료하나요?"

"MRI 찍어서 확인하고, 수술해서 꿰매고 해야지요."

"MRI 비싸잖아요?"

"그렇지요."

"그거 안 찍고 치료할 방법은 없을까요? 요즘 워낙 어려워서."

"약도 먹고 주사도 맞고 해봤으니 딴 치료는 효과가 별로 없을 것 같네요. 그래도 해보자면 수면제 주사 맞고 팔을 꺾어서 굳은 것을 풀어주면 오십견은 낫겠지요. 하지만 힘줄이 끊어졌으면 여전히 많이 아플 거에요. 뭐 그래도 당장 아픈 건 반 이상 나을 겁니다."

"그럼 일단 그거로 치료해주세요. 그렇게 한 번만 하면 낫나요?"

"알겠습니다. 그것 하고 나서 며칠 물리치료는 하셔야 해요. 기계로 팔을 운동시키는 걸 안 하면 다시 굳거든요. 그런데 식사는 하셨나요?"

"그럼요, 아침 먹고 나왔지요."

"그럼 내일 와서 하세요, 금식하고 하시는 게 좋거든요."

다음 날 막상 병원으로 가려니 겁이 났다. 의사는 가볍게 이야기했지만 수면제라는 게 결국 마취 아닌가. 다음에 하겠다고 전화를 하고 는 전망대 의대 부속병원에 가보기로 했다. 지방 대학병원이라 그런지 전화하니 당일 진료도 할 수 있단다.

뜨끔거리는 걸 참아가며 30여 분 차를 몰아 도착한 뒤 접수니 대기 니 해서 두 시간이나 기다려서야 의과대학 교수라는 의사의 코빼기를 볼 수 있었다. 진료 시작도 하기 전에 맘이 상해버린 이 씨는 젊디젊 은 의사가 썩 믿음이 가지 않았다.

의사는 환자 말을 몇 마디 들어보지도 않고 MRI 찍고 오세요, 하더니 나가버린다. 멍하니 앉아 있는 이 씨를 인턴으로 보이는 친구가 채근해서 데리고 나가더니 어디 가서 무슨 검사 하고 어디 가서 MRI 찍으라고 하곤 역시 횡하니 가버렸다.

하는 태도들이 도무지 마음에 들지 않지만 다시 오기도 어렵겠다 싶어서 일단 하라는 대로 했다. 가라는 데로 가니 피를 뽑는다. 그런 데 MRI는 이틀 후에나 와서 찍으란다. 말문이 막혔다. 대충 들어서 알 고는 있었지만 이거야 원, 진짜 빽이라도 쓰든지 해야지, 도대체 매일 일을 해야 먹고살 수 있는 사람은 병원 치료도 못 받겠네.

이 씨는 종일 뭐했나 싶어 화가 치밀었지만 달리 어째볼 방법도 없 어 집으로 발길을 돌렸다.

이틀 후 MRI 찍고 다시 젊은 교수한테 진료를 받으러 갔다.

"여기가 찢어진 데고요, 수술해야 돼요. 내시경의 일종인 관절경(關節鏡)으로 합니다 수술 날짜 잡으세요." 그리고는 또 횡 가버린다. 이 런 우라질, 뭐 좀 물어볼 시간을 주지 않는다. 무슨 병인지 딴 데서 나 듣고도 여기까지 왔을 때는 뭔가 좀 다른 이야기를 듣고 싶어서가 아

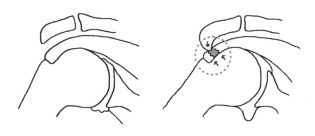

〈왼쪽 그림은 정상 어깨뼈. 점선 안의 화살표 하나짜리가
두꺼워진 어깨뼈, 즉 골극. 두 개짜리는 손상된 회전근 힘줄〉

닌가. 우라질.

인턴이 와서 수술 날짜를 잡자기에 안 해, 라고 소리를 냅다 지르고
는 나와버렸다.

병원이라고는 생각도 하기 싫어서 며칠 그냥 지냈더니 어깨가 자
꾸 쑤셔서 일이 손에 잡히지 않는다. 결국 읍내 병원으로 다시 갔다.

"원장님, 나 수술해주서. 대학병원 가서 MRI 찍으니 수술하랍디다."

원장이 뜨악한 눈으로 쳐다보더니 좀 있다가 대답한다.

"날짜 잡읍시다, MRI는 가져왔지요?"

이 씨는 순간 머리가 멍했다. 아차, 화가 나서 그것도 안 챙겨 왔네.

"그것 여기서 못 받아보나요?"

"허허, 본인이 가야 줍니다. 수술은 다음 주로 잡아놓을 테니 그 사
이에 가서 가져오세요, 수술하려면 MRI 영상이 있어야 돼요."

"수술은 어떻게 하는 거지요? 전망대병원에서는 내시경으로 한다
던데요."

"맞습니다. 우선 어깨 앞뒤로 작은 구멍을 뚫고 관절경이라는 내시

경을 넣어서 어깨뼈에 자라난 뼈 혹을 갈아내고, 힘줄은 내시경으로 꿰맬 수 있으면 꿰매고 안 되면 조금 절개해서 꿰매지요."

"수술하고 며칠이나 있어야 일할 수 있나요?"

"힘줄이 많이 끊어졌으면 6주 지나야 하고, 조금만 상했으면 2주면 됩니다."

6주? 굶어죽게 생겼구먼. 이 씨는 일 걱정으로 머리가 뜨거운 느낌이었다.

결국 이 씨는 다음 날 전망대학병원에 예약을 다시 하고 가서 MRI를 복사한 CD를 들고 왔다. 내 걸 내가 달라는데 왜 이리 번잡스럽게 구는지.

며칠 뒤 이 씨는 입원 수속이니 피검사니 하는 몇 가지 번잡스러운 과정을 거친 후 입원했다. 입원하고 서너 시간 지나자 간호사들이 이 씨가 누운 침대를 끌고 수술실로 갔다.

마취과 의사로 보이는 사람이 몇 마디 하더니 그 후로 기억이 없다. 다시 눈을 떴을 때는 오른쪽 어깨가 말도 못하게 아팠다. 목도 따갑고, 머리도 멍하고 무거운 게 영 기분이 언짢았다. 저녁이 되자 원장이 와서는 힘줄이 꽤 많이 끊어져 있어서 5cm쯤 절개하고 꿰맸다는 이야기를 해주었다. 이제 시간이 지나면 아프지 않고 일할 수 있으리라고 했다. 그나마 좀 안심이 되기는 했으나, 한 달 반은 일을 못하게 생겼으니 걱정이었다.

무통주사라는 걸 맞는데도 왜 이리 아픈지 모르겠다. 속이 울렁거려서 간호사에게 이야기하니 무통주사 때문이라며 좀 참아보고 심하면 무통주사를 잠그잔다. 그러면 또 아플 텐데…. 원하는 대로 되는 게 하나도 없네.

다음 날 자고 나니 통증은 훨씬 나아졌다. 속이 계속 울렁거려서 무통주사는 필요할 때만 맞기로 했다. 하루하루 지나면서 목 상태도 좋아지고 통증도 줄었다.

원장은 물리치료를 해야 어깨가 굳지 않는다고 하는데, 이것도 꽤 고역이다. 어깨를 올릴 때 이만저만 아픈 게 아니다. 결국 일주일 병원 신세를 지고 나서야 집으로 돌아왔다. 아내는 몸보신을 해야 한다고 법석이었지만, 어깨 수술 갖고 환자 행세하는 것도 그다지 떳떳한 기분은 아니었다.

일주일이 더 지나고서야 병원에 들러 실밥을 뺐다. 운동을 너무 자주 하면 힘줄 연결 부분에 오히려 해로우니 일주일에 한 번만 하라는 말이 반가웠다.

"어떻게든 일을 할 수 없을까요?"

"안 하는 게 좋기야 하지만 어쩔 수 없으면 하시되, 팔을 높이 들지 말고 가슴보다 아래쪽에서만 쓰세요. 어깨를 움직이는 건 나쁘지만 팔꿈치를 구부렸다 폈다는 해도 됩니다."

"고맙습니다."

이 씨는 어떻게든 일을 할 방법을 알려주는 원장이 고마웠다. 작년에 서울서 수술한 회사 동료는 의사가 무조건 일을 하지 말란다고 꼬박 두 달을 쉬었다. 병치레도 팔자대로 하는 거지.

그럭저럭 6주가 지나고 원장과 마주 앉았다.

"아픈 건 어떠세요?"

"전처럼 많이 아프진 않지만 조금씩은 쑤셔요."

"팔을 올려보세요."

이 씨는 만세를 불렀다

"비교적 잘 나은 것 같네요. 이제 마음대로 쓰셔도 되겠어요. 너무 안 쓰면 오히려 굳어서 아프니까 일도 하고, 한 달 후부터는 가끔 철봉 운동을 해주세요."

"그런데 이런 병에는 왜 걸리는 건가요?"

"기본적으로는 어깨를 많이 써서 발생하는 거지요. 나이 들면 무릎에 관절염이 생기는 것과 비슷해요. 어깨 힘줄을 많이 쓰면 닳아서 얇아지고, 결국은 끊어지는 겁니다."

"다쳐서 생기는 게 아니고요?"

"그런 경우도 있지만 보통은 점차 생겨요. 특히, 힘줄이 지나는 길이 원래 좁거나 어깨뼈 조직이 혹처럼 자라는 바람에 좁아지거나 하면 어깨를 쓸 때마다 힘줄이 걸리는데, 그러면서 얇아진 상태에서 충격을 받아 끊어지는 거지요."

"그럼 왼쪽도 생기겠네요?"

"그럼요. 많이 쓴 쪽이 먼저 생기지만 반대쪽도 같이 잘 생깁니다. 팔을 휘두르는 동작을 많이 하면 더 잘 생기고요. 사람마다 어깨 모양이 달라서 그 병이 안 오는 사람도 있기는 하지만, 대개는 사용한 양에 비례해서 생겨요."

"안 생기려면 어떻게 해야 하나요?"

"되도록 던지는 동작을 줄이세요. 아플 때마다 힘줄에 상처가 생기는 거니까요. 오늘은 아픈가 안 아픈가 하고 움직여보는 것도 나빠요. 아픈 자세를 아예 하지 말아야지요."

"알겠습니다. 이제 병원에 안 와도 되나요?"

"별일 안 생기면 안 오셔도 됩니다."

일을 하다 보면 어깨에 안 좋은 동작을 해야 할 경우도 적잖은데, 그렇다고 일을 안 할 수도 없지 않은가. 이 씨는 풀기 어려운 고민을 안고 병원을 나섰다.

회전근 파열

증상
팔을 들어 올리다 보면 90도 근처에서 통증이 생긴다. 반대로 들어 올렸다가 내리다 보면 90도 근처에서 따끔한 느낌 때문에 힘 없이 뚝 떨어지기도 한다. 그리고 팔을 안팎으로 돌리다 보면 심한 통증이 오는 위치가 있다.

원인
어깨뼈와 팔뼈 사이의 공간에 위치한 회전근이라는 근육의 힘줄 부분이 반복적 자극 때문에 약해져 있는 상태에서 외상(外傷)을 입거나 무거운 물건을 들어 올리는 등 힘이 많이 가해졌을 때 발생할 수 있다.

진단
증세만으로도 의심할 수 있지만, 확진하려면 초음파나 MRI 검사가 필요하다. 초음파는 영상의 선명도가 아무래도 떨어지기 때문에 MRI가 필수적인 검사라고 할 수 있다.

치료
교과서적으로는 4~6주의 안정과 물리치료를 통해 부분 파열된 힘줄이 회복될 수 있다고 한다. 회복이 되지 않으면 수술이 필요하다.

화타의 충고
무릎의 연골판이 뼈 사이의 쿠션 역할을 하는 것처럼 어깨에서는 회전근 힘줄이 뼈 사이의 쿠션 역할을 하고 있다. 한 번의 외상으로 갑자기 파열이 되었다면 회복을 기대할 수 있지만, 장기간의 통증 경력이 있는 경우는 바로 수술해야 한다. 어깨뼈와 팔뼈 사이의 공간이 좁아져서 힘줄이 일상생활에서도 지속적으로 손상을 받고 있기 때문에 단순한 휴식이나 관리로는 문제가 해결되지 않는다.

13. 어깨 탈구

정형외과 의사인 읍내 종합병원 정 원장은 오늘 예약됐던 마지막 환자의 MRI 설명을 끝냈다. 가운을 벗어놓고 나서는데, 김 과장이 숨을 몰아쉬며 들어왔다. 얼굴이며 팔이며 땀에 젖어 있었다.

"원장님 응급실 환자 좀 봐주세요. 어깨 탈구인데 도통 맞춰지지가 않네요."

김 과장이 원장의 눈길을 피하며 말했다. 정 원장은 김 과장의 심정을 십분 이해하기에 군소리 없이 따라나섰다. 김 과장도 정형외과 의사다. 게다가 잘난 척은 누구에게도 빠지지 않는 성품이다. 그런 사람이 문제를 해결 못해 원장에게 도움을 청하려니 얼마나 자존심이 상했을까.

정 원장도 가면서 은근히 걱정이 되었다. 도대체 어떻게 빠졌기에 맞추어지지 않을까. 고관절도 아니고 어깨 탈구는 보통 큰 힘 들이지 않고 맞춰지는데, 되지 않은 걸 보면 다른 이유가 있지 않을까 싶었다.

응급실에 도착해서 사진을 확인했다. 전하방 탈구, 가장 흔한 유형이다. 맞춰지지 않을 이유가 없다. 환자를 보니 바로 이해가 되었다.

체중이 150kg은 족히 될 것 같다. 정복(整復, 탈구된 관절 또는 골절로 어긋난 뼈를 제자리에 끼워 넣는 것)을 몇 차례 시도해서 안 되자 수면하 정복(수면제나 마취제를 주사하여 환자를 재운 뒤 정복하는 것)을 시도했던 모양으로, 환자는 잠이 들어 있었다. 아무리 잠들었다지만 저 힘을 이겨낼 장사는 없으리라.

원장은 히포크라테스법은 이미 몇 번 시도했으려니 하고 아예 해보지도 않았다. 히포크라테스법이란 의사가 발을 환자의 겨드랑이에 밀어 넣고 환자의 팔을 잡아당기면서 정복하는 방법이다. 대부분의 어깨 탈구는 이 방법으로 바로잡힌다.

"이 간호사, 탄력붕대 6인치 가져오게." 원장이 옆에 있던 응급실 담당 남자 간호사에게 지시했다. 탄력붕대를 가져오자 다 풀어서 네 겹으로 접은 뒤 빠진 팔의 상박에 둘렀다.

"김 과장은 환자가 딸려오지 않게 반대쪽에서 잡고 있고, 이 간호사는 내가 팔을 당기고 있으면 탄력붕대를 잡고 바깥쪽으로 당기는 거다, 알았지?"

원장은 이렇게 지시하고는 환자의 팔꿈치를 구부린 후 자신의 팔을 구부려 환자의 손을 자신의 얼굴과 어깨 사이에 끼고 잡아당겼다.

"자, 지금이야. 당겨!"

지시와 동시에 이 간호사가 탄력붕대를 당겼다. 몇 번 해본 듯이 이것저것 묻지도 않고 자연스럽게 당겼다. 당기자마자 어깨에서 툭하고 소리가 나더니 팔이 위로 올라가는 것이 보였다.

"가, 됐다. 수고했네. 사진 찍어서 나중에 확인해봅시다. 혹시 골절된 데는 없는지. 김 과장, 점심 먹으러 가지?"

원장이 김 과장 어깨를 툭툭 치며 말했다. 둘은 같이 구내식당으로

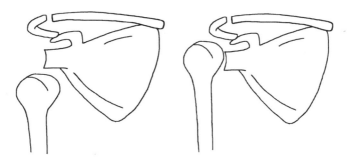

〈어깨 탈구. 팔뼈가 어깨 관절의 원래 있어야 할 자리에서 밑으로 빠져 있다.
오른쪽은 정복된 상태. 팔뼈가 정상 위치에 있다.〉

향했다.

김 과장은 한동안 말이 없다가 밥을 반쯤이나 비운 후에야 입을 열었다.

"원장님, 아까 원장님이 쓰신 방법은 책에도 없고 배운 적도 없는 것 같아요. 그런데 책에 나와 있는 방법보다 더 효과적이라는 게 믿어지지가 않네요."

"글쎄, 내가 쓴 방법이 더 효과적인지는 모르겠어. 다만 나는 해부학적으로 이러저러하니까 이렇게 하면 되지 않겠나 생각해본 건데 잘 되더란 말이야. 그뿐이지."

"놀랍습니다. 원장님이 개발하신 거라는 얘기잖아요, 그럼 학회에 발표하시지요."

김 과장은 갑자기 원장이 존경스러웠다. 원장이 공부를 별로 하지 않는다고 평소에 생각했는데, 그게 아닌가 싶기도 하고.

"하하하, 젊었을 때는 학회에 발표도 하고 싶고, 대학병원 의사들을 보면서 내가 비록 지방의 작은 병원에서 일하지만 너희보다 낫다 하며 깔아뭉개고 싶기도 했었지. 그렇지만 내 나이가 되고 보면 귀찮다는 생각이 더 많아져. 우선 나 말고도 누군가 이런 방법을 쓰고 있을지도 모르잖아. 내가 워낙 학회 참석을 안 하니 알 수 없지. 그렇다고 그걸 알아보러 이것저것 자료를 뒤질 정도로 에너지가 넘치지도 않고 말이야. 학회에 발표한다는 건 내 자랑도 있겠지만 무엇보다 다른 의사들에게 이런 것도 있다고 알려주자는 건데, 난 당장 수술하고 진료하고 우리 애들 건사하기도 바빠서 그럴 시간이 없네. 술도 안 마시는데 왜 이렇게 시간이 없는지 모르겠어."

김 과장은 고개를 끄덕이며 입맛을 다셨다. 원장이 몇 년 선배이긴 하지만 그 정도로 늙지는 않았다고 생각했는데….

"그건 그렇고, 원장님이 생각하시는 그 원리라는 것 좀 설명해주세요."

"그럴까? 김 과장, 자네는 히포크라테스법에서 정복시키는 힘이 당기는 힘이라고 생각하나, 아니면 다른 힘이라고 생각하나?"

김 과장은 잠시 뜸을 들였다. 생각해본 적이 없었기 때문이다. 배운대로 할 뿐이지 어떤 힘이 정복시키는 힘인지 물리학적으로 생각해본적은 없었다.

"음, 당기는 힘이 아닐까요?"

"아닐세. 당기는 힘은 정복시킬 때 관절와(關節窩, 관절을 형성하는 두 개의 뼈 중 오목한 쪽. 볼록한 쪽은 관절두(關節頭)라 한다. 이 경우에 관절와는 어깨뼈의 관절 부분이다)에 걸리지 말라고 당기는 것뿐이고 사실은 발을 겨드랑이로 밀어 넣을 때 발의 넓이만큼 상완골두(팔뼈 제일 위쪽의 동그란 부분)가 바깥쪽으로 밀려나는 힘이 정복하는 힘이지."

"그렇겠네요." 김 과장이 연신 고개를 끄덕였다. 김 과장은 고등학교 다닐 때도 물리학은 별로 좋아하지 않았다.

"그렇다면 아까 그 환자처럼 힘이 좋은 사람은 바깥쪽으로 당기는 힘이 더 커야 정복이 되지 않겠나? 그래서 어떻게 하면 그리 될까, 하고 생각해본 거지."

"아, 그렇지요." 김 과장은 일리가 있는 이론이라고 생각했다. "그런데 아까 보니까 환자의 팔꿈치를 구부리고 하시던데, 그것도 이유가 있나요?"

"그건 그냥 내 짐작인데, 구부리면 이두박근이 느슨해져서 정복하는 게 더 쉬워지지 않을까?"

"그것도 그렇겠네요. 정말 천재적이십니다." 김 과장은 진심이었다.

"하하하, 비행기 그만 태우게. 난 자네가 그 환자를 대학병원으로 훌쩍 보내버리지 않고 나한테 도움을 청해줘서 고맙네. 대학병원으로 보내버렸으면 대학병원에서는 이런 환자를 다 보낸다고 욕했을 테고, 환자 역시 이런 것도 못한다고 우리 병원 욕을 했겠지. 그리고 무엇보다 자존심을 접고 동료 의사에게 도움을 청하는 게 쉽지 않은 일인데, 정말 고맙네." 원장의 말에도 진심이 담겨 있었다.

어깨 탈구

증상
어깨가 말로 표현할 수 없게 아프다. 움직일 수가 없다.

원인
허용된 범위 이상으로 팔이 꺾여서 생긴다.

진단
엑스레이에 보인다.

치료
99%는 도수(徒手) 정복이 된다. 과도한 힘을 쓰면 정복하면서 골절이 발생할 수가 있어서 마취 등 적절한 근육 이완을 시킨 후에 정복하는 것이 안전하다.

화타의 충고
급성 탈구 때 정복하는 기술이 화타의 특기랄까. 습관성 탈구는 근본적으로 치료하기가 어려운데 거기엔 화타도 뾰족한 답이 없다. 탈구 후 회전근의 파열이 동반되어 있다면 봉합 수술을 해야 재발 방지에 도움이 된다.

14. 테니스 엘보

최 여사는 밥을 푸다가 왼쪽 팔꿈치가 뜨끔했다. 하마터면 밥그릇을 내동댕이칠 뻔했다. 학교 급식실에서 일한 지 석 달이 되었다. 지난달부터 팔꿈치가 조금씩 아프더니 이제는 밥그릇도 못 들 정도로 아팠다. 무슨 이상이 생겼나 싶어 걱정이 됐지만, 새로 구한 직장에서 쫓겨날까 봐 말도 못했다. 이를 악물고 일을 마치고는 오후 7시까지 진료하는 동네 정형외과에 갔다.

자초지종을 들은 의사는 테니스 엘보(tennis elbow)라고 했다.

"테니스장 근처에도 가본 적이 없는데 무슨 소리예요?"

"그냥 이름이 그런 거지요. 팔꿈치 인대에 염증이 있다는 뜻이에요. 물리치료 해보세요."

무슨 소린지 알 듯 모를 듯했지만 큰 병은 아니라기에 찜질하고 진통제 주사 맞고 약을 받아왔다. 저녁에 자려고 누웠는데, 낫는 게 아니라 더 아팠다. 아니 이런—.

다음 날 점심 급식을 마치고 최 여사는 밥도 안 먹고 의원으로 갔다.

"선생님, 더 아파요. 어떻게 된 거예요?"

"하루 만에 낫나요, 한 일주일 더 해보고 안 되면 다른 치료를 해보십시다."

그렇긴 하다, 하루아침에 낫지는 않겠지. 최 여사는 일주일간 치료를 받았다. 찜질, 주사, 약, 찜질, 주사, 약….

하지만 전혀 차도가 없었다.

"선생님, 일주일 됐는데 똑같아요."

"그럼 오늘은 팔꿈치에 주사 놔드릴게요."

의사는 최 여사의 팔꿈치 바깥쪽에 허연 액체를 주사했다. 어찌나 아픈지 자신도 모르게 눈물이 찔끔 나왔다.

"이거 혹시 뼈주사 아니에요?" 어디서 들은 적이 있었다.

"맞아요."

"해롭다던데?"

"어쩌다 맞는 건 괜찮아요, 걱정 마세요. 이제는 안 아플 테니 약만 받아 가시고 또 아프면 오세요."

또 오라는 말에 최 여사는 멈칫했다.

"고쳐지는 것 아니에요? 언제까지 다녀야 해요?"

"오래가는 병이에요. 꾸준히 치료하셔야 합니다."

긴가민가하면서 의원을 나왔는데, 정말 감쪽같이 안 아팠다.

다음 날 일어나면서 혹시나 싶어 팔꿈치를 만져보았지만 그다지 아프지 않았다. 이래서 해롭다는데도 사람들이 뼈주사를 맞는구나 싶었다. 한 번 맞아서 나을 것 같으면 어지간히 해로워도 맞는 게 낫겠다 싶었다.

새 학기라 바쁘기도 해서 한 보름간은 팔꿈치를 잊고 일했다.

보름쯤 뒤에 다시 아파진다 싶더니 다음 날은 통증이 너무 심해서 일을 제대로 할 자신이 없었다. 치료하기 전보다 더 아픈 듯도 했다. 병가라도 내야겠다고 생각하며 출근했다. 같이 일하는 사람들에게 이야기하니 자기도 팔꿈치 아프다는 사람이 여럿이었다. 그다지 심하지는 않아서 그냥 일한다는 사람, 병원 다녀봐야 소용없더라는 사람 등 다양했다. 그중 하나가 옆 동네 병원에서 고쳤다고 해서 다들 어디냐고 물어댔다. 최 여사도 거기 한번 가보기로 했다.

다음 날 그 병원에 들렀다. 점심시간이라 그런지 사람이 많지 않아서 금방 진료를 받을 수 있었다. 나이가 꽤 들어 보이는, 머리가 벗어진 의사였다. 몇 마디 묻지도 않고는 초음파를 찍어보자고 했다. 점심시간에 잠깐 빠져나온 터라 마음이 급했지만, 병원 간다고 이야기하고 나왔으니 좀 늦어도 되겠지 싶어서 초음파 검사를 받았다. 초음파 의사는 한마디 말도 없이 젤리를 묻혀가며 아픈 곳과 그 주변을 문질러대더니 결과는 외래로 가서 들으라고 했다.

외래로 돌아오니 대머리 의사는 인대가 늘어났다며 인대 강화 주사를 맞으라는 것이었다.

"뼈주사요? 그거 맞아도 또 아파지던데?"

"아니에요. 인대 강화 주사라는데 뼈주사는 무슨."

"그게 뭔데요?"

"팔꿈치 인대가 힘이 없어서 아픈 거니까 그걸 힘세게 만들어주는 주사예요."

"한 번만 맞으면 돼요?"

"다섯 번 맞아야 해요. 일주일마다. 그 사이사이에 물리치료 하고."

뭐야? 그럼 한 달이 넘게 치료해야 된다고? 실망이 밀려왔다.

"낫기는 분명히 낫지요?"
"아니 속고만 살았어요? 나으니까 맞으라지."

낫는다니까 맞아보지 뭐, 근데 한 달이 넘게 다녀야 한다니….
주사는 무척 아팠다. 한 번도 아니고 예닐곱 번씩 찔러대는데, 혈
자리가 있는 것도 아니고 마구잡이로 찌르는 것 같았다. 다 됐다고 해
서 일어나는데 어지럽기까지 했다.
"한동안은 더 아플 테니 엉덩이 주사 맞으시고 약 받아 가세요."
뭐라고? 주사를 또 맞아? 거기다가, 나으려고 왔는데 더 아플 거라
고? 이런 걸 다섯 번이나? 내일모레면 낫는대도 이건 못하겠다 싶었
다. 급식실로 돌아올 때까지도 주사 맞은 자리가 쑤셨다.
가까운 데서 물리치료 하고 사오 일이 지나자 주사 맞아서 아픈 건
사라지고 원래대로 쑤셨다. 그래도 아픈 데 익숙해진 건지 뭔지 참고
일할 만은 했다. 일주일이 지나 주사를 또 맞으러 갈 때가 되자 최 여
사는 대머리 의사 말대로 다섯 번을 다 맞아야 하나 하는 의구심이 일
었다. 다섯 번이라는 게 무슨 의학적 근거가 있는 횟수인지, 아니면
대충 여러 번 놓자는 건지…. 그러다 마음을 정했다, 일단 또 맞아보
자, 점심시간에 다녀오면 되지 뭐. 최 여사는 워낙 귀가 얇아서 누가
뭘 강하게 말하면 결국은 따르게 된다. 알면서도 못 고치는 성격이다.
다음 주도 그 다음 주도 매번 망설이곤 하면서 결국은 다섯 번을 채
웠다. 다섯 번째에는 그동안 맞은 것과 달리 하얀 약물도 섞는 것 같
았다. 그렇게 맞고 나자 과연 좀 차도가 있었다. 진짜 다 나은 건가?
그래, 그냥 다 나았다고 믿고 살기로 했다.

그럭저럭 또 보름이 흘렀다. 그런데 어찌된 일인지 전과 똑같은 일이 반복되었다. 차츰 아파오더니만 사흘이 지나자 처음과 똑같은 통증이 찾아왔고, 만졌을 때 아픈 건 그전보다 더했다. 속았다는 생각이 들었으나 의사를 찾아가면 들을 이야기가 뻔했다. 병의 경과나 약의 효과가 사람에 따라 다르지 똑같을 수 있나요? 대머리 의사가 용하다고 권한 동료에게 화풀이만 했다. 뭐야, 그런 돌팔이를 소개하다니. 고치지도 못하면서 큰소리만 치고.

며칠 뒤, 최 씨가 멈칫거리며 일하는 것을 보고 조장이 자기랑 병원에 같이 가자고 했다. 다른 건 몰라도 거짓말은 절대 하지 않는 의사를 자기가 안다며. 읍내 종합병원의 원장이라고 했다.

다음 날 점심시간에 조장과 같이 읍내 종합병원에 갔다. 잠시 기다린 후 이름이 불렸다. 조장도 따라 들어갔다. 그간의 고생을 늘어놓다 보니 얘기가 길어졌다. 듣다 못한 조장이 옆에서 끊었다.

"팔꿈치가 많이 아픈가 봐요, 원장님이 어떻게 해주세요."

"들어보니 테니스 엘보라는 병이네요, 알고 계시지요?"

"네. 그러더라고요."

"병이라고 하기도 그렇고, 그냥 많이 써서 아픈 건데 참고 사세요. 산에 갔다 와서 다리 아프다고 병원 가지는 않잖아요. 그렇게 생각하면 돼요."

"아픈데 어떻게 참아요?"

"아프면 진통제 먹고 물리치료를 가끔 하세요. 참, 물리치료는 뜨거운 것보다 차가운 게 좋습니다."

"네? 그동안 뜨거운 것만 했는데…. 어쩐지 물리치료를 하면 더 아

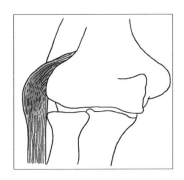

〈테니스 엘보. 외측 힘줄 부착부의 붉은색 부분이 통증 유발 부위〉

프더라, 인대 강화 주사라는 건 어때요?"

"그건 따로 공부를 안 해서 모르겠지만, 저도 믿음이 안 가요. 인대 강화 주사라는 게 허리 아플 때 하는 프롤로테라피라는 것과 같은 거예요. 그거 해서 인대가 강화된다는 건 그 사람들 주장이지요. 대부분의 의사들은 동의하지 않아요. 병원 다니지 마세요. 의사가 빨리 고쳐주려고 욕심내서 주사 놓고 찜질하고 하면 증상이 더 오래갈 수도 있거든요."

"그럼 평생 아파요? 일을 안 하면 빨리 나을까요?"

"일을 하건 안 하건 나을 때 되면 나아요. 보통 6개월에서 1년이면 통증이 없어지지요. 참고 일하세요, 일하지 않으면 아프지 않겠지만 평생 일 안 할 건 아니잖아요."

"알겠습니다. 이제 알겠네요. 고맙습니다. 안녕히 계세요."

최 씨는 진심으로 고마워서 인사가 절로 나왔다. 이렇게 속 시원하게 얘길 해줘야지. 자꾸 병원에 오리고만 했던 의사들이 원망스러웠다. 이제 아파도 맘고생은 안 하겠다는 생각이 들었다.

테니스 엘보(외상과염)

테니스 등 라켓 스포츠를 즐기는 사람들이 잘 걸리기 때문에 붙은 이름이다. 우리말 명칭은 상완골 외상과염(上腕骨 外上顆炎), 혹은 간단히 외상과염이다. 상과(上顆)란 팔꿈치의 안쪽과 바깥쪽에 튀어나온 뼈를 말한다.

증상
팔 바깥쪽이 아프다. 눌러도 아프다. 손가락이나 손목에 힘을 주어 일하거나 운동할 때 특히 그렇다. 심하면 통증 때문에 물건을 떨어뜨리기도 한다.

원인
본인의 팔 근육이 견딜 수 있는 것보다 과한 일이나 운동량이 문제다.

진단
엑스레이에는 보이지 않는다. 초음파로 인대가 부은 것을 확인하면 진단에 도움이 되지만 꼭 필요하지는 않다. 손목을 손등 쪽으로 들어 올릴 때 통증이 유발되는지를 확인하는 것으로 진단은 충분하다.

치료
손목과 손의 사용을 줄이기, 부목으로 고정하기, 국소 스테로이드 주사요법이 있다. 1년 이상 지속될 경우엔 수술할 수도 있다고 한다. 요즘은 초음파를 이용한 체외 충격파 치료라는 것도 있다.

화타의 충고
치료 방법이 없다. 국소 스테로이드 주시 한 번쯤은 해볼 만하다.

운이 좋으면 한 번 맞고 낫는 수도 있다. 의외로 단기간에 치료가 되는 것은 특수한 경우이고, 대부분은 6개월 이상 통증으로 고생한다. 그냥 아프고 말자. 병원 가서 이것저것 치료를 받으면 고생만 하고 더 오래갈 수도 있다. 정 아프면 얼음찜질하고 진통제 먹고 놔두자. 어차피 길어야 1년이면 낫는다. 할 일을 해도 나으니 아프다고 일 안 할 필요도 없다. 이왕 아플 거 일 하면서 아프자.

내(內)상과염이라고 해서 외상과염과 증상, 원인, 치료가 똑같은 병이 있다. 팔꿈치의 안쪽이 아프다는 것만 다르다. '골프 엘보'라고도 하는데 역시 골프와는 상관없이 생기는 경우가 대부분이다.

15. 주두 점액낭염

책상에 앉아 시험공부에 열중하던 민례는 왼쪽 팔꿈치 뒤가 시큰해서 소스라치게 놀랐다. 오른손으로 만져보니 팔꿈치 뒤에 탁구공만 한 혹이 있었다. 눌러도 크게 아프지는 않아 시험 후에 생각하기로 했다. 그러나 막상 시험이 끝나니 책상에 앉을 일도 별로 없고 해서 혹이 있다는 사실조차 까맣게 잊어버렸다. 일주일이나 지났을까, 쟁반을 받쳐 들고 팔꿈치로 문을 열다가 다시 시큰해서 쟁반을 떨어뜨릴 뻔했다. 그제야 아 참, 혹이 있었지 했다.

다음 날 가까운 정형외과에 갔다. 혹을 만져본 의사는 책상에 늘 팔꿈치를 대고 있어서 물이 찼다고 했다. 의사가 주사기로 찌르자 물이 5cc 정도 나왔다. 맑은 색의 노란 액체였다. 그러고는 바로 하얀색 액체를 주사했다.

"선생님, 그거 무슨 주사예요?"

의사는 환자가 캐묻는 게 마음에 안 든다.

"아 이거? 염증 가라앉히는 주사예요."

"이제 괜찮을까요?"

"또 생길 수도 있어요."

환자는 의사의 대답이 마음에 안 든다.

"약 드시고 모레 나와 보세요."

"무슨 약이지요?"

자꾸 묻기는, 하고 의사는 생각했다.

"소염제예요."

그리고 나왔다. 약 처방전은 받아서 버렸다. 또 생기려나? 이틀 후에 병원은 당연히 안 갔다. 사흘이 지나자 다시 혹이 생겼다. 민례는 병원 갔을 때 물만 나오는 걸 보니 별일 아니지 싶어서 그냥 두기로 했다.

날씨가 차츰 더워졌다. 민례도 이제 반팔 셔츠를 입었다. 거울을 볼 때면 왼쪽 팔꿈치가 신경이 쓰였다. 불룩한 게 아무래도 보기 싫었다. 남들은 모르려나. 하루는 남자 친구가 예술의 전당 음악회에 가자고 했다. 음악을 잘 모르지만 그런 데 간다는 것 자체가 기분이 좋아서 그러자고 했다. 음악회는 들을 만했다. 졸릴까 봐 걱정했더니 그다지 졸리지도 않았다. 귀에 익은 멜로디가 나올 때는 자신감까지 생겨서 음악회라고 전부 대단한 건 아니구나 생각했다. 3악장 시작 무렵에는 나름대로 깊이 감상하려고 눈을 감고 턱을 고였다.

팔꿈치가 팔걸이에 닿자마자 신세계는 사라졌다. 자기도 모르게 악 하는 비명이 새나왔다. 주위 사람 몇이 인상을 찌푸렸다. 다행히 크게 연주하는 부분이라서 비명 소리가 멀리 퍼지지는 않았다. 이때부터는 자꾸 팔꿈치로 손이 가고 주위가 신경 쓰여서 음악도 머리에 들어오지 않았다. 남자 친구는 잠이 들었었는지 아무것도 모르는 눈치였다. 민례는 병원에 가기로 마음을 바꾸었다.

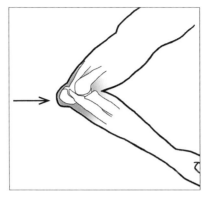
〈팔꿈치 뒤쪽에 생긴 물혹〉

　학교에서 버스를 타고 시내로 나오면 정류장 바로 앞에 종합병원
이 하나 있다. 달리 아는 의사가 있는 것도 아니고, 처음 갔던 병원은
가기 싫고 해서 지나다니며 자주 보던 그 병원으로 들어갔다.
　"어디 불편하신가요?"
　"여기 혹이 나서요. 지난번에 동네 외과에서 물 빼고 주사 맞았는
데 재발했어요."
　"음, 어디 볼까요?" 의사가 혹을 조심스레 눌러보았다. 아직 물이
많이 차지 않아서인지 물 빼기 전보다는 말랑말랑했다. 의사가 한 곳
을 약간 세게 누르며 물었다.
　"이거 아프세요?"
　"아, 네, 아, 아파요." 그동안엔 어쩌다 시큰하고 아파도 정확히 어
느 부분이 그런지를 잘 몰랐는데, 의사가 한 곳을 누르자 바로 그 자
리라는 느낌이 들었다.
　"언제 여기를 다친 적 있으세요?"

"아니요, 없어요."

"잘 생각해보세요, 세게 부딪혀서 하루 이틀 많이 아팠던 적이 없었는지."

"없어요."

"음, 할 수 없지, 기억 못하는 분들도 많으니까. 어쨌든 여기 눌러서 아픈 자리에 인대(靭帶)가 끊어진 거예요. 인대라고 할 수도 있고 골막(骨膜)이라 할 수도 있어요. 사람 몸에 있는 뼈는 뼈를 싸고 있는 주머니 같은 연부(軟部) 조직이 있는데, 그 주머니가 찢어져서 뼈가 피부바로 밑에 있게 되면 딱딱한 물건에 닿을 때 아픈 거예요. 자, 만져보세요, 여기가 쏙 들어가 있지요?"

의사가 짚어주는 자리를 만져보니 정말로 폭 파여 있었다.

"정말 그러네요. 어떻게 하지요?"

"그냥 살아도 가끔 아픈 거 말고는 별 문제가 없는데, 그게 싫으면 꿰매주면 돼요."

"수술해야 한다는 건가요?"

"뭐 수술이라고 하면 수술이고, 아니면 칼에 베여서 꿰매는 것 정도로 생각해도 돼요. 부분 마취만 하고, 입원은 할 필요 없는 수술이니까."

"네. 근데 저쪽 병원에서 주사를 놔주던데 그건 무슨 주사일까요?"

민례는 수술해야 한다는 말에 혹시 주사로 고칠 수는 없는지 궁금해졌다.

"색깔이 어떻던가요?"

"우유색이던데요."

"그럼 흔히 뼈주사라고 하는 스테로이드겠지요."

"그거 해롭다는 것 아닌가요?"

"한 번 맞는다고 해롭지는 않아요. 한 번 맞아서 혹이 없어지는 수도 있으니까 한 번은 맞아볼 만하지요. 두 번, 세 번 맞지는 말고요. 자 이제 알았으면 집에 가서 생각해보고 수술하고 싶으면 오세요."

"빨리 해야 하나요?"

"아니요. 지금 하나 10년 있다 하나 똑같은 수술을 하면 되니까 급할 것 없어요."

"네, 감사합니다. 안녕히 계세요."

민례는 수술할지 말지를 고민했다. 아픈 거야 그런 줄 알고 겪으니 별것 아닌데, 신경이 쓰이고 보기도 싫었다. 특히 반팔을 입으면 많이 그랬다. 하지만 수술하면 또 상처가 보기 흉할 수도 있잖은가.

수술은 나중에 해도 괜찮다 했으니 천천히 생각해보기로 했다.

주두 점액낭염

증상
팔꿈치 뒤쪽에 물혹이 생긴다. 간혹 부딪히면 아프다. 참고로, 주두(肘頭)란 팔의 아랫마디 안쪽에 있는 척골(尺骨, 자뼈) 상단의 돌기를 말하며, 팔꿈치에 있다. 점액낭(粘液囊)이란 점액이 들어 있는 주머니 모양의 조직으로, 뼈와 접촉하는 관절 따위의 마찰을 적게 하는 구실을 해서 '윤활 주머니'라고도 한다.

원인
턱을 괼 때처럼 팔꿈치에 자극을 줄 때가 많으면 생긴다고 한다.

진단

보면 안다. 감염성이거나 통풍성(痛風性) 결절인 경우가 있다. 감염성일 때는 별도로 항생제 치료가 필요하고 통풍성 결절은 통풍의 치료가 필요하다. 통풍에 대해서는 뒤쪽 '통풍' 장에서 별도로 취급한다. 따라서 빨갛게 발적(發赤, 부어오름)이 되고 열이 있거나, 가만 있어도 통증이 있는 경우엔 물을 빼서 검사를 하거나 엑스레이를 찍어볼 필요가 있다.

치료

자극을 피한다. 스테로이드 국소 주사가 도움이 되는 경우도 있다. 재발성일 때는 절제 수술도 한다.

화타의 충고

팔꿈치 골막이나 근막이 외상에 의해 파열되는 것이 원인으로 보인다. 한 번 정도는 스테로이드 주사를 맞아볼 수 있다. 근본적으로는 파열된 연부 조직을 봉합해야 해결이 된다.

16. 요골 골두 아탈구 (유아기 팔꿈치 탈구)

따라라—라 딴따라라라라. 자정이 다 되어가는데 전화가 울린다. 정 원장은 받을까 말까 주저하다가 도대체 누군지나 보려고 휴대폰을 들었다. 오랜 친구 표 사장이다. 안 받을 수 없다.

"여보세요. 어, 표 사장, 웬일인가 밤늦게."

"정 원장 큰일 났어. 우리 손자가 팔이 빠졌나 봐. 안 움직여."

"어느 쪽이?"

"어디 보자, 오른쪽."

"왜? 넘어졌어?"

"아니, 집사람이 손자 봐주고 있잖아, 근데 저 혼자 방안에서 놀다가 넘어졌다는데 팔이 아프다고 우네. 그쪽은 손도 못 대개 해."

"높은 데서 떨어진 건 아니고?"

"아니야, 방바닥에 재우기 때문에 떨어질 만큼 높은 데도 없어."

"그럼 병원 응급실로 가 봐, 나한테 전화하지 말고."

"아, 이 친구야, 내가 지난번 이 녀석 팔이 빠졌을 때 요 앞 병원 응급실을 가지 않았나. 그랬더니 이것저것 하며 엑스레이까지 찍더니 이상 없다고 가라잖아. 애는 팔을 계속 못 쓰는데 말이야. 그래서 다음 날 정형외과엘 데려갔더니 빠졌다며 금방 맞춰주더라고. 그래서 응급실 가니 자네한테 가려는 거야."

"여기 오려면 한 시간도 더 걸릴 텐데, 그냥 가까운 데서 해." 정 원장은 이 시간에 잠도 못 자고 기다려야 한다는 생각에 짜증이 밀려왔다.

"아니야, 잘 모르는 병원에 가면 애 고생만 시키고 못 믿어. 좀 멀어도 자네한테 갔다 오는 게 편해."

"그럼 여기 오기 전에 집에서 자네 손으로 한번 맞춰보게. 내가 요령을 알려줄 테니." 정 원장의 타협안이다.

"그래? 그럼 한번 해볼게." 표 사장도 의욕적으로 나왔다.

"자, 우선 아이 오른손을 자네 오른손으로 잡게, 됐나? 다음에는 왼손으로 아이의 팔꿈치를 감싸 쥐게. 오케이?" 정 원장은 표 사장이 따라 할 수 있도록 하나하나 확인해가며 지시했다.

"그래 됐어, 다음은?"

"아이의 손바닥이 땅을 향해 있지? 혹시 하늘을 향해 있나?"

"맞네. 땅을 향해 있구먼."

"왼손은 애 팔꿈치를 가만히 쥔 채 혹시 무슨 소리가 나는지 느끼기만 하고, 오른손으로는 맞잡은 아이의 손이 하늘로 향하도록 비틀게."

"이렇게 말이지—. 아이고, 안 되겠네. 아이가 막 우니까 내가 팔에 힘이 빠져서 비틀 수가 없네."

표 사장 목소리 배경에서 아이의 울음소리와 부인의 달래는 소리가 들렸다. 푸히히히, 정 원장은 웃음을 터뜨렸다. 표 사장은 체중이 100kg도 넘는다. 손에 힘이 빠져서 어린애 손목을 못 비튼다고? 그 심정이 이해되지 않는 건 아니지만 거구의 표 사장이 쩔쩔매는 모습은

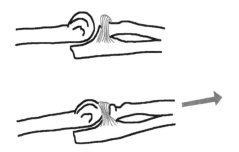

〈위 오른쪽이 요골 골두의 정상 위치. 아래는 골두를 화살표 쪽으로 당겨서 인대에서 빠져나오는 모양〉

상상만 해도 우스웠다.

"할 수 없지, 그럼 오게나. 기다릴 테니." 몇 안 되는 친구 중 하나니 어쩔 건가. 오늘 잠은 다 잤군.

한 시간이 채 안 돼 초인종이 울렸다. 액셀을 어지간히 밟은 모양이다. 아이는 부인이 안고 들어오는데, 언제 울었냐는 듯 멀쩡했다. 팔만 건드리지 않으면 잘 논다. 다만 오른손은 쓰지 않았다.

팔꿈치 쪽에 정 원장 손이 가자 아이는 얼굴이 일그러졌다. 약간 위를 만지작거릴 때는 울지 않다가 팔꿈치를 만지니까 울기 시작했다. 정 원장은 아랑곳하지 않고 손을 비틀었다. 툭 하고 관절이 맞추어지는 것이 왼손으로 느껴졌다. 아이 손을 놓고 표 사장에게 돌아섰다.

"다 됐네."

"벌써? 기술자는 기술자구먼. 근데 아이가 아직 울잖나."

"좀 있어 봐, 아직은 아플 거야. 자, 이제 마음 놓고 앉게. 아주머님도 앉으시지요."

아이는 과자를 주자 오른손으로 냉큼 받아서 잘 먹었다.

"보게나, 오른손을 쓰지 않나. 그럼 맞추어진 거지."

"정말이네. 고마워, 정 원장. 여기까지 온 보람이 있네."

"원래는 혹시 부러지지는 않았는지 사진도 찍어보고 해야겠지만, 상황이 상황인 만큼 그냥 맞췄네. 참 자네도 고생이네, 애를 맡아가지고."

"글쎄 말이야, 내가 자식을 일찍 낳아서 고생했는데 아들놈도 일찍 애를 낳고는 맞벌이한다고 봐달라니 나 몰라라 할 수도 없고. 내 자식하고 달라서 손주는 데리고 있다가 어디 아프면 아들 부부한테 욕먹을까봐 더 신경이 쓰인다니까."

"쯧쯧, 그렇겠네. 한데 시간도 늦었으니 자고 내일 가지 그래." 정 원장 자신이 빨리 자고 싶었다.

"에라 이 친구야, 이 집에 우리 누울 자리가 어디 있다고. 잠도 못 자게 하고, 폐가 많았네, 자네 여름휴가 때 가 있을 별장이나 내가 구해줌세. 여보, 갑시다." 표 사장이 부인을 채근하며 일어섰다.

"아이고, 손 한 번 놀리고 크게 수지맞았네. 조심해 가게." 정 원장은 눈을 비비며 배웅했다.

요골 골두 아탈구(유아기 팔꿈치 탈구)

요골(橈骨, 노뼈)이란 아래팔의 긴 뼈 둘 중 엄지손가락 쪽에 있는 것이며, 안쪽에 있는 또 하나의 긴 뼈는 척골(尺骨, 자뼈)이라 한다. 아탈구(亞脫臼, subluxation)란 불완전 탈구, 즉 골두와 관절면의 일부가 약간의 접촉을 유지하고 있는 상태를 뜻한다.

증상
1~4세 소아가 팔을 움직이지 않는다. 팔을 잡고 움직이려 하면 아프다고 하거나 운다.

원인
아이에겐 특별히 다친 기억이 없는 경우가 대부분이지만, 누군가가 팔을 잡아당기거나 비틀었든지 해서 발생한다.

치료
팔꿈치를 굽히면서 손바닥을 하늘 방향으로 틀면 정복(整復)이 된다. 아이의 팔꿈치를 감싼 반대쪽 손으로 뼈가 맞추어지는 것을 느낄 수 있다. 그러고 나면 바로 아이의 팔 움직임이 자유로워진다. 정복된 팔의 안정을 위해 일시적으로 팔걸이를 하는 것도 나쁘진 않지만 꼭 필요하지도 않다.

화타의 충고
여기서 설명한 조치 정도는 부모가 직접 시도해보자.

17. 손목 터널 증후군

보희 씨가 진료실에 들어서자 의사가 의아스러운 눈으로 쳐다본다.

"오늘은 혼자 오셨네? 어머니 약 타려고?"

"아니요, 오늘은 제가 아파서 왔어요. 손이 저려요." 보희 씨가 오른손을 책상 위에 올려놓으며 말했다.

"아 그랬군. 언제부터 저렸어요?"

"저리기 시작한 건 1년도 더 됐어요. 지난겨울에 서울에서 수술하고 나서 좀 나았었는데, 요즘 두 달 정도는 수술 전하고 똑같아요."

"무슨 병으로 수술을 했는데?"

"손목 터널 증후군이요."

"아, 그런데 상처가 왜 없나?" 의사가 보희 씨의 손을 살피면서 말했다.

"여기요." 하며 보희 씨가 2cm가량의 손목 흉터를 내보였다.

"음. 내시경으로 했군. 내시경이라는 게 잘 하면 좋을 수도 있지만 손목은 눈으로 보는 것만큼 정확하게 보이지가 않아서 절개 수술이 낫지. 우선 손목 터널 증후군이 맞는지 검사 좀 해봅시다. 어느 손가락이 저려?"

"이거 세 개요." 보희 씨가 엄지, 검지, 중지를 꼽아 보였다.

"이 손가락 이쪽과 이쪽이 느낌이 같은가 다른가?" 의사가 환자의 넷째 손가락 양쪽을 문지르며 물었다.

"달라요. 이쪽은 장갑을 낀 거 같아요." 환자가 엄지손가락 쪽을 가리키며 말했다.

"이번에는 양손을 이렇게 하고 있어봐요." 의사가 양쪽 손등을 마주 보게 하는 자세를 취하며 말했다.

그러고 잠깐 동안 증세를 컴퓨터에 기록하고는 다시 물었다.

"어때, 저린 게 자꾸 심해져?"

"네, 점점 심해져요."

"음, 수술을 다시 해야겠네."

"아이, 안 째고 할 수 있다는 말 듣고 했다가 망했어요. 이번에는 상처가 크게 남겠지요?"

"상처? 손금을 약간 연장해서 하면 상처인지 표시도 안 나. 요즘 손금 성형 많이 한다잖아. 생명선을 길게 늘여줄게, 오래 살라고. 내시경이라는 게 째는 것보다 뭔가 나아야 하는데 이 경우에는 뭐가 나은지 잘 모르겠어. 그냥 째고 하지."

다음 날 보희 씨는 수술을 받았다. 팔만 마취를 해서 그런지 수술한다는 느낌이 별로 안 들었다. 수술 중에 대화도 할 수 있었다.

"보희 씨는 일을 하나도 안 하게 생겼는데 무슨 일을 해서 이 증세가 생겼을까? 이건 대개 일을 많이 해서 생기거든."

"저 일 많이 해요. 낮에는 식당에 가서 주방 일을 하고, 저녁에는 아기 보고 씻기고 밥 먹이고 하는 것도 보통 일이 아니에요."

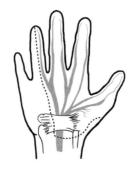

〈붉은색 선이 정중신경으로, 인대로 덮인 부분이 눌려서 손목 터널 증후군이 생긴다.〉

"고생 많이 하는군."

"근데 왜 저린 거예요?"

"여길 보니 신경을 누르는 인대가 위쪽은 잘렸는데 아래쪽이 그냥 있네. 내시경으로 하니까 잘 안 보여서 그런 것 같아. 다 절개했으니 이제 저린 건 없어질 거야, 걱정하지 말아요."

"제발 그랬으면 좋겠어요. 저려서 자다가 깨지만 않아도."

"이제 다 됐으니까 봐서 별일 없으면 내일 집에 가요."

수술 다음 날, 퇴원 전에 의사를 만났다.

"어떤가? 저린 거 없어졌나?"

"네, 약간은 남아 있는데 지난번보다는 확실히 좋아진 거 같아요."

"남은 증세는 한두 달이면 없어질 거야."

"바로 일을 해도 되나요?"

"상처에 물이 들어가지 않게만 해요. 고무장갑만 끼면 무슨 일이든 해도 돼."

손목 터널 증후군(수근관 증후군)

손목 터널(carpal tunnel) 또는 수근관(手根管, 수근굴)이란 손목 앞쪽의 피부 밑에 손목뼈와 인대들이 형성한 작은 통로다. 이곳이 어떤 원인에 의해 좁아지거나 내부 압력이 증가하면 여기를 지나는 정중신경(正中神經)이라는 것이 눌리거나 손상돼 손가락이나 손바닥에 저림, 통증 등 여러 증상이 나타나게 된다.

증상
손 저림. 주로 첫째, 둘째, 셋째 손가락과 넷째 손가락 엄지 쪽 절반이 저리다. 저린 손가락의 분포는 약간 다를 수도 있다. 손목을 구부린 자세에서 악화된다. 자다가 깨는 경우도 흔하다.

원인
손목 터널 안의 압력을 높이는 어떤 것도 원인으로 작용할 수 있다. 골절 후 부정유합(不正癒合), 터널 내 종양 등이 있으나 가장 흔한 원인은 손의 과도한 사용으로 인한 인대의 비후다.

진단
첫째, 둘째, 셋째 손가락과 넷째 손가락 엄지 쪽 절반의 감각 저하, 손목을 구부리고 1~2분 있으면 악화되는 증상 등으로 자가진단이 가능하다. 병원에서도 그 외의 특별한 진단법은 없다. 다만 목 디스크와 구별하는 검사는 필요할 수 있다.

치료
심하지 않으면 손목을 구부리지 않도록 부목을 대거나 보호구를 차는 방법, 주사법 등을 쓰나, 어느 정도 이상이면 수술이 필요하다. 수술은 내시경 수술과 절개 수술이 있다.

화타의 충고

보호구를 차고도 불편하다면 주사는 별로 도움이 안 된다. 내시경 수술의 일반적인 장점은 절개 수술 때 절개선 자체로 인한 후유증이나 불편함, 또는 피부 절개선과 수술 목표 지점 사이의 조직 손상을 최소화할 수 있다는 것이다. 반면에, 수술 시야가 제한되는 것이 단점이다. 그런데 손목 터널 증후군의 경우 수술 시 피부 절개 지점과 수술 목표 지점이 거의 붙어 있는 만큼, 내시경 수술은 장점은 작고 수술 시야의 제한이라는 단점은 매우 크다. 그냥 절개 수술을 하자.

18. 물혹(결절종)

아침에 일어나면서 한 씨는 오른쪽 손목에서 동그란 혹을 발견했다. 모양이 앙증맞고 약간 말랑말랑했다. 눌러도 별로 아프지는 않았다. 잘 생각해보니 몇 주일 전부터 조그만 게 있었던 것 같기도 하다. 어쨌든 요놈 하고 잡아낸 건 오늘이 처음이었다.

출근길에도 요놈을 만지작거리다가 일을 시작하며 잊어버렸다. 한가해지자 다시 생각이 나서 몇 번 만져보며 이게 뭘까, 아프지 않으니 별거 아닐 거야, 곧 없어지겠지 했다. 그런데 며칠이 지나도 그대로였다. 아니, 그대로만은 아니었다. 자꾸 만지작거리다 보면 슬그머니 없어지기도 했다. 그러다 한두 시간 후면 다시 볼록 나타났다.

일주일쯤 지나자 슬슬 신경이 쓰이기 시작했다. 이젠 약간 아프기도 하고, 어쨌든 피부에 덩어리가 생겼으니 진짜 무슨 병은 아닌지 불안하기도 했다. 거기다 친구 하나가 그거 암 아니냐고 농조로 한 말이 영 마음에 걸렸다.

다음 날 한 씨는 회사 옆 정형외과에 갔다. 의사는 흘끗 보더니 "물혹이에요, 약 드세요" 하고는 내보냈다. 물혹이라. 어쨌든 혹이라는 거네. 약 먹으면 낫는다는 거지? 무슨 약인지도 모르고 이틀을 먹었다. 하지만 변화가 없었다. 멀리 갈 시간도 없고 해서 다시 그 의원으로 갔다.

"안 없어지면 주사기로 물을 빼보지요." 의사가 대수롭지 않다는 듯 말했다.

"그럼 없어지나요?"

"재발할 가능성이 많지요." 자신 없는 대답이다.

"그럼 뭐 하러 빼요?" 한 씨가 따지듯이 물었다.

"아주 없애려면 수술해야 해요."

"주사기로 빼서는 아주 없어지진 않는다는 거지요?" 의사의 조치가 그저 임시방편임을 재차 확인한다.

"없어지는 경우도 많아요."

"그럼 일단 한번 해볼게요." 환자가 드디어 동의했다. 의사에게 선심이라도 쓰듯이.

의사는 보기만 해도 무서운, 굵은 주삿바늘로 찔렀다. 물이 2cc 정도 나왔다. 붕대를 감겨주니 마치 수술한 것처럼 보여서 사무실 사람들이 궁금해했다.

"한 형 웬일이야? 수술했어? 부러졌어?"

"별일 아니에요." 한 씨는 웃고 말았다.

치료 후 사흘이 지나자 혹이 조금씩 다시 커지기 시작했다. 닷새째가 되자 그 전과 똑같은 크기가 되었다. 의원에 다시 갔다.

"다시 생겼어요, 선생님."

"어쩌나, 수술하셔야겠네요."

"그러면 재발을 안 하나요?"

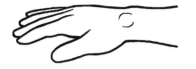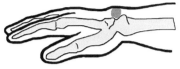

〈손목에 생긴 결절종〉

"그럴 가능성도 좀 있지요."

수술해도 재발할 수 있다고? 별것 아닌 줄 알았는데 꽤나 번거롭게 하는구나. 한 씨는 이제 화가 나기 시작했다.

"생각 좀 해보고 올게요."

따지고 보면 병 자체의 특성이지 의사 잘못은 아니었다. 그래도 다른 데 가봐야겠다 싶었다.

한 씨는 다음 날 읍내 종합병원으로 가서 원장 진료를 신청했다. 전에도 가끔 진찰을 받아보면 딱 부러지는 맛이 있어서 좋았다.

"안녕하세요, 원장님?"

"안녕하세요? 오늘은 어디가 불편하신가요?"

"여기 팔목에 혹이 났어요. 동네 의원에서 몇 번 치료했는데 안 나아요."

"어디 볼까요? 음, 물혹이네요."

"네, 주사기로 찌르니까 물이 나오더라고요."

"자, 지금부터 좀 아플 텐데 참을 수 있지요?"

"네? 아파요?"

한 씨가 무슨 소린가 생각하는 사이에 의사는 혹을 세게 눌렀다.

손목에서 뭔가 쿡하고 터지는 느낌이 났다.

"수술 끝났습니다." 의사가 득의의 미소를 지으며 말했다.

"예? 뭐라고요?"

"보세요. 없어졌지."

정말이었다, 혹이 온데간데없었다.

"다시 생기지 않나요?" 한 씨는 불안한 느낌을 지울 수가 없어서 물었다.

"다시 생기면 또 오세요. 또 터뜨릴 테니. 바늘로 찔러서 빼면 거의 재발하지만, 터뜨리면 재발률이 30%니까 셋 중에 둘은 재발 안 한다는 얘기지요."

음, 간단하군. 대답도 간단하고. 어쨌든 수술할 걸 안 했으니 수술비, 시간 다 벌었다. 한 씨는 기분이 좋았다.

물혹(결절종, ganglion)

증상
손목, 손등, 손가락, 발목 등에 구슬처럼 동그스름한 혹이 생긴다. 가장 흔한 곳은 손목이다. 단단하기는 젤리볼 정도이며, 만지거나 누르면 약간의 움직임이 있다. 보통은 아프지 않으나 신경근처에 생기면 신경을 눌러서 통증이 올 수 있다. 결절종은 엄밀한 의미의 종양은 아니고, 종양 비슷한 것이라 할 수 있다.

원인
원인이 완전히 밝혀지진 않았지만, 주로 외상이나 손과 손목의 사용량이나 사용 강도가 문제일 것으로 추측된다. 그로 인해 혹이 형성되는 과정에 대해서는, 관절액이 새어 나와 고여서 만들어진다는 주장도 있고, 힘줄이나 관절막의 점액성 변성으로 발생한다는 주장도 있다.

진단
눈으로 보고 위치를 고려하여 결절종임을 알 수 있지만, 지방(脂肪) 종양 등과의 감별에는 초음파가 도움이 된다.

치료
주삿바늘로 찔러서 물만 빼면 거의 재발하고, 수술하면 10%쯤 재발하며, 눌러서 터뜨리면 30% 재발한다고 한다.

화타의 충고
한 번 꾹 눌러서 터뜨리자.

19. 손목 골절

"언니, 천천히 좀 가."

나이순 씨가 나일순 씨를 향해 소리 질렀다.

"아, 네가 빨리 오면 되잖아."

봄볕이 좋아 자매가 산나물을 캐러 나왔다. 각자 쑥을 잔뜩 뜯어 담은 비닐봉지를 들고 이제 집에 가려는 참이었다. 자매는 두 살 차이였지만 여든을 바라보는 나이에 누가 위랄 것도 없었다. 같은 동네에 살다가 자녀들이 다 외지로 가고 남편들은 죽고 해서 아예 한집에서 살고 있었다. 허리도 꼿꼿하고 건강해 보이는 두 사람은 늘 붙어 다니며 재미있게 지냈다.

주거니 받거니 이야기하면서 산길을 걷다가 그만 일순 씨가 나뭇등걸에 발이 걸려 넘어졌다. 언니를 붙잡으려다 이순 씨도 같이 넘어지고 말았다. 아이고, 하며 한두 바퀴 구르고는 잠시 멍했다가 땅을 짚으며 일어나던 두 사람은 각기 아야야야 비명을 지르며 한쪽 손목을 붙잡았다.

"나 손목 부러진 것 같소, 언니."

"아이고, 나도 부러진 것 같네. 이 일을 어쩌냐?"

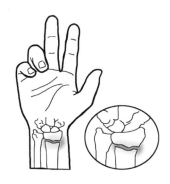

〈붉은색 부분이 골절 부분. 고령자가 넘어질 때 손을 짚으면 자주 발생한다.〉

　겨우겨우 일어선 자매는 둘이 똑같이 오른쪽 손목을 다친 걸 깨달았다.

　둘은 쑥 봉지를 왼쪽 팔꿈치에 끼고, 왼손으로 오른 손목을 잡고 조심조심 산을 내려왔다. 집에 도착해서 살펴보니 두 사람 다 손목이 여간 많이 부은 게 아니다. 통증의 정도로 봐도 부러진 게 틀림없었다. 이렇게 아프기는 평생 처음이었다. 옷을 갈아입을 겨를도 없이 택시를 잡아타고 병원으로 갔다.

　"원장님, 우리 손목 좀 봐줘. 부러졌나봐." 누가 먼저랄 것도 없이 소리쳤다.

　"맞네요, 부러졌네. 우선 진통제 주사 맞고 사진 찍으세요." 의사도 두 사람의 손목을 보더니 부러졌다고 확신하는 눈치였다.

　두 사람은 엉덩이에 주사를 맞은 뒤 철사로 엮은 임시 부목을 대고 엑스레이를 찍으러 갔다. 진통제가 들어가니 좀 살 것 같았고, 사진을 찍고 진료실로 돌아올 때쯤에는 놀란 가슴이 웬만큼 진정되었다.

"어쩌다 두 분이 이렇게 똑같이 부러졌어요 그래? 부러진 자리며 모양까지 거의 똑같네요."

뼈 부러진 두 사람을 앞에 놓고 의사는 재미있다는 듯이 웃었다.

"큰일이다. 둘 다 이렇게 됐으니 밥은 누가 하나? 세수는 안 해도 밥은 먹어야 살 텐데." 일순 씨가 걱정했다.

"그런데 우리 나이가 많아서 뼈가 제대로 붙겠소?" 이순 씨가 의사에게 물었다.

"붙기는 하지만 모양이 틀어지면 여생 동안 계속 아플 텐데요." 의사가 걱정하는 듯 겁을 준다.

"그럼 어쩌라고?" 일순 씨가 재촉했다.

"수술 안 해도 붙기는 하는데, 손목이 짧아지고 틀어지면 새끼손가락 쪽이 아파요. 수술하시는 게 낫겠어요."

"뭘 얼마나 산다고 수술을 해? 수술 안 해도 붙는다면 난 안 해." 이순 씨는 단호했다.

"얘, 수술 안 하면 아프다잖아. 난 할 거야." 일순 씨도 잘라서 말하고는 의사에게 확신을 구했다. "수술해야 더 빨리 붙겠지?"

답은 기대와 달랐다. "아니에요. 똑같이 걸려요."

"수술하면 아무래도 아플 것 아냐." 이순 씨다. 의사는 여기에도 고개를 저었다.

"수술하는 게 오히려 덜 아플 걸요. 일단 고정을 시켜서 안 움직이니까."

"입원해야 되나? 나이 많아서 위험하지는 않아?" 일순 씨가 궁금한 게 많다.

"입원은 여러 날 하셔야 되고요. 부분 마취만 하니까 위험하지는 않아요."

"애, 너 집에 가면 밥은 어떻게 해 먹으려고 그래? 수술 안 하더라도 입원은 같이 해." 일순 씨가 동생에게 권한다.

"그래도 되나?" 이순 씨가 원장에게 물었다.

"그러세요. 혼자 가서 식당 밥을 드시기도 그렇고. 손목 다쳤다고 딸이나 며느리 내려오랄 수도 없고 하니, 당장은 병원에 계시는 수밖에 없겠네요."

합의가 됐다. 둘 다 입원하고, 다음 날 일순 씨만 수술을 받기로 했다.

이순 씨는 언니와 같이 입원해서 깁스 하고 주사 맞고 약도 먹자 크게 아프지는 않았다. 다만 뼈가 붙는 데 한 달 넘게 걸린다니 그게 걱정이다. 늙어서 논일 밭일은 안 하니 따로 걱정할 일은 없었다. 병원에 있으면 답답해서 그렇지.

일순 씨는 다음 날 수술하기로 했다. 부분 마취만 한다니 크게 걱정되지는 않았지만, 그래도 수술이니 긴장은 됐다. 별일 없겠지, 의사도 대수롭지 않게 말하는 걸 보면.

다음 날 오후, 간호사들이 주사 놓고 이것저것 물어보고 하더니 일순 씨를 수술실로 데리고 갔다. 겨드랑이에다가 또 주사를 주는가 싶더니 이내 손목 아픈 게 사라졌다. 여러 겹으로 팔을 둘러싸고, 뭐를 달라는 소리도 들리고, 윙 하는 모터 소리도 몇 번 들리는 듯했다. 30분도 안 된 듯한데 끝났다고 했다.

저녁때까지는 아픈 걸 모르겠더니 밤이 되자 손목이 쑤셨다. 진통제 주사를 엉덩이에 맞고 잠들었다. 다음 날 오후가 되자 수술 상처를 치료한다며 감아놓은 붕대를 잠시 풀었다. 절개한 부분은 기껏해야

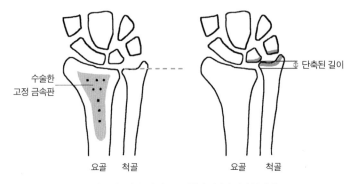

<수술한
고정 금속판

요골   척골

① 단축된 길이

요골   척골

〈왼쪽 그림은 수술적 치료로 원형에 가깝게 뼈가 붙었다.
오른쪽은 석고 고정 치료 후 요골이 단축되면서 뼈가 붙어 붉은색 부분에 통증이 생겼다.〉

10cm 정도였다. 진짜 별것 아닌 수술이구나 싶었다. 이제 기다리기만
하면 되겠지.

두 사람은 두 주일을 입원해 있었다. 원장은 오래 있을 필요가 없다
고 했지만 밥 해줄 사람이 없어서 못 나간다고 우겨서 두 주를 채우고
야 퇴원했다. 일순 씨는 수술하고 사흘째부터는 부러진 데가 아프지
않았다. 반면 이순 씨는 걸을 때면 발을 디딜 때마다 손목이 울려서
아팠다.

"의사는 역시 의사야. 처음에 말한 그대로네. 수술 안 한 네가 더 아
프잖아. 안 그래?" 일순 씨가 약을 올렸다.

"언니는 마취해서 이제 머리가 나빠질걸?" 이순 씨가 맞받았다.

"부분 마취하고 머리 나빠진다는 얘기는 듣기도 처음이다 야."

두 주가 되자 일순 씨는 실밥을 뺐고, 두 사람 다 짧은 깁스로 바꾸
었다. 손을 제법 쓸 수 있었다. 이젠 밥을 해먹을 것도 같았다. 빨래나
세수는 아직 못하니 밖에는 못 나가겠다. 한 달을 더 그러고 있어야
한단다.

180

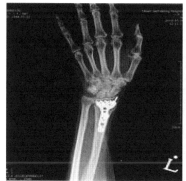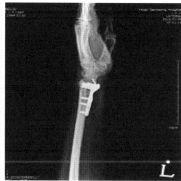

〈손목 골절 수술 정면도와 측면도〉

　원장은 매주 두 할머니를 불러다 사진을 찍었다. 왜 찍느냐고 물으면 그냥 혹시 예상 못한 변화가 있으면, 가령 어긋나거나 하면 얼른 손봐야 해서 찍는다고 했다. 골절된 지 6주째가 되자 이제 거의 붙었으니 깁스를 떼자고 했다. 떼고 보니 아닌 게 아니라 일순 씨는 오른쪽 손목이 사고 전처럼 왼쪽과 똑같아졌는데 이순 씨는 새끼손가락 쪽이 툭 튀어나온 게 혹이 달린 것처럼 보였다. 이순 씨는 샘이 났지만 자신의 선택에 따른 결과이니 어쩔 수 없었다.

　두 사람은 가끔씩 손목이 쑤시긴 했지만 통증이 많이 줄었고 잘 때 외에는 별로 아프지 않았다. 그럭저럭 해가 바뀌고 다시 봄이 되었다. 손목을 부러뜨렸던 그 산자락에 다시 왔다. 올해에도 쑥쑥 커 있는 쑥을 좀 뜯다가 자리를 깔고 앉았다. 작년 생각이 나서 손목을 보았다.
　일순 씨는 만족했다. 통증이 거의 없고 손목 모양도 똑발랐다. 손바닥 쪽이 약간 튀어나와 보이긴 했지만 그건 속에 쇠판이 들어 있어서란다. 정 마음에 안 들면 뼈도 다 붙었으니 빼면 그만이라고.

반면에 이순 씨는 속이 상했다. 모양이 구부러지고 틀어져서 흉한 것도 그렇지만, 손목 한쪽이 자주 시큰거리고 쑤셨다. 그때의 결정을 후회하지 않을 수 없었다. 죽을 때까지 이 손목으로 살아야 한다는 말이니….

두 사람은 일어서며 내일 병원에 가보기로 했다. 일순 씨는 쇠판을 빼러, 이순 씨는 고칠 수 있나 물어보러.

"두 분 다 건강하시지요?" 원장이 물었다.

"그럼, 원장님 덕분이여. 나 이 쇠판 뺄까?" 일순 씨의 물음이다.

"왜요, 불편하세요? 그럼 빼시고."

"빼는 데 시간 많이 걸리나? 입원하고 깁스 하고?" 궁금증 하면 일순 씨다.

"아니에요. 깁스도 입원도 필요 없어요. 잠깐 하고 가시면 돼요, 불편하면 빼세요."

"그럼 수술도 아니네". 일순 씨는 쉽게 결정했다.

"나는 이것 못 고칠까?" 이순 씨가 물었다.

"아 그거 고치려면 뼈를 잘라서 다시 붙여야 해요. 그럼 처음 부러졌을 때보다 시간도 더 걸리고, 뼈를 이식해야 돼요. 돈도 많이 들어요." 수술하지 말라는 투다.

"하지 말라는 소리네." 이순 씨가 푸념했다.

결국 일순 씨만 다음에 날 잡아서 빼기로 하고 나왔다.

손목 골절에 대한 화타의 충고

교과서에서는 수술하지 않고 석고 고정 즉 깁스만 해도 치료가
잘 되고 후유증이 30% 정도만 있다고 한다. 그러나 화타의 경험
으로는 50대 이상이면 아무리 정확하게 정복(整復)을 하더라도
90% 이상에서 요골(橈骨, 아래팔의 긴 뼈 둘 중 엄지손가락 쪽에
있는 것) 단축의 변형이 진행된다. 그래서 나중에 새끼손가락 쪽
으로 손목에 통증이 와서 고통을 겪는 경우가 대부분이다. 따라
서 손목을 전혀 사용하지 않을 정도의 초고령이 아니라면 수술로
치료하는 것이 낫다. 절개하고 금속판으로 고정하는 수술로, 팔
만 마취하고 간단하게 할 수 있다. 절개하지 않고 그냥 피부를 뚫
고 철사로 고정하거나 체외 고정 금속을 이용하는 경우에는 합병
증이 불가피하다.

20. 방아쇠 수지

배 씨는 근래에 습관이 하나 생겼다. 가끔 왼손을 털거나 주무르는 것이다. 셋째 손가락 중간 마디가 무지근하고 아파서다. 손가락을 쥐고 펴는 것도 뻑뻑하고 불편하다. 그래서 운전하다가도 털고 일하다가도 주무르곤 한다. 그런 지가 벌써 반년이 넘었지만 손가락 좀 안좋다고 병원 가기도 멋쩍어서 그냥 견뎌왔다.

그런데 오늘 아침에는 통증이 가라앉지를 않고, 손가락을 펴려면 의식적으로 힘을 줘야 할 정도까지 되었다. 뭔가에 걸려서 펴지지 않는 느낌이었다. 결국은 병원을 가게 되네, 배 씨는 혼잣말로 중얼거렸다.

오후 들어 일이 좀 한가할 때 사무실 앞에 있는 의원에 들렀다. 접수하고 30여 분을 기다리자 이름을 불렀다.

"안녕하세요, 어디가 불편하세요?" 의사는 배 씨가 들어오는 모습을 관찰했으나 겉보기만으론 어디가 문제인지 감을 잡을 수 없었다.

"한 6개월 전부터 왼손 셋째 손가락이 아파요."

"손가락을 보여주세요, 어디쯤이 아픈가요?" 잇단 진료에 지친 의사가 구부정하게 앉아서 기계적으로 물었다.

"여기가 늘 아프고, 오늘 아침엔 손가락을 펼 때 더 아프더라고요."

배 씨가 손가락 가운뎃마디를 가리키며 말했다.

"따로 다친 적은 없으시고요?"

"없습니다." 의사가 의욕도 활기도 없어 보여서 신뢰가 가지 않았다.

"열이 나거나 붓지 않은 걸로 봐서 화농성 염증이 생긴 건 아니고. 다친 적도 없으시니 관절염이겠네요. 주사 맞고 약을 좀 드셔보세요."

"알겠습니다." 배 씨는 어쨌든 크게 걱정할 일은 아닌가 보다 생각하며 나왔다.

처방해준 이틀 치 약을 인근 약국에서 샀다. 이걸 먹으면 낫는다는 얘긴지, 먹고 또 오라는 얘긴지 분간이 되지 않았지만, 일단 먹고 나서 생각해보기로 했다. 이틀이 지나자 아픈 건 훨씬 나은 듯했다. 그러나 닷새째가 되자 증상이 전과 똑같아졌다. 그러면 그렇지, 그리 쉽게 낫기야 하겠어? 검사 한 번 해본 것도 아닌데.

배 씨는 차로 10분 남짓 거리에 있는 읍내 종합병원에 가서 정형외과로 접수했다.

"어디가 불편하신가요?" 의사가 물었다.

배 씨는 그간의 증상을 이야기했다.

"손 좀 보여주세요." 의사가 유심히 들여다보더니 손바닥의 손금 부분을 누르고 손가락을 몇 번 폈다 구부렸다 했다. 누른 자리가 약간 아픈 것 같기도 했다.

"요즘 손을 많이 쓰거나 힘주어 잡는 일을 하셨나요?" 예상치 못한 질문이었다.

"글쎄요, 별로 없는 것 같은데요."

"새로 운동을 시작하셨다거나."

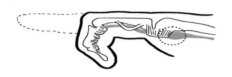

〈방아쇠 수지. 점선 안쪽 부분의 힘줄이 굵어져 있다.〉

"아, 그러고 보니 골프를 시작한 지 한 1년 되어갑니다." 그것과 관계가 있으리라고는 생각지 못했다.

"이건 방아쇠 수지라고 하는 병인데요. 아시겠지만 수지(手指)는 손가락을 말하는 거죠. 손가락을 구부리는 힘줄이 굵어져서 구부리고 펼 때 힘줄이 걸리는 겁니다. 힘줄이 지나다니는 통로는 똑같은데 힘줄이 너무 굵다 보니 통과할 때 힘을 많이 주게 되고, 그러다 보면 관절에 압박이 심해져서 아픈 거예요." 의사는 그림을 그려가면서 설명을 했다.

"아, TV에선가 들어본 것 같습니다. 어떻게 치료하나요?"

"아직 심하지는 않으니까 일단은 여기다 주사를 맞아보세요. 보통 뼈주사라고 하는 건데, 따지자면 해로운 거지만 한 번 맞고 낫는 수가 있으니까 시도해볼 만은 합니다."

"안 나을 수도 있다는 거네요?"

"그렇지요. 낫지 않고 더 심해지면 수술하면 됩니다. 수술이랄 것도 없지요. 입원하지 않고 부분 마취만 해서 5분이면 끝나는 거니까요." 의사가 대수롭지 않게 이야기했다

"그래도 수술 안 하고 치료하는 방법이 있지 않을까요?" 아무리 간단하다 해도 수술은 수술이다. 기억조차 가물거리는 포경수술 말고

는 해본 적이 없는 배 씨다.

"음, 손가락을 안 쓰면 낫기도 하지요. 골프를 칠 때도 가운뎃손가락에 힘을 주지 않고요." 의사가 천연덕스럽게 말했다.

"허, 그렇게 잡고서야 제대로 칠 수 있겠습니까. 일단 뼈주사를 맞고 생각해보지요." 골프를 그만두느니 차라리 수술을 하겠네, 배 씨는 생각했다.

배 씨는 성격이 느긋한 편이지만 주삿바늘이 손바닥을 찌르고 들어올 때는 찔끔했다. 생각보다 아팠다. 그리고 나서 한 달가량은 상태가 훨씬 나았다. 처음에는 골프 치러 가서 가운뎃손가락을 펴고 채를 잡아보기도 했지만 부자연스러워서 금세 원래대로 돌아가곤 했다. 아무튼 의사가 수술로든 뭐로든 고칠 수는 있다고 해서인지 거리낌 없이 운동을 계속했다. 그러다 두 달째 접어들어 골프채를 잡았다가 놓을 때 손에서 소리가 나고 통증이 심해지는 바람에 수술을 결심했다.

"원장님, 저 수술해주세요." 배 씨는 진료실에 들어가자마자 손을 보이면서 말했다.

가만, 무슨 수술 얘기지? 의사는 잠시 전자 차트를 들여다보며 환자의 신원과 의무 기록을 확인하고 나서 말했다.

"아, 그럴까요? 언제 하실까요?"

"5분이면 된다면서 지금 할 수 없나요?"

"5분이면 되지만 준비하는 시간이 필요해요. 오전에는 외래 환자가 많아서 어려우니 오후에 오시든지 예약을 하고 나중에 오시지요." 의사가 어이없다는 듯이 웃었다. 배 씨도 다소 의외이긴 마찬가지였다. 그럼 그렇다고 말을 했어야지. 5분이면 된다니 그냥 왔지.

"그럼 이왕 마음먹었을 때 하고 싶으니 오후에 오겠습니다. 수술하고 나서 얼마나 있어야 손을 쓸 수 있나요?"

"수술 상처 때문에 2주 동안 손에 물이 닿으면 안 되지만, 사용하는 건 내일부터도 가능합니다. 오후에 해드릴 테니 우선 피검사와 초음파 검사를 한번 해보시지요."

"이미 아는 병인데 그런 검사를 왜 하지요? 그냥 수술하면 안 됩니까?"

"혹시 모르니까 검사를 하시지요. 막상 수술해놓고서 그게 아니네 하면 곤란하지 않겠어요? 그뿐 아니라, 병원도 먹고살아야지요. 수술료 달랑 사오만 원 받고 하다 보면 유지가 안 됩니다. 검사를 받으셔야 수술을 해드릴 겁니다." 의사는 단호했다.

배 씨는 당황스러웠다. 간단한 수술 값이 사오만 원이면 적다면 적고 많다면 많은 돈이지만, 의사가 저렇게까지 말하는 걸 보면 절박하기는 한가 보다 싶어서 한편으론 안쓰럽기도 했다.

결국 하라는 검사를 다 하고 일단 돌아갔다가 예약한 오후 세 시에 병원에 다시 왔다. 간호사의 안내로 수술실에 들어갔다. 과연 수술은 금방이었다. 5분도 안 걸렸다 싶을 정도였다. 손금 부근을 주사기로 찌르는가 하더니 그게 국소 마취제였는지 금세 감각이 없어졌다. 뭔가 당기고 밀고 하는 느낌이 들더니 이내 다 됐다며 손에 붕대를 감아줬다.

며칠간 상처 치료를 하고 보름 후 실밥을 뺐다. 손가락 통증이 없어지고 구부리고 펴는 것도 자연스러웠다. 수술 상처가 좀 아프긴 했지만 그거야 시간문제니까.

방아쇠 수지(trigger finger)

증상
처음에는 손가락 중간 마디에 통증이 있다. 더 진행되면 손가락이 구부러진 상태에서 펴려면 힘이 들고 억지로 펴면 걸렸다 풀리는 느낌이나 딱 소리가 난다. 편 상태에서 구부리는 것도 마찬가지다. 이런 현상이 총의 방아쇠를 당길 때와 비슷해서 방아쇠 수지라는 이름이 붙었다.

원인
손가락을 구부리고 펴는(굴신, 즉 굴곡과 신전) 동작의 횟수가 많거나, 뭔가를 잡을 때 손가락에 힘을 많이 주는 것이 주된 원인이다. 다발성으로 생기는 것은 류머티스 관절염이 동반된 경우가 많다.

진단
손가락을 구부렸다 폈다 해보면 안다. 잘 만져보면 손가락 뿌리 부근에 콩알 같은 것이 만져진다.

치료
약으로는 소염제를 쓰고, 국소 스테로이드 주사를 한 번은 놓아볼 수 있으며, 그래서 낫지 않으면 손가락을 부목으로 고정해봐도 된다. 심하지 않으면 이런 방법들로 나을 수도 있다. 그게 아니면 수술한다. 수술은 5분 정도 걸리고, 입원할 필요도 없다.

화타의 충고
초기에 손가락 통증만 있을 때는 진단이 어렵다. 의사를 잘 만나야 한다. 더 진행되었을 경우, 수술을 두려워할 필요는 없다. 수술 다음날부터 손을 사용할 수 있다. 단, 상처가 있으니 실밥을 제거할 때까지는 물에 닿지 않아야 한다.

21. 생인손 (내향성 손발톱)

"아빠, 손가락이 아파. 여기가 막 쑤셔."

퇴근하는 정 원장을 보자마자 중학교에 다니는 딸이 손가락을 내밀며 울상이다.

"손톱을 맨날 물어뜯으니 덧나는 게 당연하지. 그리고 손톱을 동그랗게 깎지 말고 일자로 깎으라고 그렇게 얘기했는데—." 정 원장은 딸의 손가락을 흘깃 보고 말했다.

"칫, 일자로 깎으면 안 예쁘다고. 내일 약 좀 갖다 주면 안 돼?"

"안 돼, 약 먹어서 고쳐질 병이 아니야, 손톱을 물어뜯지 말아야지. 잘됐다. 너 고생 좀 해봐라."

"아빠 정말 미워! 내가 약 사먹을 거야."

정 원장은 말은 그렇게 해도 다음 날 약을 가져다 줄 심산이었다. 딸의 손톱은 옆의 살을 파고드는 내향성 손톱인데, 그 때문에 염증이 생겨서 곧 고름이 나오게 생겼으니 당연한 일 아닌가. 한데 다음 날 일하다 보니 까맣게 잊어버리고 말았다. 딸이 진짜로 삐치게 생겼다. 그래도 딸은 스스로 항생제를 구해서 먹었단다. 약국서 물어보고 있는지…. 다행히 그 약이 들어서 손톱 통증이 가라앉고, 한동안 부녀

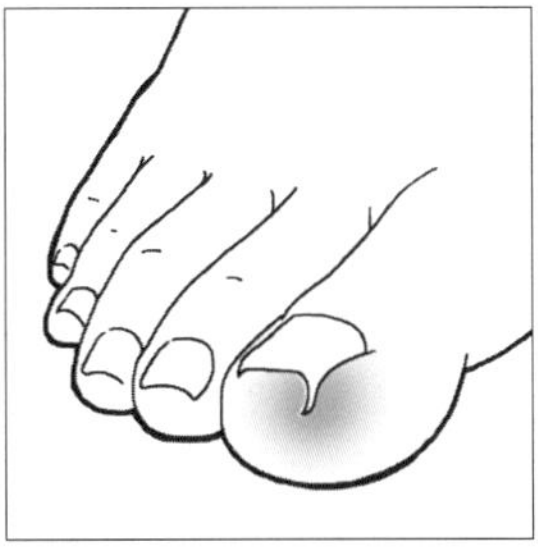

〈내향성 발톱. 발톱이 살 속으로 파고들어서 곪는다.〉

모두 그 일을 잊고 있었다.

한 달쯤 후 딸의 손가락이 또 곪았다.

"손가락이 또 아파. 아빠가 의사면 뭘 해, 딸 손가락도 안 고쳐주는데…. 이거 아빠 전문 분야 맞지?"

"음, 맞기는 하지만, 야, 넌 의사 딸이 그게 뭐냐? 손톱이나 물어뜯고. 안 되겠다, 토요일에 병원 가자, 째야겠다."

"약으로 하면 안 돼?" 칼로 짼다는 말에 딸은 겁을 잔뜩 먹은 모양이었다. 정 원장은 속으로 키득키득 웃었다.

토요일, 딸을 데리고 출근한 정 원장은 간호사에게 딸의 손가락을 꽉 잡도록 한 다음 뾰족한 칼로 손톱 옆에 상처를 냈다. 꼭 쥐어짜자 고름이 조금 나왔다. 소독을 한 뒤 거즈를 대고 붕대로 감았다.

"주사 맞고 약 일주일분 받아 가라. 손톱 자꾸 물어뜯지 말고, 일자로 깎고, 알았지?"

짼 때 찔끔 나온 눈물이 채 마르지 않은 딸이 고개를 끄덕끄덕했다.

"원장님, 그리 심해 보이지 않았는데 왜 째셨어요?" 간호사가 고개를 갸우뚱하며 물었다.

"째는 걸 한번 겪어봐야 저 녀석이 다시는 손톱을 안 물어뜯지."

생인손(내향성 손발톱)

증상
손톱이나 발톱 주위가 염증이 생겨 붓고 아프고 빨갛다. 심하면 고름이 나온다.

원인
손톱을 물어뜯어서 생기는 경우도 심심찮게 있고, 드물게는 무언가에 찔리는 등으로 상처가 나서 염증이 생기기도 한다. 그러나 대부분은 내향성 손발톱이라고 해서 손발톱의 바깥쪽이 살 속으로 파고들어서 생긴다. 손발톱 바깥쪽을 너무 바짝 깎는 것이 원인이다.

치료
항생제 치료가 기본이다. 고름이 있으면 짜내기도 한다. 내향성 손발톱이 심하면 손발톱 부분 절제 수술을 하는 수도 있다.

화타의 충고
어지간하면 건드리지 말고 놔두면 낫는다. 많이 아프면 항생제 3일 정도면 호전된다. 궁극적으로는 손발톱의 바깥쪽을 길러야 해결된다. 또, 애들이 손발톱을 자꾸 물어뜯으면 반창고라도 붙여서 그러지 못하도록 하는 게 좋다.

제3부 | 하지—엉덩이, 무릎, 발목, 발

22. 대퇴골 경부 골절

딴따라라딴딴 따라라딴딴 딴따라라.

구 씨는 벨이 한참 울린 다음에야 전화를 받았다.

"안녕하세요? 하늘요양원 간호사인데요. 김갑생 할머니 아드님이 시지요?"

"네, 안녕하세요? 이 밤에 어쩐 일이세요? 어머니한테 무슨 일이 있습니까?"

어머니는 곧 구십이다. 구 씨 자신도 작년에 환갑이 지났다. 치매가 심한 어머니의 수발을 같이 늙어가는 아내에게 맡기기가 미안해서 요양원에 모신 지 1년이 넘었다. 어머니도 별로 싫어하는 기색이 없어 좋기는 한데, 가끔씩 전화가 오면 가슴이 철렁한다. 혹시 돌아가신 건 아닌가, 자식으로서 임종을 못 한 건 아닌가 하고.

"예. 할머니가 넘어지셔서 병원에 모시고 왔는데 고관절이 부러졌다고 해서 전화드렸어요. 읍내 종합병원으로 오세요."

돌아가셨다는 말이 아니어서 안심은 되면서도, 이건 또 무슨 일인가 싶었다. 고관절이라니. 그래도 이세까지는 요양원에서 산책이라도 하시면서 지냈는데, 이제는 꼼짝 못하고 누워 계셔야 하는 건가.

대소변도 혼자 못 보시고.

응급실에 도착해보니 어머니는 아프다고 소리를 지르고 간호사는 주사를 꽂느라 애쓰고 있었다. 응급실 당직으로 보이는 젊은 의사가 구 씨에게 엑스레이 사진을 보여주며 설명했다.

"여기가 부러진 자립니다. 대퇴골 목 부분이에요." 손가락으로 가리키는 데를 보니 진짜 목처럼 생긴 자리가 두 동강이 나 있다.

"엉덩이예요, 다리예요?" 엉덩이가 부러지면 위험하다는 말을 들은 적이 있어서다.

"다리뼈가 엉덩이뼈에 붙는 관절 부위지요." 뭐야, 그럼 엉덩이야 다리야? 엉덩이는 위험하다는데….

"연세가 많은데 뼈가 붙을 수 있을까요?"

"글쎄요, 저는 수술해야 한다는 정도만 알고 있습니다. 일단 입원시키시고, 어떤 수술을 할지는 내일 원장님 나오시면 상의하세요." 당직 의사는 정형외과가 아니어서 해줄 수 있는 말이 거의 없었다.

애들에게 할머니 수발을 시킬 수도 없고, 간병인 쓰기는 경제적으로 부담이 되고 해서 구 씨 자신이 어머니를 돌보기로 했다. 그날 어머니 침상 옆에서 잤다. 노인용 기저귀를 찬 어머니는 다행히 밤새 잘 주무셨다. 아프다고 웅얼거리기는 했지만 같은 방의 환자들이 눈살 찌푸릴 정도로 시끄럽지는 않았다. 다음 날 아침 원장이 회진을 왔다.

"할머니 잘 주무셨어요? 많이 아프시지요? 가만 누워 계셔서 별로 안 아프셨나요?" 원장은 부러진 것을 알고 온 눈치였다.

"이 양반이 누구여?" 어머니가 구 씨에게 물었다. 어머니와는 대화가 불가능했다.

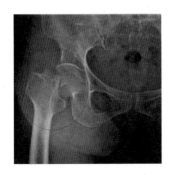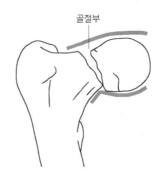

골절부

〈대퇴골 경부 골절. 수술 전 사진과 그림〉

원장이 구 씨를 보고 말했다. "아드님이시지요? 아홉 시에 외래로 내려오세요. 사진 보면서 설명해드릴게요." 그러고는 다른 환자들과 몇 마디 이야기를 나눈 후 방을 나갔다.

아홉 시가 되어 구 씨는 외래의 원장 진료실로 갔다. 몇 사람이 기다리고 있었지만 먼저 들어가라고 했다.

"사진에서 여기가 부러진 데라는 건 아마 들으셨을 테고요. 이 자리는 이만큼 부러져서 어긋나면 다시 붙지는 않는 데예요. 결국 인공 관절을 해야 한다는 얘기지요." 의사가 부러진 부위를 확대해서 보여 주며 말했다.

"뼈를 붙이는 수술이 아니라 인공 관절이라고요? 그럼 큰 수술이겠네요." 환자나 가족들에겐 수술의 '크기'가 늘 관심거리다.

"허허, 크다는 거야 생각하기 나름이지요." 원장은 미소를 지으며 말했다.

"수술을 안 할 수는 없는 건가요? 이 연세에 수술을 했다가 회복은 고사하고 돌아가시지나 않을까 걱정인데요." 구 씨가 말했다. 노인 환자 보호자 대부분의 걱정이다.

"저도 걱정입니다. 그런데, 얼마를 더 사실지 모르지만, 수술을 안 하면 돌아가실 때까지 일어나지 못하실 거예요. 기저귀 갈 때마다 아픈 것도 문제고요." 구 씨의 머릿속에 아프다고 소리 지르는 어머니의 모습이 떠올랐다. 수술 쪽으로 생각이 기울었다.

"수술하면 많이 위험한가요?"

"그렇지요, 많이 위험합니다. 제가 수술한 나이 드신 환자 중에서도 회복을 못하고 돌아가신 분이 있었어요. 할머니도 수술 후 회복된다고 장담할 수는 없기 때문에 저도 꼭 하시라고 권하지는 못합니다." 원장의 말은 냉정했다. 괜찮으니 수술하라고 하면 결정하기가 쉬울 텐데.

"수술하면 걸으시기는 할까요?" 못 걷지 않을까 생각하며 구 씨가 물었다.

"수술 전에 어땠지요?" 원장이 반문했다.

"요양원 안에서는 걸으셨어요."

"그럼 수술 후 회복되면 걸으실 수 있을 거예요. 일반적으로 뼈 붙이는 수술은 수술 자체도 간단하고 나중에 정상이 되는 장점이 있어요. 인공 관절은 그런 측면에서는 좀 못하지만, 대신 4~5일이면 걷기 시작할 수 있다는 게 큰 장점이지요." 원장의 대답을 들으며 구 씨는 어느 쪽이든 수술을 하긴 해야겠네 싶었다.

"어머니도 뼈 붙이는 수술을 할 수 있나요?" 인공 관절이라면 거부감부터 들었다.

"아니지요. 부러진 자리에 따라 더 좋은 수술이 있는 거지, 그냥 둘 중 하나를 고를 수 있는 게 아니에요." 원장은 이야기가 길어질까 봐 걱정되기 시작했다. 밖에서 기다리는 환자가 많았기 때문이다.

"원장님을 못 믿는 건 아니지만, 그래도 큰 병원 가서 하는 게 안전하지 않은가요?"

이 병원 원장이 실력 있다고 정평이 나기는 했지만, 작은 병원에서 했다가 잘못됐을 경우에 쏟아질 형제들의 비난이 구 씨는 두려웠다.

"아무래도 사고 났을 때 두루 대처하는 건 대학병원보다 우리가 못하겠지요. 대학병원으로 가시겠어요?"

원장은 살짝 기분 나쁜 표정이 스치긴 했지만 순순히 인정했다.

"가족들끼리 잘 상의하셔서 수술을 할지 말지, 여기서 할지 대학병원으로 가실지를 결정하세요." 원장이 일어나면서 대답했다. 그만 나가라는 뜻이다.

"하면 오늘 하나요?" 구 씨가 방을 나가면서 물었다.

"오늘이 마침 토요일이라 오늘 내일은 안 되고요, 월요일 날 해드리겠습니다. 바로 하는 것보다 이삼 일 주사 치료 좀 하고 수술받으시는 게 더 안전한 면도 있어요. 할머니한테 무슨 다른 이상이 있는지도 알아보고요."

구 씨는 동생들에게 전화를 했다. 동생들은 자기네가 멀리 있어 돌봐드리지도 못하면서 이래라저래라 하기가 미안하다고 구 씨에게 알아서 결정하라고 했다. 병실로 돌아왔을 때 어머니는 침대 난간을 흔들어대고 있다가 아들을 보자 조용해졌다. 이제는 자식이라도 구 씨 말고는 알아보지도 못했다. 그래서 자식들도 마음이 멀어지는 걸까.

"원장님이 뭐래요?" 앞 병상의 보호자가 물었다.

"수술해야 한대요. 그래서 대학병원으로 가보려고요." 아직 결정을 못하고 망설이는 중이었지만 옆에서 물어보니 대학병원으로 모신다 해야 도리를 아는 사람으로 보일 것 같아서 그렇게 말해버렸다.

"그냥 여기서 하세요. 우리 어머니도 지금 한 주일쯤엔데 조금씩 걸으셔요."

침대에 걸린 이름표를 보니 어머니와 두 살밖에 차이 나지 않는 할머니였다.

"그래도 혹시 위험하지 않을까 해서요."

"그 댁 할머니나 우리 어머니나 멸모레 90인데 팔자소관이지 뭐 미국 간다고 크게 다르겠어요?"

고민하던 차에 이 양반이 마음 편하게 거들어주는구나 싶었다. 그래 그냥 여기서 하자. 대학병원 가봐야 여기보다 수술은 더 못 한다는 얘기도 있고.

구 씨는 12시 가까이 되어 외래로 갔다. 환자도 거의 다 왔다 간 듯 한산했다. 진료실로 들어가서 원장에게 말했다.

"원장님 믿고 맡기겠습니다. 잘 해주세요."

"알겠습니다. 최선을 다하지요. 오늘 검사한 걸 보면 표면적으로는 심장이나 폐는 건강해 보이니 별 무리는 없지 않겠나 싶어요. 월요일 오전은 바쁘니 오후에 수술하기로 하지요."

이틀을 더 병실에서 어머니와 씨름하게 됐다. 어머니는 부러진 걸 알기나 하시는지 태평스럽게 잘 드시고 잘 잤다. 가끔 기저귀 갈 때 아프다고 소리 지르는 것 외에는 골절 환자 같지도 않았다.

월요일. 금식하고 주사 맞고 정오가 넘어서 수술실로 향했다. 마취부터 하고 수술은 12시 반이나 돼서 시작하는 모양이었다. 구 씨는 수술실로 들어가는 원장에게 다시 잘 부탁한다고 말했다. 원장 표정이 그다지 걱정하는 것 같지 않아서 다소 안심이 되었다.

한 시간이나 지났을까, 원장이 나왔다.

"수술은 별 탈 없이 잘 끝났어요. 이제 염증이 생기거나 하지만 않으면 며칠 후에 걸어보시면 되겠네요."

별 탈 없다는 의사의 한마디에 기다리며 초조했던 게 가셨다. 어머니는 회복실에 한 시간쯤 있다가 병동 간호사가 와서 모시고 병실로 갔다. 하반신 마취만 한다더니 역시 어머니는 눈을 멀뚱멀뚱 뜨고 있었다. 아직 마취가 다 깨지 않아서인지 아프지도 않아 보였다.

"어머니 안 아파요?" 구 씨가 걱정스레 물었다.

"어디가?" 어머니는 지금 상황이 파악이 안 되는 눈치다.

저녁이 되자 두 동생이 왔다. 잘 알아보지도 못하는 어머니께 인사를 하는 둥 마는 둥 마치고는 원장에게 몰려가 수술 경과에 대해 들었다. 구 씨도 따라갔지만 이미 다 아는 얘기였다. 똑같은 설명을 또다시 해야 하는 원장을 보며 의사란 참 번거로운 직업이구나 하는 생각도 했다. 수술한 날부터 어머니는 다인 간병실로 들어가기에 구 씨는 한숨 놓고 집으로 돌아갈 수 있었다. 사흘간 잘 못 잔 구 씨는 오랜만에 발을 뻗고 잤다.

어머니는 수술 후 이틀간 아프다고 징징거리셨다. 이틀째 밤에는 소리를 질러대고 욕까지 해서 주위 사람들을 정신없게 만들었다고 한다. 이제는 큰아들인 구 씨마저 못 알아보는 듯했다. 사흘간을 밤에는 시끄럽게 하고 낮에는 잠만 잤다. 의사, 간호사, 간병인들은 별일 아니라고 신경 쓰지 않는 것 같았지만, 구 씨는 평생 저러면 어떻게 사나 하는 걱정이 들었다. 원장은 며칠 저러다 만다고 했다.

과연 닷새째가 되자 원래대로 돌아왔다. 원장은 물리치료실에 가서 걸음 연습을 시키라고 했다.

"벌써요?" 구 씨는 한편 놀라고 한편 걱정이 되어 물었다.

"이제 해도 됩니다. 빨리 걸어야 얼른 요양원으로 돌아가시지요."

사실 구 씨는 어머니가 차라리 못 걷는 게 여러 사람에게 도움되는 일이 아닌가 싶기도 했다. 그렇다고 못 걷게 할 수는 없는 일이었다.

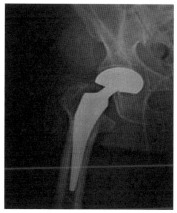

〈대퇴골 경부 골절 인공 관절 수술.
하얀색이 인공 관절〉

물리치료실에서 사흘간 연습하고 나자 보행기를 붙들고 걸을 정도는 되었다. 상처도 깨끗해 보였다. 여드레째에 요양원에서 모시러 왔다. 요양원으로 돌아간 어머니는 언제 그랬냐는 듯 태연하게 생활했다. 걸을 때 절룩거리고 인상을 쓰기는 했지만 그걸 통증으로 인식하는 것 같지는 않았다.

원장은 반대쪽도 부러질 수 있다고 했다. 이 노릇을 또 할지도 모른다는 거네. 언젠가 원장에게 물은 적이 있다.

"골다공증 치료를 하면 안 부러질까요?"

"그렇다고 안 부러지나요? 약 많이 먹어서 더 잘 부러진다는 이야기까지 있어요. 물론 안 먹는 것보다는 먹는 게 낫겠지요." 구 씨는 저 원장처럼 생각하면 세상에 고민이 없겠다 싶었다.

"어떻게 해야 안 부러질까요. 아예 걷지 못하게 해야 하나요?"

"걷지 못하게 할 수도 없지만 뼈가 약해지다 보면 안 걸어도 부러질

수 있어요. 그러니 부러질 때 부러지더라도 걸어야겠지요." 대답이
항상 시원시원하다. 따지고 보면 틀린 말이 아니다. 그저 운에 맡기는
수밖에 없다는 이야기다. 구 씨 자신도 오래지 않아 그렇게 되리라고
생각하면 산다는 게 뭔가 싶기도 했다.

대퇴골 경부 골절

증상
다리와 골반이 만나는 부위가 아프다. 주로 앞쪽이 아프다. 아파
서 못 걷는다. 대퇴골의 이 부위는 위치와 모양이 목과 같아서 경
부(頸部)라 한다.

원인
꼭 넘어져야 부러지는 게 아니다. 골다공증이 생기면 기역(ㄱ) 자
로 꺾인 부분이 약해져서 일어서다가, 심지어는 가만히 서 있는
데 부러지기도 한다. 그래서, 넘어진 적이 없는데 무슨 골절이냐
며 항의하는 환자나 보호자가 간혹 있어 의사를 당황케 한다. 대
퇴골(넙다리뼈) 경부는 하느님이 사람을 만들 때 설계를 잘못 한
부분이라는 우스갯소리까지 있다.

진단
엑스레이에서 보인다. 다만, 아주 미세하게 부러지면 처음에는
보이지 않다가 후에 어긋난 다음에 보이는 수도 있다. 그래서 엑
스레이로는 보이지 않지만 증세가 골절로 의심될 경우엔 CT,
MRI가 필요하다.

치료

엑스레이로 잘 보이지 않을 정도의 골절이라면 한 달간 누워 있어 본다. 전위골절(골절 부위가 서로 어긋난 것이 엑스레이에 확인이 되는 경우)로 부위가 대퇴골 경부라면 인공 관절 수술을, 경부 아래쪽이라면 고정 수술을 한다. 경부 아래쪽의 대퇴골 전자부(轉子部)라는 넓은 부위는 고정 수술을 하면 잘 붙는다.

화타의 충고

화타의 친할머니가 이 부위가 골절이 되었는데 합병증이 무서워 수술하지 않고 1년 넘게 누워서 대소변 받아내다가 결국 돌아가셨다. 물론 수술 중이나 수술 직후에 불미스러운 사고가 생길 수도 있다. 그 확률은 환자의 심장이나 폐가 어떤지 등 전신 상태에 따라 다르겠지만, 아무리 나쁜 경우도 5%를 넘지는 않는다. 따라서 걸을 수 있는 환자라면 수술해야 한다고 생각한다. 요즘은 죽음까지도 존엄사가 화두인 세상이다. 누워서 대소변 받아내는 여생은 결코 존엄하지 않다.

23. 성장통

지연이가 학교 갔다 오더니 무릎이 아프다고 울었다. 엄마는 상처가 있는지 살펴보았지만 깨끗했다.

"지연아 왜 그래? 넘어졌어?"

"아니."

"그럼? 맞았어? 부딪혔어?" 엄마가 추궁하듯이 묻자 지연이는 무서워서 더 크게 울었다.

답답해진 엄마는 당장 병원에 가야겠다고 생각했다. 지연이는 병원 가기가 싫었지만 엄마의 표정을 보고는 그냥 따라가기로 했다.

지연이 엄마는 아무 생각 없이 평소에 다니는 소아과로 데리고 갔다. 다리가 아프다고 하자 의사는 웃었다.

"지연이 어머니, 제가 약을 처방해 드릴 수도 있지만 혹시 모르니 정형외과로 가보시는 게 낫지 않겠어요? 성장통이겠지만요."

그제서야 아차 싶었다. 그래서 다시 종합병원 정형외과로 갔다.

정형외과 의사에게 엄마는 아이가 학교 갔다 와서 아프다고 운다고 설명했다.

"보자. 지연이 어디가 아파? 손가락으로 찍어볼까?" 의사가 엄마 말은 들은 체도 않고 아이에게 물었다.

지연이가 말없이 집게손가락으로 오른쪽 무릎을 가리켰다.

"얘가 벙어리가 됐나. 왜 말을 안 해?" 지연이 엄마는 의사에게 무시당한 화를 아이에게 풀었다.

"오늘 학교에서 뭐 했어? 달리기했어?" 의사는 계속 엄마의 존재를 무시했다. 지연이가 고개를 끄덕였다.

"너 어제는 아팠어, 안 아팠어?"

"어제도 아팠어요."

"근데 왜 어제는 말을 안 했니?" 엄마는 대화에서 소외돼서 화가 나 있었다.

"오늘 아침에는 아팠어, 안 아팠어?"

"안 아팠어요."

"지연이 달리기 잘해?" 의사가 아이의 무릎을 간질이며 물었다. 그제야 지연이가 배시시 웃었다.

"요즘 학교에서 체육대회 준비한다고 체육을 많이 하나 봐요." 지연이 엄마가 끼어들었다.

"아, 그래요? 그럼 많이 뛰어다녀서 아픈 거네요. 애들은 뼈가 약해서 활동을 많이 한 날은 다리가 아픈 수가 많아요. 자고 나서 아침에는 안 아프고, 오후에는 또 아프고 해요."

"소아과에 갔더니 성장통이라던데 그거 아니에요?"

"맞아요. 성장기에 주로 일어나는 일이라서 흔히 성장통이라고 하는 거지요. 그렇다고 단지 키나 몸집이 크느라고 아픈 건 아니고, 성장하는 시기에 오는 통증이라고 생각하시면 돼요."

"그러니까 큰 병은 아니라는 거지요?"

"작은 병도 아니에요."

"그럼 아플 때 뭘 해주면 될까요?"

"아프다고 하면 그냥 좀 쉬라고 하세요. 꾀병한다고 구박하지 마시고."

"그런데 학교에서는 선생님이 못 쉬게 할 텐데요."

"음, 소견서를 써드릴 테니 선생님에게 제출하세요."

"약은 없나요?"

"주사는 필요 없고, 쉬라고 아픈 거니까 약은 먹지 말지요. 약 먹고 안 아프다고 뛰어다니는 건 오히려 해롭겠지요?"

"지연아, 너 주사 안 맞는단다." 지연이는 벌써 진료실 밖 복도에서 뛰어다니느라 정신이 없다.

성장통

증상
무릎이나 고관절(엉덩 관절)의 통증을 호소하는 경우가 많다. 대개 성장기의 활동량 많은 아이에게 발생하며, 저녁에는 아프다고 울다가도 아침에는 멀쩡해진다.

원인
관절 조직이 단단하지 않은 상태여서 과도한 운동을 견디지 못해서 아픈 것으로 추정한다.

진단
증상으로 판단한다.

치료
필요 없다. 다만 다른 질환이 있는 건 아닌지 구별하는 것이 필요하다.

화타의 충고
아이들은 아프냐고 물어보면 아프다고 한다. 뛰어놀 때 잊어버릴 정도라면 며칠 간 활동을 줄여본다. 성장통이라면 2~3일 내에 멀쩡해진다.

24. 오스굿병

기성이가 학교에서 평소보다 두 시간이나 일찍 돌아왔다.

"왜 이렇게 일찍 왔어? 무슨 일 있니?" 엄마가 물었다.

"무릎이 아파서 못 뛰겠어." 엄마는 화들짝 놀랐다. 축구 선수가 무릎이 아프다니.

"많이 아파? 다친 거야? 어느 쪽이 아파?"

"그전부터 아팠어." 엄마의 질문 세례에도 기성이는 시큰둥하다.

엄마는 속이 탄다. 기성이는 축구 선수가 될 걸로 정해져 있다고 생각했는데 무릎이 아프다면서 이렇게 태평일 수 있을까. 답답했다.

"당장 병원 가자."

미소고등학교 축구부 팀 닥터를 맡고 있는 읍내 종합병원 정 원장을 찾아갔다.

"원장님, 애가 무릎이 아프대요. 뭐가 잘못된 걸까요?"

"이리 와, 기성아. 어디가 아픈지 네가 손가락으로 짚어봐."

기성이가 손으로 왼쪽 무릎을 감쌌다.

"아니, 손가락으로 가리켜보라고."

기성이가 집게손가락으로 무릎의 앞쪽을 여기저기 눌렀다.

208

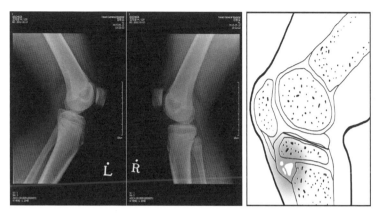

〈왼쪽 사진이 오른쪽 사진보다 정강이뼈가 커져 있다. 붉은색 부분이 통증 유발 부위〉

"내가 한 번 눌러볼까?" 의사가 무릎의 안쪽과 바깥쪽을 눌렀다. 별로 반응이 없다. 이번에는 엄지손가락으로 기성이의 무릎 아래쪽을 눌렀다. 기성이가 깜짝하며 다리를 뒤로 뺐다.

"뭐가 문제인지 알겠네요. 엑스레이 한번 찍어보지요."

사진을 띄웠다. 의사는 양쪽 무릎이 동시에 보이도록 화면을 분할해서 보여주었다.

"어머니 보세요, 이게 오른쪽, 이게 왼쪽인데 다르지요? 얘가 오른발로 공을 찰 텐데, 왼쪽 다리로 버틸 때 무릎에 힘을 주면 무릎 인대가 세게 당겨져 정강이뼈의 이 부분이 커진 거예요. 하루 이틀 사이에 그런 게 아니고 어릴 때부터 점차 커진 거지요."

"그래요? 얘, 어릴 때부터 그랬는데 왜 말을 안 했니?"

"전에는 튀어나와 있어도 안 아팠다고!" 기성이의 대답에 짜증이 묻어났다.

"운동을 계속하는 데는 문제가 없겠지요?" 엄마는 이게 가장 궁금했을 것이다.

"계속해도 됩니다. 통증이 약간 있고 조금 더 커질 수는 있겠지만 운동은 해도 됩니다."

"아픈데 운동을 어떻게 해요?" 기성이가 갑자기 언성을 높였다. 엄마와 의사는 당황했다.

의사는 불끈했지만 참을 수밖에 없었다. 의사도 이럴 때는 감정노동자의 어려움을 이해한다.

"너, 진통제 주사나 약이 필요하니?" 의사가 화를 누그러뜨리고 물었다.

"아니요, 괜찮아요, 깁스는 안 해주나요?" 기성이도 느낌이 있다. 한 발 물러선다.

"깁스는 필요 없고 한 달 정도 쉬는 게 좋다고 써주마, 됐니?" 의사도 기성이를 이해할 기분이 되었다.

"기성이는 나가 있어라. 어머니와 이야기 좀 하자."

기성이가 의외로 순순히 물러나는 걸 보고 엄마는 이상했다. 제 이야기를 자기 없는 자리에서 하는 걸 끔찍이도 싫어하는 녀석이 순순히 밖으로 나가다니.

한편 기성이는 의사의 태도로 봐서 자기가 원하는 이야기를 엄마에게 해줄지도 모른다는 기대를 하고 나갔다.

"기성이 어머니, 혹시 기성이가 운동을 그만두고 싶은 건 아닐까요?"

"네?" 엄마는 기절초풍할 일이다. 지금까지 축구만 하고 공부라는 건 해본 적이 없는 애가 이제 와서 축구를 안 하면 뭘 하겠다는 말인가? 하지만 생각해보니 요즘 들어 유독 운동하기를 싫어하는 것 같기는 했다. 그저 사춘기의 반항 정도로만 생각했는데.

"그럼 아픈 것도 꾀병일까요?"

"아니에요, 아픈 건 정말 아픈 거지요. 다만 운동을 자기가 좋아서 하고 있다면 참고 할 수는 있겠지요."

"그럼 혹시 수술해서라도 안 아파지면 다시 축구를 하고 싶어지지 않을까요?"

"전 그렇게 생각하지 않습니다. 수술하면 저 튀어나온 부분을 잘라내고 뼈가 붙을 때까지 운동을 쉬어야 하는데, 그동안에 근육이 약해지고 오히려 운동 능력은 더 나빠질 가능성이 많아요. 운동을 계속할 거면 그냥 계속하는 게 나아요. 아픈 것도 수술하지 않아도 일시적으로 아프다가 낫습니다. 튀어나온 거야 그냥 있겠지만. 어머니가 데리고 잘 이야기해보세요."

기성이 엄마는 풀이 죽어서 진료실을 나왔다.

"기성아 집에 가자. 저녁에 아빠와 같이 이야기해보자."

오스굿병(Osgood disease)

증상
정강이뼈의 결절부(무릎 바로 아래 앞쪽)에 발적(發赤, 빨갛게 부어오름)이나 열감이 없는 통증, 종창이 있다. 누르면 아프고 계단 올라갈 때 더 아프다. 오스굿 · 슐라터병이라고도 한다.

원인
뼈 조직이 아직 튼튼해지지 않은 나이에 정강이뼈 결절부가 무릎 인대의 강한 힘을 반복적으로 받을 때 생긴다.

진단
단순 방사선(엑스레이) 검사상 결절이 떨어져 있는 듯이 보이거나 커 보인다.

치료
대부분의 경우 치료가 필요 없다.

화타의 충고
며칠 쉬면 된다. 유년, 청소년의 과도한 운동이 원인이기 때문에 운동량을 조절할 필요가 있다.

25. 전방 십자인대 충돌증

"다들 만나서 반가웠어. 앞으로 가끔 보자."

권 씨는 고교 졸업 40주년 동창회를 마치고 일어섰다. 마음은 아직 젊은데 벌써 40년이나 지났다는 게 믿기지 않았지만, 둘러보면 머리가 반백이 된 친구들도 많았다. 권 씨로 말하자면 아직은 청춘이었다. 조기축구회를 나가도 30대 회원들 못지않게 뛰어다녔다. 축구를 하다 보면 다쳐서 수술까지 받는 사람들도 있었지만 권 씨는 큰 부상 없이 지냈다.

일어서는데 왼쪽 무릎이 시큰하더니 집으로 오는 내내 불편한 느낌이 있었다. 디딜 때마다 약간의 통증이 느껴졌다. 그러나 걸을 만은 해서 크게 신경 쓰지 않고 잤다.

다음 날 자리에서 일어나려던 권 씨는 왼쪽 무릎 뒤가 땅기는 느낌이 들었다. 깜짝 놀라 살펴보니 탱탱 부어서 오른쪽의 두 배는 되어 보였다. 뭔가 심상치 않다는 생각이 들어 아홉 시가 되자마자 근처에 있는 정형외과로 갔다. 100미터도 안 되는 길을 가는 동안에도 서너 번은 섰다 가기를 반복했다.

이른 시간이라서 권 씨는 두 번째로 들어갔다.

"어서 오세요. 처음이시지요? 어디가 불편하신가요?"

권 씨 또래인 듯한 사람 좋아 보이는 의사였다.

"어제 의자에서 일어서는데 왼쪽 무릎이 시큰하더니 오늘 아침에는 많이 아파요. 심하게 붓기도 하고요." 권 씨는 말하면서 왼쪽 다리를 걷어 올렸다. 집에서 나올 때보다 더 많이 부어 보였다.

"어이구, 많이 부었네요. 무릎을 구부렸다가 펴보세요."

시키는 대로 했다.

"어때요, 아프세요?"

"약간 아프네요."

"쪼그려 앉을 수 있으세요?"

"아직 안 해봤지만 하면 아플 것 같아요."

"우선 사진을 찍고 볼까요?"

권 씨는 복도 끝에 있는 방사선실로 갔다. 앞으로 서고 옆으로 서고 구부리고 눕고 하면서 대여섯 번을 찍은 후에 기사는 다 됐으니 외래로 다시 가라고 했다.

10분쯤 지나자 간호사가 방사선실에서 사진을 들고 왔다.

"음, 엑스레이에서 뼈의 이상은 없고요, 관절 주위가 많이 부은 걸로 봐서는 인대를 다친 것 같습니다. 우선 무릎에서 물을 빼고 깁스를 해드릴게요. 일주일 치료해보고 다시 결정하지요. 침대에 누워보세요."

권 씨가 침대에 눕자 의사는 주사기를 가져와서는 무릎을 찔렀다. 주사기 밀대를 당기자 마치 혈관에서 피를 뽑는 것처럼 무릎에서 피가 빠져나왔다. 그렇게 세 번이나 주사기에 꽉 찰 만큼 나오는 것이었다. 권 씨는 거정이 되었다.

"이렇게 피가 많이 나와도 괜찮을까요?"

허허, 의사가 웃었다.

"걱정 마세요. 이 정도 뽑아서 빈혈이 생기지는 않으니까요. 그나저나 피가 꽤 나오는 걸 보면 인대가 심하게 끊어진 게 분명하네요. 당분간 목발도 짚고 조심하시는 게 좋겠어요."

권 씨는 무릎 뒤쪽으로 반(半)깁스를 하고 목발을 받았다. 엉덩이 주사도 맞고 약도 3일 치를 처방받아 나왔다. 피를 빼고 나니 무릎이 많이 편해진 기분이었다. 아침부터 심하던 통증도 어지간히 가라앉았다. 비록 목발을 짚기는 했지만 통증이 가벼워지자 심각한 부상이면 어쩌나 하던 염려 역시 줄어들었다. 다행히 왼쪽 다리여서 운전도 할 만했다. 조심조심 회사에 도착해서 자리에 앉으니 회사 일도 그냥 하겠다 싶었다. 사무실에 앉아서 하는 일이니 별 무리가 될 게 없었다.

퇴근해서 식사를 마치고 샤워를 하려니 깁스가 이만저만 불편한 게 아니었다. 샤워를 거르고 싶지는 않았다. 잠시 망설이다가, 부러진 것도 아닌데 별 일 있겠나 생각하고 깁스를 풀었다. 붕대로 감아놓은 반깁스라서 푸는 것도 수월했고, 그러고 나니 오히려 아픈 게 덜한 느낌이었다. 샤워를 하니 기분도 상쾌했다. 내일은 아예 깁스를 안 하고 다녀볼까 하는 생각이 들 정도였다. 그렇게 하루가 가고 권 씨는 잠이 들었다.

다음 날 아침 눈을 뜨자 권 씨는 왼쪽 무릎의 상태가 궁금했다. 일어나기 전에 이불 속에서 무릎을 살짝 구부려보았다. 아프지 않았다. 약간 불편한 느낌이야 있었지만 걱정될 정도는 아니었다. 더 구부렸다. 역시 아프지 않았다. 끝까지 구부려도 마찬가지였다. 부은 것도 거의 가라앉았다. 권 씨는 어제 병원 갔던 게 후회가 되었다. 아이 씨, 하루만 참아볼걸. 피를 그리도 뽑은 건 싹 잊어버리고 말이다. 일어나서 출근 준비를 하는 동안에도 약간만 불편할 뿐 괜찮았다. 깁스를 도로 해야 하나, 생각도 잠깐 했지만 용감하게 내버려두었다. 그날도 별 불편 없이 지나갔다. 다만 계단을 내려갈 때 통증이 와서 꼭 오른쪽 발을 먼저 내디딘 후 왼쪽 발이 따라갔다. 성격이 느긋해서인지 무모해서인지, 권 씨는 좀 아프다 말겠지 하며 넘겼다.

　그럭저럭 한 달여가 지났다. 무릎 상태는 권 씨의 기대를 저버리고 하루하루 나빠지는 것 같았다. 첫날만큼은 아니어도 차츰 부어오르고, 다리 뒤가 땅겼다. 계단 내려갈 때의 불편함도 전혀 나아지지 않았다. 첫날처럼 움직이기 불편할 정도로 아픈 건 아니었으나, 길을 걷다가 무릎이 어긋나는 느낌이 들면 잠시 섰다 가야 했다. 그날 이후 축구는 할 생각조차 못했다. 30년이나 해온 축구였지만 무릎 나으면 다시 해야지 하고 한 달 넘게 미루다 보니 이제는 안 하는 게 자연스러워졌다.
　그 양반 이젠 축구 못할 나이도 됐잖아 하는 소리는 듣기 싫었지만, 막상 뛰어보려 하면 자신이 없었다. 뛰다가 금방 주저앉을 것 같았다. 그제야 권 씨는 인대가 심하게 끊어진 것 같다던 의사의 말이 생각났다. 분명히 의사가 그렇게 말했는데 왜 까맣게 잊고 있었을까.
　다음 날 권 씨는 정형외과를 다시 찾았다.
　의사는 권 씨를 잊었다가 지난번 진료 기록을 보고 나서 기억해냈다.
　"아, 그래 무릎은 어떠세요? 이제 나을 때가 되어가지요?"
　"아 원장님, 그게 그때처럼 심하게 아프지는 않은데 싹 낫지를 않네요."
　"어떤 점이 불편하세요?" 의사가 걱정스러운 표정으로 물었다.
　"계단 내려갈 때가 불편하고요. 평지 걸을 때도 가끔 어긋나는 느낌이에요." 권 씨는 의사의 표정 때문에 더 걱정이 되었다.

"저기에 누워보세요." 의사가 진찰대를 가리켰다.

"이렇게 하면 아프세요?" 권 씨가 눕자 무릎을 구부리고 안쪽, 바깥쪽으로 다리를 비틀면서 물었다.

"아니요, 별로 안 아파요." 대답하면서 내심 안심이 되었다.

"여기를 누르면 아프세요?" 이번에는 무릎의 안쪽과 바깥쪽을 누르면서였다.

"그냥 눌러서 아픈 것 같아요."

의사는 권 씨의 무릎을 앞뒤로 밀고 당기고 하면서 고개를 갸우뚱거렸다.

"글쎄요, 지난번 엑스레이에도 별 이상이 안 보였고, 지금 봐도 특별한 이상은 없어 보이는데요."

"그렇지요? 그런데 왜 아플까요? 전에는 인대가 심하게 끊어진 것 같다고 하셨잖아요." 권 씨는 적이 안심하면서도 그 점이 궁금했다. 의사는 잠시 말이 없었다. 그런 말을 한 걸 잊어버려서 당혹스러운 모양이었다.

"인대가 끊어졌다가 다시 붙었나 봐요." 자신 없는 말투였다.

권 씨는 더 묻지 않기로 했다. 확실한 건 몰라도 큰 이상은 없다는 게 확인되었으니 그걸로 됐다고 생각했다. 의사가 주사와 약을 처방해준다고 했으나 원인도 모르고 뭘 처방하나 싶어서 거절하고 돌아왔다.

며칠 후 권 씨가 운동장에 나타났다. 이제 무릎에 큰 병이 없다는 것도 알았겠다, 축구를 다시 해보리라 마음먹은 것이다. 몸풀기로 제

자리 뛰기를 몇 번 했다. 땅을 디딜 때 무릎이 약간 시큰거리긴 했지만 이미 익숙한 느낌이라 대수롭지 않게 넘겼다. 경기가 시작되었다. 권 씨는 되도록 살살 뛰었다. 해볼 만했다. 어쩌다 공을 받아 바로 패스하는 정도는 별 문제가 없었다. 이렇게 서너 번만 하고 나면 본격적으로 뛸 수 있겠다는 희망이 생겼다.

경기 시작 후 10분쯤 지났을까, 권 씨에게 공이 왔고 수비를 피해서 왼발로 공을 찼다. 힘차게 공을 찰 때까지는 좋았는데 잠시 후에 무릎의 통증이 심해지는 게 확연했다. 권 씨는 회원들의 눈길을 느끼면서 못하겠다고 손사래를 치고 스탠드에 가서 앉았다.

물을 마시러 권 씨 옆으로 온 주 씨가 앉으면서 말했다.

"무릎이 아직도 아픈 거야? 아직 다 안 나았구먼, 그런데 왜 공을 찬다고 나왔어, 쯧쯧. 이제 그만해, 나도 올해 안에 그만둬야겠어. 이젠 공을 찬 날 저녁에는 무릎이 부어. 그러면 다음 날 병원 가서 뼈주사를 맞는데, 해롭다는 걸 자꾸 맞을 수도 없으니 축구를 그만둬야지."

"글쎄, 병원에서도 이상이 없는 것 같다는데 이러네." 권 씨가 한숨을 쉬었다.

"이상이 없으면 없는 거지, 없는 것 같다는 건 또 뭐야?" 주 씨가 한심하다는 듯이 쳐다보았다.

"엑스레이에도 이상이 없고 만져봐도 이상이 없는 것 같다는구먼. 인대가 끊어졌다가 붙었다나."

"한심한 인사 같으니, 얼른 가서 MRI 찍어봐, 인대가 엑스레이에서 보이나? 내일 나하고 같이 병원 가."

주 씨는 3년 전에 무릎 십자인대가 끊어져서 수술을 받은 적이 있었다. 그때 이후로 무릎을 다친 사람이 나오면 주 씨가 의사나 마찬가지였다. 오지랖 넓은 주 씨는 자기가 수술받은 병원으로 환자를 데리고 다니기도 마다하지 않았다. 그동안에는 옆에서 잔소리하는 게 싫어서 같이 가지 않으려 했는데, 이제는 권 씨도 주 씨를 따라갈 마음이 들었다.

꽤 먼 거리에 있는 병원까지 주 씨가 운전해서 권 씨를 데리고 갔다. 입구에는 유명 대학 출신 의사들의 이름과 이력, 최신 기술이 어쩌고 하는 선전 문구들이 어지럽게 걸려 있었다.

"원장님 이 양반 좀 봐줘. 우리 회원인데 무릎이 자꾸 아프대." 진료실에 들어서자마자 주 씨는 막냇동생 대하듯 의사에게 말했다. 아닌 게 아니라 의사는 기껏 마흔쯤으로나 보였다.

의사는 권 씨를 진찰대에 눕힌 후 정형외과 의원의 의사가 했던 것과 똑같이 해보았다. 그러고는 말했다. "연골 상태가 좋지 않네요. MRI 찍어보지요."

권 씨는 인대가 아니라 연골이라는 말에 이것 보게 하는 생각이 들었다. 연골이 어떻게 생겨먹었고 인대는 또 어떤 놈인지는 모르지만 어쨌든 두 의사의 말이 다르다는 건 한 사람은 틀렸다는 얘기지.

"그거 봐, 일단 MRI를 찍어봐야 한다니까." 주 씨는 자신의 말이 맞아서 신이 났다.

MRI를 찍고 다시 진료실에 앉았다. 의사는 이리저리 화면을 바꿔가며 한참을 들여다보았다. 표정을 봐서는 잘 모르는 것 같았는데, 예상과 달리 단정적으로 말했다.

"연골이 찢어졌어요. 여기 하얗게 보이는 게 찢어진 자리예요. 관절 내시경 수술을 하셔야겠어요."

"인대가 아니라 연골이 찢어졌어? 나보다는 낫네." 주 씨가 아는 체를 했다.

"맞습니다. 십자인대보다는 연골 다친 게 후유증도 적고 훨씬 낫습니다." 의사가 맞장구쳤다.

"수술하면 정상이 될까요? 축구도 할 수 있고?" 권 씨가 물었다.

"예, 몇 달만 지나면 하실 수 있을 거예요." 의사가 웃으며 대답했지만 확신이 실리지 않은 목소리였다. 권 씨는 수술하지 않기로 마음먹었다.

"생각 좀 해보고 오겠습니다. MRI 복사해주실 수 있지요?"

"네 그러시지요. 너무 늦으면 관절에 좋지 않습니다." 의사는 마지막 경고를 잊지 않았다.

이후로 한 달 동안 권 씨는 운동장에 가지 않았다. 무릎은 더 나빠지지도 않았으나 그렇다고 증세가 없어지지도 않았다. 결국 이대로 사는 수밖에 없겠네 하는 생각이 굳어가던 차에, 무릎이 제대로 펴지지 않는다는 것을 깨달았다. 다리를 뻗고 앉으면 왼쪽 무릎이 아주 조금이지만 불룩 올라온 게 매우 기분 나빴다. 웬만하면 그냥 살까 했는데, 이래서는 곤란했다.

하루는 어머니가 병원을 가자고 했다. 허리가 아프고 자꾸 앞으로 굽는다는 것이었다. 병원이라면 손사래를 치던 어머니가 가자고 하시는 게 의아해서 웬일이냐고 물었다.

"지연이 할머니가 그러는데 읍내 병원 원장이 그렇게 용하대. 한 번만 가면 된대."

뜻밖의 대답에 권 씨는 더 궁금해졌다. 아무리 용하다 해도 예수도 아니고 한 번에 병을 고치기야 할까. 그 할머니 어지간히 뻥이 세구나 했다. 어쨌든 헛말은 안 하시는 어머니인지라 따라가는 수밖에 없었다.

"할머니 어서 오세요, 어디가 불편해서 오셨나요?" 의사는 웃으면서 물었다.

"내가 허리가 아프고 자꾸 앞으로 굽어요." 어머니가 의사의 얼굴을 살피면서 물었다. 인상이 나쁘지는 않았다.

"요새 생긴 병인가요, 한 10년 된 건가요?" 의사도 어머니의 얼굴을 정면으로 쳐다보았다. 두 사람이 눈싸움이라도 하는 건지.

"10년이 뭐야, 20년은 됐지."

"아침에 일어나고부터 굽어요, 아니면 한참 걸어야 굽어요?"

"아침에는 좀 나아. 오후 되면 더 굽고, 저녁에는 아예 안 펴져요."

"음, 왜 그런지 알겠네요, 엑스레이 찍고 오시면 보면서 설명해드릴게요." 의사가 몸을 뒤로 젖히며 말했다.

엑스레이를 찍고 돌아왔다. 의사는 어머니의 엑스레이를 컴퓨터 화면에 띄웠다.

"할머니, 어려운 내용이니까 잘 들으세요. 두 번 설명시키면 안 돼요. 이게 배 쪽이고 이게 등이에요. 배 쪽에 있는 척추 연골이 다 닳아서 없어지고 뼈끼리 붙었지요? 그래서 굽어 있는 데다 허리에 힘이 없어지니까 오후가 되면 점점 더 굽는 거예요."

의사의 설명에 어머니가 고개를 끄덕거렸다. 권 씨는 어머니가 알고나 그러시는지 의심이 갔다.

"그럼 못 고치우?"

"고치지는 못하고요. 허리 운동을 하시면 아침에 깨었을 때 굽은 것은 고칠 수 없지만 오후에 점점 더 굽는 건 막을 수 있어요." 의사는 할머니가 잘 알아듣는 것 같아서 기분이 좋았다.

"약을 처방해드릴 테니 드시고 운동하세요, 운동 방법은 밖에서 우리 간호사가 알려드릴 거예요."

"못 고친다면서 무슨 약이지요?" 권 씨가 끼어들었다.

"진통제지요. 아프다고 자꾸 눕지만 마시고 약 드시고 운동 열심히 하시라고요." 의사가 권 씨를 돌아보며 말했다.

"그럼 안 아프게 하는 방법이라도 없을까. 조금만 앉아 있으면 허리가 아파서."

"할머니, 사는 게 고통이잖아요. 그냥 사세요." 의사가 천연덕스럽게 대답했다. "그 대신, 가르쳐드리는 운동을 많이 하시면 오늘 병원 오신 보람이 있을 거예요."

권 씨는 병원을 나오면서 왜 한 번에 고친다고들 하는지 이해가 되었다.

맞지? 한 번에 고치지? 어머니의 미소가 권 씨에게 그렇게 말하는 것 같았다. 권 씨는 다음에 자신도 무릎 진료를 받아보기로 마음먹었다.

며칠 후 권 씨는 복사해 온 MRI를 들고 읍내 병원을 찾았다.

"안녕하세요?" 의사가 인사했다. 권 씨를 기억하지 못하는 눈치였다.

권 씨는 복사해 온 MRI를 건넸다. 컴퓨터에 CD 영상을 띄우는 동안 의사에게 그간의 증상과 병원에 몇 번 갔다 온 사연을 말했다. 의사는 참을성 있게 들었다.

"결국 다리를 쭉 펴면 아프다는 거네요. 한번 펴보세요."

의사가 권 씨의 다리를 힘주어 펴려고 했다. 권 씨는 아파서 다리를 뺐다. 모니터에 MRI 사진이 나왔다.

"어디 봅시다…. 연골이 찢어졌다고 했다고요? 흐음, 이건 찢어진

222

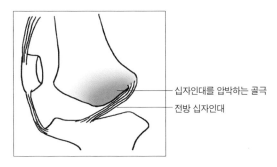

〈전방 십자인대 충돌증. 대퇴골 붉은색 부분에 골극(덧자라난 뼈)이 생겨 자라서 십자인대를 누른다.〉

게 아니고 혈관이에요. 연골도 속에 혈관이 있어서 간혹 MRI에 선명하게 보이는 수가 있어요. 연골은 이 정도면 아주 양호한데요."

"그럼 무엇 때문에 아픈가요? 정말 인대가 문제인가요?"

"맞아요, 전방 십자인대가 늘어났어요." 의사가 MRI 사진에서 무릎 관절 안의 십자인대(十字靭帶) 부분을 가리켰다.

"끊어진 게 아니라 늘어났다고요?"

"그래요. 여기 이 뼈가 자꾸 자라나서 십자인대를 눌러서 늘어난 거예요. 어쩌다 한 번씩 다리를 확 펴면 충격을 받아서 일부분이 끊어지기도 하고요, 그럼 십자인대에서 피가 나서 무릎이 붓는 거고. 보세요, 다리를 펴면 십자인대가 이 뼈에 닿게 생겼지요?"

설명이 일리가 있었다. 해부학은 모르지만 이치에 맞는 것 같았다.

"그럼 오래전부터 그랬다는 건데 왜 갑자기 끊어지고 아프고 했을까요?"

"잘 들으세요, 한 번만 설명할게요. 중국 속담인데요. 옛날에 어떤 바보가 있었어요. 빵을 먹는데 한 개, 두 개, 세 개를 먹어도 배가 안 부른 거예요. 그래서 네 개째를 마저 먹었더니 배가 부르더랍니다. 그래서 바보가 생각했지요. 에이, 네 번째 것을 먼저 먹었으면 하나만 먹어도 배불렀을 텐데ㅡ. 어떠세요, 이해가 되세요? 저는 지금 다른 환자 수술하러 가야 되니까 집에 가서 잘 생각해보세요." 의사가 일어서려고 했다.

"잠깐만요. 그럼 치료는 어떻게 해야 하나요?" 권 씨가 다급하게 물었다.

"뼈가 자라서 그런 거니까 뼈를 깎아내야겠지요? 내시경으로 하고, 간단하기는 해도 일종의 수술이지요. 잘 생각해보시고 제 말이 맞는 거 같으면 수술하러 오세요. 그냥 사셔도 죽거나 불구가 되지는 않아요, 그런데 불편함은 평생 갈 거고, 비교적 간단하게 고칠 수 있는 거니까 수술하는 것도 괜찮은 선택이지요." 의사는 나가버리고 권 씨 혼자 남아 잠시 생각에 잠겼다.

권 씨는 그날 저녁에 자려고 누워서 빙그레 웃었다. 한 번에 해결한다는 거 맞네.

수술할지를 고민했다. 지금도 많이 불편한 건 아니지만 평생 갈 거라면 이삼 일 고생하는 것도 괜찮으리라는 생각이 들었다.

다음 날 읍내 병원을 다시 찾았다.

"원장님, 수술해주세요."

"알겠습니다. 음, 다음 주 수요일이 좋겠네요. 괜찮으세요?"

"네, 며칠이나 입원해야 하나요?"

"하룻밤만 자고 나가서도 돼요, 아, 가서도 된다는 거지 꼭 가라는 건 아니에요. 의학적으로 돌아다녀도 문제가 없다는 거지 수술해서 아픈 건 제가 수술을 안 받아 봐서 잘 몰라요. 지내보고 견딜 만하면 가세요."

권 씨는 십자인대 감압 수술이라는 것을 받았다. 한 시간도 채 걸리지 않았다. 과연 다음 날 걸을 수 있었다, 아프기는 했어도. 사흘간 물리치료를 받은 후 퇴원했다. 그에 앞서 수술 이틀 뒤에 다리를 폈을 때 아픈 느낌이 없어졌음을 알 수 있었다. 이후 점차 좋아졌고, 운동도 할 수 있게 되었다.

수술하고 두 달 후 마지막 점검을 위해 병원을 찾았다.

"원장님 축구해도 괜찮지요?"

"하지 마세요." 의사는 쳐다보지도 않고 말했다. 의외였다.

"사실은 벌써 해봤는데요. 할 만하던데…."

"선생님, 어차피 사람 몸은 쓰는 만큼 망가져요. 요령껏 쓰면 더 좋지요. 그런데 축구하는 게 요령껏 쓰는 거라고 생각하세요? 수술을 안 받은 건강한 사람도 과격하게 많이 쓰면 그만큼 망가지겠지요. 축구를 하시려면 무릎이 아주 망가질 각오를 해야 돼요. 이제 병원에는 안 오셔도 돼요."

권 씨는 아무 말도 못하고 머리를 긁적이며 진료실을 나왔다. 아무리 그렇지만 이것도 인연인데 이제 병원 오지 말라고까지 할 건 뭐야, 매정하게시리.

전방 십자인대 충돌증

증상
이 병증은 교과서에 안 나온다. 저자가 경험을 바탕으로 이름 지은 것이다. 다리를 펴기가 불편하고 아프다. 한참 걸으면 오히려 편해진다. 주로 운동이나 일 등 활동량이 많은 사람에게 생긴다. 참고로, 십자인대란 무릎 관절 안에 있는 것으로 관절의 안정성에 중요한 역할을 한다. 앞뒤에 하나씩 있어서 각기 전방 십자인대, 후방 십자인대라고 부른다.

진단
MRI 검사상 십자인대가 끊어지지는 않았는데 긴장도가 떨어져 보이고, 대퇴골의 가운데 부분이 자라서 뼈와 전방 십자인대가 닿아 있으면 이 병증으로 진단할 수 있다.

치료
대퇴골의 자라난 부분을 제거해 십자인대를 압박하는 것을 없애는 수술을 한다. 관절 내시경으로 하며, 하루 뒤면 일상생활 복귀가 가능하다.

화타의 충고
이 병은 화타가 명명한 것이다. 따라서 위의 내용 모두 화타의 개인적인 생각과 경험에 따른 것임을 밝혀둔다. 다른 의사에게서 이런 내용을 들을 수는 없다. 환자 스스로 알기는 더 어렵다.

26. 무릎 관절염

김 여사는 아침마다 금오산을 오른다. 오늘 아침에도 눈을 뜨자마자 세수를 하고 나갈 준비를 한다. 해가 막 떠오를 때 나가면 공기도 그만이고 눈 호강도 한다.

그런데 오늘은 오른쪽 무릎이 시큰하더니 영 걷기가 싫다. 걸으려 들면 두세 발짝에 한 번은 무릎에다 찬물을 끼얹는 듯해서 금방 주저앉을 것만 같다. 전에는 두어 달에 한 번 그러던 것이 이제는 사흘이 멀다 하고 찾아온다.

아이 짜증 나. 아무튼 오늘은 병원에 가봐야겠네. 남의 속도 모르고 영감이 빨리 가자고 문 앞에서 보챈다.

"오늘은 당신 혼자 갔다 오슈. 볼일이 있어 준비해야 하니 산에는 안 갈 규."

영감한테 아프다고 하면 엄살떤다고 속 뒤집을 게 뻔하다. 저 영감 태기는 자존심 땜에 말을 안 하는 건가, 아프다는 소리를 통 못 들어봤다. 엄살떤다고 맨날 나를 구박했으니 자기는 아파도 아프다고 못 하겠지.

이불 속에 다리를 넣고 있으니 아픈 게 좀 가시는 듯도 하다. 그래도 증상이 자꾸 심해지는 게 확실하니 병원에는 가보자. 아직 60밖에 안 됐는데 아프면 곤란하다. 평균수명으로만 따져도 20여 년을 더 살 텐데 아프고 살 수는 없지 않은가. 더구나 무릎이 아프면 자식들한테 신세 지고 살아야 한다. 그 짓은 정말 하기 싫다. 벌써부터 툭하면 엄마가 뭘 안다고, 하면서 돌아서는 것들이다. 다리가 아파서 얹혀살면 1년도 못 가서 요양원 보낸다고 할 게다. 멀리 가 있으면 걱정돼도 눈 앞에 있을 때는 원수다. 자식이 뭔지.

때 이른 염려로 심화를 돋우고 있다 보니 영감이 돌아오는 기적이다. 오자마자 배고프다고 성화다. 무릎이 아파서 심란한 속도 모르고 싱글거리는 면상이 밉기가 한이 없다.

예약 취사로 해놓은 밥에다 냉장고에서 꺼낸 서너 가지 김치를 차려서 들어간다. 김칫국이라도 내놓으라는 영감한테 당신이 끓여, 내질러보지만 어안이 벙벙해하는 영감에게 금방 미안해진다.

대충 먹는 둥 마는 둥 치우고 설거지하는 중에 영감은 군청 문화센터에 간다고 나갔다. 남편이고 자식이고 내가 아픈지 어떤지 신경 쓰는 사람 하나 없다. 청소라도 할 요량으로 일어서려는데, 무릎 뒤가 땅기는 게 영 기분이 좋지 않다.

무릎을 쭉 펴도 다리 뒤가 땅기고, 일어서려면 안쪽 뒤쪽이 시큰거린다. 무릎 위가 부은 것 같기도 하다. 큰 병에라도 걸린 것 아닌가 하는 생각에 갑자기 기운이 빠지고 오만 가지 걱정이 내려앉는다.

안 되겠다. 일단 병원에 가자. 아플 때마다 가는 읍내 병원이 있다. 한 번씩 주사 맞고 약 먹으면 나았으니 이번에도 그리 되겠지.

이 양반이 나가버렸으니 택시를 타야 하나, 버스를 타야 하나? 그래도 사람 모이는 데 가는 것이니 옷은 갖추어 입어야지. 옷 입는 동안에도 통증은 점점 심해진다. 혹시라도 넘어질까 싶어서 납작한 신발을 골라 신고 나섰다.

버스 정류장으로 나오긴 했는데 그 높은 버스 계단을 올라갈 엄두가 나지 않는다. 택시를 타기로 마음을 바꿨다. 터미널 앞 병원으로 가유. 5분도 채 걸리지 않은 거리에 염병할 택시비는 삼천 원이나 한다. 그래도 병원 문 바로 앞에 내려주니 살아난 기분이다.

접수대로 가니, 자주 오는데도 그때마다 성가시게 물어쌓는다. 성함은요? 김여분이여. 55년생이세요? 그려 맞아. 어디 아프세요? 무릎 아퍼. 18번 방 앞으로 가세요. 말 안 해도 안다 이년아, 중얼거리며 그 방 앞에 가니 너덧이 앉아서 기다리고 있다. 좁은 동네라 얼굴들을 대충 알아보겠다.

"집이도 무릎 아파 왔구먼?" "그려, 점점 더 아퍼. 병원 다녀도 헛거여." "글쎄 말이여. 난 서울 가서 애들이 큰돈 들여서 그거 뭐여, 가지 세포 시술인지를 시켜줘서 하고 왔는데 좀 나은 것 같기도 허고 잘 모르겠데." 자식 자랑인지 병 자랑인지 모르겠다.

남의 얘기 듣고 앉아 있자니 젊은 각시가 "김여분 님"하고 부른다.

"어서 오세요." 의사가 인사를 건네며 의자를 권한다.

"어디 아파 오셨어요? 또 무릎이 아프세요?"

"그려 맞아." 몇 번 보더니 알아주어 반갑다.

"어느 쪽이 아프세요?"

"이짝, 오른편."

"좀 걸어보세요. 언제부터 아프세요?"

"지난번 주사 맞고 한참 잘 살았는데, 오늘 아침부터 또 아퍼."

"아이고, 부었네. 무릎에 물 찼어요."

"이건 또 먼 소리랴, 물이 왜 차. 물 차면 큰일이게?"

"큰일 아니에요. 아프고 병 생기면 물이 차는 거예요. 보세요, 왼쪽에는 무릎 위에 보조개가 있는데 오른쪽은 없잖아요. 이게 물이 차서 그런 거예요."

요놈의 의사 참 신통하네. 어째 그걸 보고 안디야?

"여기 아프세요?" 무릎 안쪽 뒤편을 엄지손가락으로 꾹 누르는데 소스라치게 아프다.

"아, 그리 세게 누르면 어디는 안 아플까?"

"아니에요. 보세요, 여기는 덜 아프지요?"

그러곤 왼쪽 무릎이니 어디니 누르는데, 아닌 게 아니라 훨씬 덜 아프다.

"할머니 사진 언제 찍으셨나? 보자, 아 3년 전에 한 번 찍으셨네. 오늘 다시 찍어보세요. 그때도 관절염 좀 있으셨네."

"내가 왜 할머니여, 원장이나 나나 같이 늙어가는디. 아직 할머니 소리 듣기는 억울하구먼."

"알았어요. 아주머니라 하지요 뭐. 사진이나 찍고 오세요."

사진을 찍고 오니 그새 다른 환자들이 서넛 또 앉아선 허리가 아프네 다리가 저리네 하고 있다. 훑어보니 나이들은 대충 김 여사 아래위로 다섯 살 안팎이다. 병원에 와 있으면 세상 사람이 다 아픈 것 같다. 몇 사람 들락날락하더니 김 여사를 불러들인다.

"요게 3년 전 사진이고 요게 오늘 건데, 관절이 조금 더 나빠졌네요."

"근디 왜 이렇게 아픈 거여? 물도 차고."

"아직 관절이 다 망가지지는 않았어도 가끔씩 연골판이라는 게 찢어지면서 심하게 아프고 물이 차고 할 때가 있어요."

　"어디가 찢어진 거? 보여줘봐."

　"아이참, 아주머니. 엑스레이에는 보이지 않아요. MRI나 찍으면 모를까."

　"MRI? 그거 비싸잖여?"

　"비싸지요, 엄청."

　"꼭 찍어야 돼?"

　"안 찍어도 돼요. 왜 아픈지 눈으로 보려면 찍어야 한다는 거지."

　"그럼 어떻게 치료혀?"

　"보나마나 무릎 속은 관절 좀 망가지고 연골 너덜너덜하고 할 거예요. 우선 주사 맞고 지내보세요. 정 아프면 할 수 없이 MRI 찍고."

　"무슨 주사? 뼈주사 그거는 해롭다던디?"

　"해롭지요. 그러니까 뼈주사 말고 연골주사 맞으세요."

　"그것 맞으면 안 아파?"

　"연골주사는 아픈 것에는 크게 효과 없어요."

　"그럼 뭐 하러 맞아?"

　"무릎 좀 보호되라고요. 아픈 것도 조금은 나을 테고."

　"안 아프게 해줘야지."

　"그럼 뼈주사가 더 나아요."

　"해롭다며?"

　"그래도 그 두 가지밖에 없어요. 그중에서 골라야지."

　"아까 밖에서 어느 할마씨가 그러는데 가지세포 수산가 뭔가 있다며?"

　"가지세포요? 아, 줄기세포 주사―." 의사가 키득거린다.

"그거 별로 효과 없어요. 전 아직 효과 본 사람 못 봤어요."

"그려? 어쨌든 우선 안 아프게 좀 해줘봐."

"알았어요. 이것 보세요." 의사가 주사기를 들어 김 여사에게 보여주며 말했다. "이렇게 우유 색깔 나는 게 뼈주사예요. 정 아플 때 맞는 거고요. 이것은 연골주사인데, 금방 안 아파지지는 않지만 관절에 도움이 되는 주사예요. 뼈주사 놔드릴 테니 누워보세요."

김 여사는 침대에 반듯이 누워서 바지를 걷어 올렸다. 바늘이 무릎 옆을 뚫고 들어오는 느낌이 고약하다.

"이것 보세요. 물이 이만큼 찼어요." 의사가 무릎 바깥쪽을 주사기로 찌르자 노란 물이 금세 주사기에 가득 찬다. 그게 두 대롱이나 나온다.

그러고는 하얀 색깔 주사를 맞고 일어서는데, 아픈 게 없어진 듯 가볍다. 이 맛에 맞는구나.

"약 좀 드시고 다음에 덜 아프면 연골주사라도 맞으세요. 앞으로는 쪼그려 앉지 마세요. 쪼그려 앉으면 무릎이 빨리 망가져요."

"고마워유."

진료실에서 나와 대기실서 잠깐 기다리다가 돈 내고 처방전 받아들고 병원을 나섰다. 이 정도면 살 만하겠다. 약국에 들러 일주일 치 약을 샀다. 이제 버스 계단도 어렵잖게 올라갈 수 있었다.

영감은 돌아왔으려나. 네 정거장 지나 버스에서 내려 집에 가니 벌써 점심때가 다 되었다. 아픈 게 덜하니까 영감 얼굴도 봐줄 만하다. 감자며 양파를 깎아 된장국을 끓여서 둘이 먹었다. 영감은 텔레비전을 켜고 드러눕는다.

설거지하고 그릇을 엎어놓으니 피곤이 몰려온다. 잠시 누웠다 일어난다는 게 잠이 들어버렸다. 한 시간이나 잤을까, 눈을 떠보니 영감은 코를 드르렁거리고 TV 혼자 떠들고 있다.

지난주에 무릎 아프다고 서울 병원 간다던 이 씨가 생각났다. 네 집 건너 이 씨네에 가니 문이 열려 있어 들어섰다.

"장수 엄마 있어?"

"누구여? 아, 들어와."

"바빠? 뭐 혀?"

"고추 좀 말리려 그려."

"무릎은 좀 어뗘?"

"살 만혀, 아주 낫진 않고. 아주 낫기야 허겄어?"

"전번에 서울 간다더니 효과 좀 봤어?"

"좀 나은가 어쩐가 모르겄네. 근디 거기 사람은 엄청 많데. 한 시간이나 기다려서 봤어."

"뭐 하고 왔어?"

"피를 뽑아가지고 무릎에 넣어준다는디. 다섯 번을 하라는데 멀기도 하고 비싸서 두 번 하고 말았어."

"효과는?"

"다섯 번을 다 하면 효과가 있다는디, 모르제. 두 번 하고 말았으니께. 몰러."

"효과 없다고 욕먹을까봐 다섯 번 하라는 거 아녀?"

"집이도 한번 가봐."

김 여사는 한참을 앉았다가 집에 돌아오면서 다음에 또 아프면 한번 가볼까 하는 생각을 한다.

영감은 우사에 나갔는지 집에 없다. 옷을 갈아입고 저녁을 하다 보니 영감이 쇠죽 주고 왔다며 들어선다. 아직은 무릎이 아픈지 모르겠는데, 이게 얼마나 가려는지.

그럭저럭 일주일이 지나고 무릎이 또 슬금슬금 아파오자 김 여사는 이내 읍내 병원으로 갔다. 진료실 문 앞에 앉아 졸다보니 들어오라는 소리가 들린다.

"무릎이 좀 나아요? 또 아파져요?"

의자에 앉는 김 여사를 보고 의사가 물었다.

"그제부터 또 아파올라 하네."

"쪼그려 앉지는 않았지요?"

"안 하려고 하는데 나도 모르게 앉을 때가 많아."

"어쨌든 되도록 조심하세요. 뼈주사 자주 맞으면 해로우니 오늘은 연골주사 맞지요."

"안 아프게만 해줘유." 김 여사가 한숨 섞어 하소했다.

"안 아프게 할 수 있다면 그게 고치는 거지요, 그런 방법 어디서 든거들랑 나 좀 가르쳐줘요." 의사가 살짝 짜증이 묻어나는 어조로 대답했다.

"그걸 의사가 알아내야지 환자한테 알아다 오라는 사람이 어디 있슈?"

김 여사도 지지 않는다.

"나이만큼은 아플 수밖에 없어요. 무릎도 나이 드는 건 어쩔 수 없으니."

의사는 설득하기를 포기했다. 김 여사는 진찰대에 누우면서 그럼 뭐 하러 병원엘 오냐고 생각했다.

바늘이 들어오는 느낌은 아무리 여러 번 해도 친해지질 않는다.

"약 드시고 다음 주에 오세요."

"알았슈." 뭐 깔끔한 맛이 있어야지, 하는 생각을 삼키면서 진료실을 나왔다.

다음 날 일어나자마자 무릎이 시큰하다. 오늘은 서울을 가봐야겠다. 피를 뽑아서 주사한다는 걸 다섯 번만 맞으면 효과가 있겠지 하면서 장수 엄마가 일러준 주소를 확인하고 서울 사는 아들에게 전화를 했다.

"영수야, 나 무릎이 아퍼서 오늘은 서울 가서 치료 좀 해야겠다."

"어머니, 아무 데나 가서 이상한 치료하지 말고 기다리세요. 내가 대학병원에 예약해놓을 테니까."

"야, 대학병원 가서 인공 뼈 넣고 온 뒷집 여자도 앉은뱅이 돼서 밀고 다녀. 잔말 말고 내 오늘 올라갈 테니 영등포역으로 나와라."

김 여사는 있는 중에 깨끗한 옷으로 갈아입고 역으로 나갔다.

기차를 타고 졸다 깨다를 두 시간이나 했을까, 영등포역이라는 글자가 보이자 손가방을 집어 들고 내렸다. 평일 낮 시간이라 그런지 한산한 역사에서 키가 훤칠한 아들은 금세 눈에 들어왔다.

"장수 엄마가 여기가 유명하다더라. 한번 가보자." 아들한테 주소를 건네주자 평소에도 유순한 아들은 두말 않고 내비게이션에 입력한 후 찾아갔다.

동네는 지저분해도 나름대로 번듯한 건물에 ○○정형외과라고 대문짝만 하게 써 붙인 게 제법 위엄이 있다. 입구서부터 사람들이 복작거려서 접수하는 데만 10분은 족히 걸렸다.

"한 시간은 기다리셔야 해요." 접수대 아가씨가 알려준다. 서울이라 그런가, 애들이 싹싹하다. 아들은 말은 안 해도 연신 전화에 대고 소리를 질러대는 게 마뜩찮은 모양이다.

여기도 효과가 있네 없네, 대기석에서 들리는 말이 제각각이다. 오늘이 다섯 번째인데 효과가 하나도 없다는 노인네부터 첫 번 맞고서 다 나았는데 재발할까봐 계속 맞는다는 중늙은이까지 다양하다.

순서가 되어 들어가니 대뜸 무릎 아파서 오셨지요, 하더니 의사가 사진을 찍고 오란다.

생각보다 젊은 의사다. 사진을 가져왔다고 해도 사진이 다르다고 다시 찍으라니 부아가 치밀지만 여기까지 와서 그냥 갈 수도 없고, 시키는 대로 할밖에.

한참 걸려 사진 찍고 기다리다 다시 들어가니 "관절염이 심하세요. 혈액 배양주사 맞으세요. 김 간호사, 안내해드리세요." 그러고 내쫓는다. 보아하니 오는 사람마다 똑같은 소리다. 병이 같은 병이니까 그러려니 이해하기로 한다.

진찰받으러 온 사람들은 죄다 관절염인지 똑같이 피를 뽑고 기다렸다가 진찰대에 누워서 무릎에 주사를 맞고 나온다. 좋다니까 좋은가보다 하지 별스럽지도 않다. 괜히 불러서 앞세우고 온 아들한테 미안해졌다.

약 봉투를 들고 나오면서 한숨이 나왔다. 이 짓을 네 번 더 해야 된단 말이지. 아들도 그렇게 해야 하려니 하고 체념한 듯하다. 슬그머니 미안해진 김 여사는 집에 가서 저녁 먹고 가시라는 아들에게 쇠여물 핑계를 대고 집으로 와버렸다.

집에 와서는 뭐 하러 거길 갔을까 후회도 했다가 그래도 효과가 있겠지 기대도 했다가, 도무지 마음이 잡히질 않았다. 일주일이 지나고 다시 주사 맞으러 갈 날짜가 되었는데 아들을 부르기가 미안하다. 당장 길잡이 시키는 것도 미안하지만, 다 맞고 나서 또 아프다고 하면 돌아올 핀잔도 무섭다.

결국 김 여사는 아들한테는 효과가 없을 것 같아서 안 가기로 했다고 둘러대고는 혼자서 기차 타고 택시 타고 하면서 다섯 번을 채웠다. 마지막 주사 맞고 약 처방전을 받아 나서려는데 다른 사람 소개해주면 다음에는 공짜로 한 번 놔준다고 하는 바람에 비위가 상해버렸다. 낫게 해준다는 거 아니었어? 근데 또 오라고? 공짜니까?

주사 끝나고 잠시 좀 나은가 싶더니 일주일도 안 돼서 붓고 시린 느낌이 돌아왔다. 결국 똑같은 거였어. 화가 치밀어도 어쩔 수 없었다. 먼 데까지 따지러 갈 수도 없고. 이래서 서울 놈들은 얌체 짓을 해도 넘어가는구나 싶었다. 동네 병원 같으면 돈만 많이 받아먹고 효과도 없다고 따지러 가겠지만, 서울은 차비며 시간 들여 따지러 갈 수가 없으니 혼자 분통을 삭이고 말밖에.

그냥 아프고 말지 뭐, 눈을 질끈 감고 살아내기로 했다. 자려고 누우니 무릎이 화끈거리고 열이 나서 한 시간이나 끙끙대다 잠이 들었다.

마지막 주사 후 열흘이 지나자 그 전이나 별 차이가 없게 됐다. 하는 수 없이 읍내 병원을 다시 찾았다.

원장이 시큰둥하게 맞는다.

"좀 나으신가? 요새 안 오시데요."

알고 묻는 것 같아서 김 여사는 뜨끔했다. 사실대로 말하자, 내가 뭐 죄진 것도 아니고.

"서울 가서 피 뽑아 넣는 주사 맞고 왔슈."

"그래 효험은 좀 있고요?"

알면서 놀리는가 싶기도 하다.

"효과 없으니까 또 왔지!" 애먼 데다 내지른다.

"효과 없을 거라고 몇 번을 얘기했어요? 그걸 고치면 사람을 안 죽게 하는 거라니까. 이건 재수 없어서 걸리는 병이 아니라 나이 들며 관절이 닳아서 그러는 거라 고칠 수가 없어요."

이놈의 원장은 또 나이 타령이다. 그래 너 젊어서 좋겠다.

"그래서 어쩌라고?"

"진통제나 드시고 참고 사세요. 아직 인공 뼈 넣을 때는 안 됐으니 참고 살다 보면 몇 달 지나면 또 살 만해져요."

"진통제 먹으면 해롭지 않어?"

"안 해로울 만큼만 먹어야지요."

"알았으니까 일단 안 아프게 해줘."

"누우세요. 효과는 좀 떨어지더라도 연골주사 놓고 약 처방해드릴게요. 주사는 세 번 맞으라니까 맞아보세요. 세 번 맞고 더 맞으면 더 좋지만 정부에서 보험 혜택은 세 번 맞을 때까지만 해주고 6개월 지나야 또 해줘요. 그 사이에는 보험 안하고 전액 본인 부담으로 맞으라는 거예요."

남의 말 하듯이 하는 의사가 밉다.

그럭저럭 연골주사도 세 번째다.

주사 맞아 그런가, 원장 말대로 때가 돼서 그런가, 아픈 게 좀 가시기는 한다.

"원장님, 근데 왜 약이 네 알이나 돼? 진통제 준다면서 그렇게 많이 줘?"

"아, 네 알이 다 진통제는 아니고요. 한 알은 진통제, 한 알은 소화제, 두 알은 뭐 관절에 좋다고 나온 약인데, 제약회사 말로는 먹으면 관절염이 낫는대요."

"무슨 놈의 의사가 말을 그렇게 혀? 효과 있으면 있고 없으면 없는 거지."

"저도 진통제만 달랑 드리기가 뭣하니까 드리는 거예요. 밑져야 본전이니 드셔보세요."

"그래도 의사가 약 주면서 효과 있슈 하고 줘야지 뭔 놈의 말이 그려? 원장이랑 얘기하면 속 터진다니께."

"그러게요. 저도 그래야 한다고 생각하는데 원체 거짓말을 못해서 그렇게밖에 안 나와요."

"근디 누가 줄기세포 시술하면 효과 있다는디 그거 해볼까?"

"아이고, 아직도 미련이 남으셨어요? 내가 아무리 말리면 뭐해. 하고 싶으면 해보세요. 그런데 의사들이 그것만 하면 효과 별로 없다면서 뼈 잘라서 붙이는 것도 같이 하라고 해요. 절골술(折骨術)이라고 하는 거."

"뼈를 잘라서 붙여? 에구 무서워라."

"그것 한다고 싹 낫는 건 아니고, 아픈 것 한 절반 정도 줄면 다행이에요."

"반이라도 어디여. 원장님은 그 수술 안 혀?"

"왜요, 저도 가끔 해요. 원하시면 해드릴게. 근데 저는 줄기세포는 안 해요. 효과 별로 없는 것 같아서. 그냥 뼈 수술만 하는 거나 줄기세포하고 같이 하는 거나 똑같은 것 같아서요."

"그려? 요즘은 좀 나은 거 같으니 지내보고 또 아프면 그거라도 해야겠네."

"이제 세 번 맞았으니 약을 한 달분 가져다 놓고 많이 아플 때만 드세요. 주사 맞고 싶으면 또 오시고."

"알았슈, 고마워유."

그래도 저놈은 거짓말은 안 해. 그래 가지고 밥 먹고 살겠나? 김 여사는 혀를 끌끌 차며 나온다.

그럭저럭 한 달이 지나고 아들한테서 전화가 왔다.

"어머니, 무릎 아픈 것 어때요?"

"심하게 아픈 건 없어졌어도 가끔씩 시큰해서 주저앉을 것만 같은 느낌은 계속 있어."

"제가 병원 알아봤는데 한번 가봐요. 다음 주에 올라오세요."

그래도 아들 공들여 키운 보람이 있는가 보다. 그걸 안 잊고 있다가 병원까지 알아보다니.

"이제 살 만혀, 안 가도 돼."

"아니에요. 이번에 아예 고쳐드릴게요." 고친다는 말에 귀가 번쩍 뜨인다.

"고친다고? 읍내 원장은 못 고친다는디? 고치는 데가 있어? 그려, 그럼 한번 가보지. 너 바쁘니까 병원으로 바로 가게 역에서 만나."

며칠 후 영등포에서 만난 모자는 광고병원으로 갔다. 건물이 화려해서 들어서면서부터 비싸겠네 하고 걱정이 앞섰지만 아들한테 내색은 하지 않았다. 돈 많이 못 벌어 무시한다고 아들이 기분 나빠 할까 봐.

로비에는 목발 짚은 사람부터 다리에 파란 보호대를 찬 사람까지 척 봐도 수술한 환자다 싶은 사람들이 가득하다. 순서가 되어 진료실에 들어서니 지난번 주사 놔주던 의사보다 더 젊은 의사가 깍듯이 인사하고 무릎을 보잔다.

"아픈 지 너덧 달 됐슈. 안쪽이 많이 아프고 주저앉을 거 같어유."

"무슨 치료까지 해보셨어요?"

"피주사, 연골주사, 다 해봤지유."

"관절염일 테니 엑스레이하고 MRI 찍고 볼게요."

"관절염이라고 알면서 뭔 검사를 한대유?"

의사 얼굴에 귀찮다는 빛이 잠깐 스쳤지만 이내 자세히 봐야죠 하며 웃는다. 아들이 눈치를 준다. 시키는 대로 하자고.

검사를 하고 다시 가니 의사는 사진을 이리저리 돌려본다. 자세히 보는 것 같지도 않더니 이내 김 여사를 돌아본다.

"관절염이 중간 정도로 진행됐으니 절골술과 줄기세포 시술을 하시는 게 좋겠어요."

뭐여 다 아는 얘기잖여.

"그거 하면 낫는대유?" 의사의 얼굴에 잠시 당혹스러운 빛이 스쳐 갔다. 이렇게 대놓고 낫느냐고 물어보는 환자가 제일 어렵다. 낫는다고 큰소리치기에는 아직 세상 물이 덜 들었나보다.

"그럼요. 훨씬 안 아프지요, 아직 인공 관절을 하기는 이르니 그 수밖에 없어요."

"알겠습니다. 언제 할 수 있지요?" 아들이 끼어들었다.

수술을 시키기로 이미 맘을 정한 듯했다.

"입원해서 검사하고 다음 주에 하시지요."

날짜를 잡아놓고 나오면서 나 안 할래 한마디 했다가 가만 계세요 하는 아들 핀잔에 지는 척 넘어갔다.

아들 집에 들러서 며느리가 잘 차려준 저녁을 먹고 내려오면서도 잘하는 짓인지 확신이 들지 않았다. 서울에서 하는 게 그래도 지방에서 하는 것보단 낫겠지? 아닌가? 읍내 원장도 수술 잘한다고 소문났다는데. 광고병원 의사는 실력이 있는지 없는지도 모르잖아. 큰 병원에 있다고 다 실력이 좋겠어?

저녁에 아들이 전화로 다시 다짐을 받는다. 줄기세포 시술이 최신 치료법이에요, 받아보세요.

아들 효도 받는 건 좋은데 헛돈 쓰는 게 아닌가 걱정이다. 게다가 진료실을 나왔을 때 쪼르르 따라붙어 설명을 해주던 아가씨 말로는 목발도 한 달 짚어야 한다는데, 내가 그걸 짚고 걸어 다닐 기운이 어디 있다고? 어깨도 아픈데.

입원하는 날이다. 기차에 앉은 김 여사는 싱숭생숭하다. 10년 전에 맹장 수술 한 것 말고는 처음이라 두렵기도 하다. 읍내 원장이 고쳐주진 못한다면서도 하는 말은 다 맞던데 공연히 헛고생 하는 건 아닌지. 그 원장이 관절이 늙는 거라 고칠 생각은 말라는데. 그래도 뼈 자르는 수술을 하면 아픈 게 반쯤 줄 수도 있다고 했지? 그러면 해야지. 근데 괜히 서울 가서 수술하고 왔다가 읍내 원장이 이제 안 봐준다고 하면 어쩌나.

모르겠다. 이왕 코 꿰었으니 갈밖에. 유명한 병원이고 최신 기술이라니 믿어봐야지.

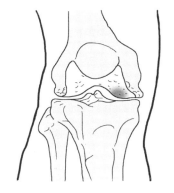
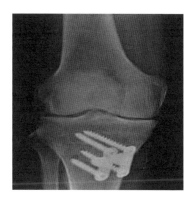

〈무릎 관절염 절골술. 붉은색은 관절염으로 연골이 마모된 부분.
종아리뼈를 위쪽에서 절단해서 바깥쪽으로 벌린 후 금속으로 고정하는 절골술을 한 사진〉

하반신 마취만 한다더니 잠이 들었나 보다. 깨어보니 다리가 없어진 느낌이다. 내려다보니 붙어 있기는 하다. 시간이 지나 마취가 풀리니까 이런 고통이 없다. 생다리를 잘라놨으니 얼마나 아플까. 무통주사를 달았는데도 아파서 몇 번이나 엉덩이에 진통제를 맞았다. 속은 또 왜 이리 불편한지, 구역질이 올라오는 걸 억지로 참는다.

비몽사몽간에 잠들고 깨기를 반복하다 다음 날 아침에야 정신이 돌아왔다. 회진 온 의사는 상처 치료 잘 하고, 한 달 목발 짚고, 물리치료 열심히 하세요 하고는 간다.

같은 병실에 대부분 하루 이틀 간격으로 수술을 한 비슷한 환자들이 누워 있다.

"댁은 어디서 왔는감?"

옆 침대 할머니기 말을 긴넨다.

"예산서 왔어유. 할머니는유?"

누워 있는 동안 다들 자기가 어디서 왔고, 무릎이 어떻게 아프고, 어떤 의사들을 전전했고, 여기가 잘한다는 걸 누구한테서 듣고 왔다는 등의 이야기를 나눈다.

한 사람은 3년 전에 다리 분지르는 수술을 했는데 계속 아파서 왔더니 인공 관절 수술을 하라고 해서 또 했다고 한다. 그럼 효과 없는 사람도 있다는 거네? 그래도 다들 여기가 잘한다고 해서 왔다니까 나도 기대해봐야지.

이튿날 상처 치료를 하는데 코끼리 다리같이 부은 데다 짼 데는 왜 그리 보기 흉한지.

일주일 만에 병원을 나서는데 도저히 걸을 수가 없어서 결국 휠체어 신세를 졌다. 아들이 집에까지 데려다주는 게 못내 미안하다.

한 달 동안 목발을 짚으라고 했지만 어깨도 아프고 기운도 없고, 결국 김 여사는 앉은뱅이 생활을 했다. 그러다 겨우 걸어보려니 수술 자리가 아파서 엄두가 나지 않았다. 두 달이 넘어서야 겨우 걸을 만해졌다. 후회막급이다. 병원에서는 일주일에 한 번씩 오라는데, 서울까지 다니는 것도 보통 일이 아니다. 읍내 병원에서 했으면 편했을 것을.

얘기를 들어보니 똑같은 수술을 읍내에서 받은 사람도 적잖았다. 괜히 서울 가서 돈은 서너 배 들고 더 나은 것은 하나도 없다. 그래도 안 아프기만 하면 되지 했으나 석 달 넉 달 지나면서 보니 읍내 병원 원장 말이 틀린 게 하나도 없다. 아픈 건 반이나 줄었을까 싶을 정도고, 여기서 수술한 사람들과 상처도 똑같고 걷는 것도 똑같다. 뭐 하러 서울까지 가서 고생했는지.

6개월쯤 지나고 나니 또 시큰한 느낌이 찾아와 하는 수 없이 읍내

244

병원에 갔다. 원장한테 미안하긴 하지만 할 수 없지. 그래도 수술 전보다 버스 타기는 수월하다.

"아이고, 오랜만이네요. 잘 지내셨어요? 무릎은 좀 어떠세요?"

진료실에 들어서자 원장이 인사를 건넨다.

"사실은 나 서울 가서 수술했어. 줄기세포하고 뼈 자르는 거. 미안혀."

"할 수 없지요. 배신하고 서울 가서 수술하는 사람이 한둘인가요? 잘 되기나 했으면 다행일 텐데." 원장이 크게 타박은 안 한다.

"근데 요즘 또 아퍼."

"그 수술이 싹 고치는 수술은 아니에요. 세상에 관절염 완치하는 방법은 없어요, 그러려니 해야지. 잘됐나 사진이나 한 번 찍어보세요."

김 여사는 안 그래도 궁금하던 터라 냉큼 사진을 찍었다.

"수술은 잘 했네요." 원장이 사진을 넘겨보면서 평한다.

"근데 왜 아퍼?"

"하하, 아주머니도 참. 원래 그런 거라니까요. 나이 탓이려니 하고 참고 사세요. 제가 말했잖아요. 관절염 고치는 방법이 개발되면 죽지 않게 하는 기술이 나온 거나 마찬가지라고. 관절이 나이 들어서 아픈 걸 어떻게 거꾸로 젊어지게 만들겠어요."

딴은 그렇다. 내가 불로초 구하러 다닌 거네.

"할머니 소리 듣기 시작하면 무릎은 당연히 아프려니 하세요. 너무 아프면 응급조치하는 기술이나 수술은 있지만 아예 고치는 기술은 없어요."

"알았어. 잔소리 그만하고 응급조치라는 거 해줘."

"네, 6개월 지났으니 연골주사 다시 맞고 약 드세요. 약은 먹다 말다 해도 혼내지 않을 테니 신경 쓰지 마시고. 한 5년이나 10년 후에 인공 관절 할 때는 꼭 저한테 하세요."

"알았어, 꼭 그럴 텨. 이제 서울이라면 신물이 나."

김 여사는 병원을 나오면서 인생의 깨달음을 하나 얻은 것 같으면서도 서글펐다.

무릎 관절염

증상
아프다. 걸어도 아프고, 앉았다 일어날 때도 아프다. 무릎 뒤가 뻐근하고 땅긴다. 급성으로 악화되면 구부리고 펴는 게 고통이다.

원인
노화다. 꼭 나이가 많아야 노화가 되는 건 아니다. 40대에는 40대만큼 노화가 온다. 관절염도 40대의 관절염이 있고 60대의 관절염이 있다.

진단
초기에는 엑스레이로는 잘 봐야 보인다. MRI가 더 잘 보인다.

치료
1. 연골주사: 히알루론산(hyaluronic acid)이라고 하는, 인체의 연골과 성분이 비슷한 화합물을 관절 내에 주사하는 요법이다. 제약사에서는 연골이 재생된다고 주장하지만 과장으로 보인다. 최대 장점은 부작용이 없다는 것이다. 시술 경험으로 보면 상당한 정도의 통증 완화 효과가 있다. 초기 내지 중등도의 관절염에 추천할 만하다.

2. 뼈주사: 스테로이드 주사다. 강력한 소염 진통제로, 가히 만병 통치약으로 불릴 만한 신묘한 약이다. 먹는 것도 있다. 하얗고 작은 알약을 먹었는데 신통하게 아픈 게 없어졌다면 이 약일 가능성이 크다. 소문난 약국에서 쓰는 약에 포함돼 있는 경우도 많다. 약이나 주사가 잘 듣는다고 소문난 병원도 마찬가지다. 단기 효과는 더 이상 좋을 수 없다. 문제는 각종 부작용이다. 장기적으로 사용할 경우에는 거의 몸 전체가 망가진다고 할 정도로 부작용이 심각하고 다양하다. 고혈압, 당뇨, 신장과 심장의 이상, 피부의 얇아짐, 골다공증, 비만 등등 다 열거하기도 어렵다. 한두 번의 주사나 복약으로 끝낸다면 써도 된다. 다만 류머티스 관절염 등 아직까지 그럴듯한 약이 없는 질환의 경우 장기적으로 사용하기도 한다. 의사가 뼈주사가 아니라고 하더라도 관절에 주사를 찌르는데 우유색이라면 뼈주사다.

3. 자가 혈청 주입 주사: 5년쯤 전부터 유행했던 요법이다. 자기 피를 뽑아서 원심분리를 한 후 응고된 혈액 성분을 관절에 넣어주는 치료다. 개인적인 생각으로는 치료라고 부르기조차 부끄러운 실험성 조작이다. 이삼 년 유행 후 거의 사라졌지만, 지금도 하는 곳이 더러 있다.

4. 줄기세포 시술: 현재진행형이다. 심지어 유명 대학병원들에서도 한다. 그러나 이 시술을 받은 환자들의 무릎을 추적 관찰해보면 전혀 효과가 없어 보인다. 효과가 없는 것을 의사들 스스로도 의식해서인지 이것만 단독으로 하는 경우는 거의 없고, 연골 절제 수술이나 경골(脛骨, 정강이뼈) 절골술 등의 치료에 병행한다. 통증이 경감되었다면 줄기세포 때문이 아니라 다른 치료로 효과가 있는 것이다. 줄기세포는 병원의 돈줄 이상이 아닐 가능성이 크다.

5. 경골 절골술: 무릎 아래 뼈를 잘라서 다리의 배열을 곧게 펴는 수술이다. 통증 경감 효과가 분명히 있다. 나중에 인공 관절 수술

을 할 때 더 쉬워진다는 장점도 있다. 단점은 회복 기간이 길다는 것이다. 통증 경감이 인공 관절만큼 좋지는 않다. 다만 정상적인 운동이 가능하다는 절대적인 장점이 있다.

6. 인공 관절 수술: 마지막 수단이다. 걸을 때 아프지 않게 하는 것이 목적이다. 환자들이 가장 궁금해하는 것은 사용 연한이다. 한마디로 답하면 쓰기 나름이다. 많이 쓰면 일찍 망가지고, 누워서 지낸다면 백 년도 간다. 그다음 궁금증은 무릎의 구부러지는 각도, 쪼그려 앉을 수 있느냐 하는 것인데, 수술 방식에 따라, 그리고 수술 후 물리치료를 통해서 억지로 구부리면 정상 무릎만큼 구부릴 수도 있다. 그러나 과도한 굴곡은 고정물의 이완(헐거워짐)과 내장재의 조기 마모 등을 초래할 수밖에 없다. 따라서 잘 구부러지고 쪼그려 앉을 수도 있다고 광고하는 병원은 피해야 한다. 환자도 많이 구부러지는 게 좋은 게 아니라 장기간 재수술하지 않고 사용하기 위해서는 100도 정도의 굴곡으로 만족하는 것이 좋다는 것을 이해해야 한다. 정상 무릎도 쪼그려 앉기를 많이 하면 더 빨리 망가지는데 인공 관절이야 더 말해 무엇하겠는가.

화타의 충고
운동을 많이 하거나 일을 많이 한 만큼 노화가 빨리 온다. 운동도 많이 하는데 웬 관절염이냐고 제발 묻지 말자. 쪼그려 앉으면 뒤쪽 연골에 압박이 증가해서 연골이 빨리 망가진다. 견딜 수 있으면 견디는 거다. 못 견디면 치료 받자. 그렇지만 관절염을 고치거나 예방할 수 있다는 착각은 하지 말자. 진시황이 불로장생약을 구하는 거나 마찬가지다. 자기 나이에 맞는 관절염은 정상이다. 질병이 아닌 것이다. 살아온 세월의 반영이다. 갑자기 30년 젊어질 수 없는 것처럼 관절도 신묘한 치료로 세월을 돌릴 수는 없다. 다만, 많이 불편하면 약간의 손질로 10년 정도의 세월을 거스를 수는 있어 보인다. 그것 역시 치료는 아니다. 약간 손질해서 쓴다고 생각하자.

27. 무릎 연골 손상

"여기, 여기, 패스!"

으쌰. 정 씨는 패스된 공을 받아 사이드라인을 타고 드리블해 들어 갔다. 상대팀 수비수가 거칠게 태클해 들어오는 것을 가볍게 피하고 뛰어 들어갔다. 5미터쯤 남기고 재빨리 슛! 공은 구석으로 들어가 골 키퍼의 손끝을 스치고 골인.

기분 좋게 경기를 마치고 집에 돌아온 정 씨는 샤워를 한 후 아침 먹을 준비를 했다. 모처럼 일요일에 가족들이 둘러앉아 식사하는 자 리에서 그는 오늘 골 넣은 것을 자랑했다. 모두들 별 관심을 보이지 않았지만 상관없었다. 국물까지 깨끗이 비우고 일어서려는데 왼쪽 무릎이 시큰하며 통증이 왔다. 안쪽이 뜨끔한 게 깜짝 놀랄 정도로 아 팠다. 이러다 말겠지 하고 양치질을 한 후 마루에 앉아 TV를 켰다. 별 로 볼 게 없어서 설거지를 마치고 오는 아내에게 리모컨을 넘기고 일 어서는데 역시 아팠다. 아침에 뛰어다니고 밥도 먹었겠다, 노곤해진 정 씨는 크게 신경 쓰지 않고 들어가 누웠다. 금방 잠이 들었다. 두세 시간이나 잤을까. 주말농장이나 가볼까 하고 아내를 불렀다.

"여보, 주말농장에 갑시다."

"안 그래도 준비하고 있어요."

걸어서 10분 거리에 있는 주말농장이라 양동이에 물을 가득 채워 들고 사이좋게 걸어가자니 기분이 그만이다. 손바닥만 한 밭이니 별로 할 것도 없지 싶은데, 막상 해보면 한나절이 금방 간다. 풀도 뽑고 돌도 주워내고 도랑을 만들어 물을 뿌리고 하다 보니 해가 기울어 서늘해졌다. 저녁에 먹을 요량으로 고추를 열두어 개 따서 일어서는데 무릎이 아침처럼 시큰했다. 뒤가 땅겨서 만져보니 약간 부은 것 같기도 했다. 이거 좀 이상한데.

집에 도착해 저녁을 먹을 때쯤에는 무릎을 구부리고 펴기도 불편할 만큼 상태가 나빠졌다. 이대로는 내일 출근도 못하겠다 싶어서 일단 동네 병원 응급실에 가기로 했다.

동네에는 응급실을 운영하는 병원이 두 군데 있다. 사람에 따라서 여기가 좋다 저기가 좋다 하지만 죽고 사는 문제가 아니니 정 씨는 가까운 쪽으로 차를 몰았다. 아픈 다리가 왼쪽이라 운전하는 데는 별 문제가 없었다. 가끔 다니는 병원이어서 접수는 간단했다. 응급실은 누워서 포도당 주사를 맞는 환자가 하나 있을 뿐 한가했다. 당직 의사로 보이는 젊은이가 물었다.

"어디가 불편하시죠?"

정 씨는 아침부터 무릎이 시큰거렸던 이야기를 대충 했다.

"자세한 검사는 내일 하고 오늘은 진통제 주사하고 약만 드릴게요." 의사는 무심하게 말하고는 일어섰다.

"지금 검사할 수 없나요? 내일은 일하러 가야 해서."

"지금은 못합니다."

정 씨도 예상했던 바였다. 엉덩이 주사를 맞고 집에 오니 조금 편한 느낌이었다. 진통제 주사였으니 당연한 일이긴 했다.

정 씨는 다음 날 아침 여전히 무지근한 통증을 느꼈으나 일단 직장에 출근했다. 월요일은 바쁘기 마련. 오전 내내 무릎은 잊어버리고 뛰어다녔다. 그러나 오후가 되자 마구 쑤실 뿐 아니라 구부리고 펴기를 더 이상 할 수 없으리만큼 부어올랐다. 크게 사달이 났구나 생각하며 우선 회사 옆 의원으로 갔다.

몇 마디 얘기 후 받은 치료는 어제 응급실이나 다를 게 없었고, 수확이라면 엑스레이상 별 이상이 없다는 것 정도였다. 의사는 일주일을 다녀보라고 했다. 이틀째와 사흘째는 물리치료를 하고 약 먹고 하니 좀 낫는 것 같았으나 나흘째부터는 차도가 없었다. 이래서야 치료가 되겠나 싶어서 결국 읍내 종합병원으로 갔다.

9시가 되자마자 접수를 시켰다. 부지런한 노인들이 벌써 몇 사람 앉아 있었다. 잠시 후 진료실로 들어가 있으려니 옆방에서 진료를 마친 원장이 왔다.

"어서 오세요. 어디가 아프신가요?"

젠장, 벌써 세 번째 똑같은 설명을 해야 하네. 하는 수 없이 축구한 날 이후의 이야기를 또 했다.

"엑스레이에서 이상이 없다고 했다는 거지요?"

"네, 그러면서 일주일간 물리치료 하고 약 먹으라던데요."

"어디 무릎 좀 볼까요? 침대에 누워보세요."

정 씨는 진찰대에 누워 다리를 걷어 올렸다. 의사는 정 씨의 무릎을 여기저기 만져보고 구부려서 비틀어보고 했다. 무릎을 비틀자 꽤 아팠다.

"무릎에 물이 많이 찼네요. 인대든 연골이든 다친 건 맞겠네요."

"겉에서 보고 물이 찼는지 어떻게 알아요?" 신기했다.

"그런 것 다 학교에서 배웁니다. 그러니까 의사 노릇 하지요."

하기는 그렇지.

"그럼 어떡해야 하나요?"

"MRI 찍으세요, 그래야 뭐가 잘못됐는지 보입니다. 그냥도 짐작은 가지만 확실히 하는 방법은 MRI예요."

"그건 비싸서 찍기가 겁납니다." 엄살이 아니었다. 월급쟁이한테 MRI는 공포의 대상이다.

"비싸도 할 수 없지요. 그래도 이번에는 보험이 될 가능성이 많아요. 요즘은 급성으로 다쳤을 때 무릎은 의료보험을 해주거든요."

"그나마 다행이네요, 알겠습니다."

정 씨는 MRI를 찍고 다시 진료실로 왔다.

"어디 봅시다." 의사는 컴퓨터 모니터에 정 씨의 MRI 사진을 띄웠다.

"이게 뼈고요, 이건 안쪽 인대, 이건 십자인대예요. 앞에 하나 뒤에 하나, 십자가 모양이지요. 이게 연골인데 안쪽 뒤쪽이 두 동강이 났네요."

정 씨는 뒷골이 서늘해지는 느낌이었다. 연골? 두 동강?

"아니 그게 그 전날까지도 멀쩡, 아니 그날 아침에도 축구하고 골도 넣고 했는데 어떻게…. 뭐 크게 다친 것도 없고 한데 그럴 수가 있나요?"

자기도 모르게 의사한테 항의하는 말투가 되어버렸다.

"나한테 따지지 마세요. 하느님한테나 따질 일이지. 20대나 30대

252

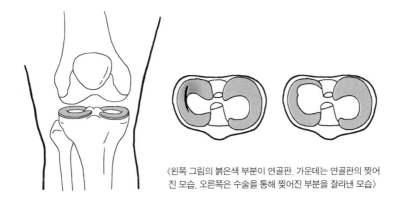

〈왼쪽 그림의 붉은색 부분이 연골판. 가운데는 연골판의 찢어진 모습. 오른쪽은 수술을 통해 찢어진 부분을 잘라낸 모습〉

때야 크게 다치지 않으면 그럴 일이 없지만 40대 이후엔 연골이 우습게 찢어져요. 젊었을 때는 연골이 새로 산 고무줄처럼 탱탱하지만 나이 먹으면 흐물흐물해져서 약간의 충격으로도 찢어질 수 있는 거지요."

"그럼 치료는 어떻게 하나요? 다시 붙일 수 있겠지요?"

"다시 붙일 수는 없어요. 위치로 봐서 수술하기는 좋지 않아요. 연골주사 맞고 당분간 조심하고 살면 나아요. 낫는다기보다는 안 아파집니다."

"그럼 그냥 살라는 얘기네요."

"뭐 굳이 그렇게 표현하자면 그렇습니다. 어찌 되었든 연골주사는 맞아봅시다. 그나마 해롭지 않고 도움이 될 만한 건 이것밖에 없습니다."

정 씨는 주사를 맞은 후 딸이 일하는 수원의 병원으로 가보리라 마음먹고 나오면서 시진들을 복사해달라고 했다. 자꾸 일이 커지는군.

정 씨 딸은 수원에 있는 꽤 큰 병원에서 근무한다. 외래에서 일하는 간호사다. 내과에서 일하기는 하지만 그래도 직원 가족이니 나은 게 있겠지 했다. 병원도 여기보다 크고.

다음 날 정 씨는 아침 일찍 수원으로 차를 몰았다. 딸이 예약을 하고 정형외과 과장한테 따로 부탁도 해놓았다니 잘 봐주겠지. 벌써 딸내미 신세를 지는구나. 뿌듯하기도 하고 미안하기도 했다.

11시쯤 도착해서 딸과 함께 진료실로 들어갔다. 무릎을 슥슥 만져보고, 들고 간 엑스레이와 MRI를 잠깐 들여다본 후 의사가 말을 꺼냈다.

"수술하시지요. 마침 따님도 우리 병원에서 일하니 잘해드리겠습니다."

"안 하면 안 될까요?" 수술이라면 일단 피하고 싶은 게 사람이다.

"안 하면 연골 조각이 여기저기 다니면서 관절을 다 망가트릴 거예요. 이번 주는 시간이 없으니 다음 주 화요일에 해드릴게요."

"예, 알겠습니다."

정 씨는 수술 말고 다른 방법은 없는지 더 물어보고 싶었으나 딸이 옆구리를 찔러서 그냥 나오고 말았다. 딸 덕에 대접 좀 받을까 했더니 오히려 딸 때문에 하고 싶은 말도 못했다. 딸은 시간 맞춰 오시라는 말을 하고 돌아갔다.

평소에도 꼼꼼하고 주관이 확실하기로 소문난 정 씨는 의사 말이라고 해서 무조건 따르고 싶지 않았다. 게다가 두 군데 의사의 의견이 달라 혼란스럽기도 했다. 정 씨는 집에 돌아오자마자 컴퓨터를 켜고 '무릎 반월상 연골'에 관한 글들을 검색했다. 병원에서 반월상 연골 어쩌고 하는 얘기를 들었고, 진단서에도 그런 말이 씌어 있었기 때문이다. 그래서 그게 '허벅지뼈와 정강이뼈가 닿을 때 충격을 줄여주는 역할을 하는, 섬유 조직으로 이루어진 무릎 속 연골 덩어리'라는 것, 우리가 먹는 도가니가 바로 소의 이 부분이라는 것을 알게 됐다. 하지만 그런 기본적인 얘기 말고 자기 같은 환자에게 당장 도움이 될 만한 글은 없었다. 의사들이 쓴 것은 어렵고 애매모호한 게 많았고, 수술을 하는 게 좋다느니 안 좋다느니 자신 있게 주장한 것들은 대부분 환자들의 경험담이었다. 도대체 어느 것이 정 씨 자신의 경우와 비슷한지 구분할 수가 없었다.

다음 날 정 씨는 읍내 병원 원장과 다시 마주 앉았다. 그래도 그 사람이 제일 믿음이 갔다. 정 씨는 수원에 갔던 얘기며 인터넷 검색을 한 이야기를 하고 이것저것 물어도 보았다. 원장은 껄껄 웃었다.

"하시고 싶은 말을 다 들어드리면 제가 오늘 다른 환자를 못 볼 것 같네요. 자, 제가 정○○ 씨 마음에 들 이야기를 간단하게 해드리고 끝낼게요. 수술을 하든 안 하든 큰 차이가 없어요. 몇 달 전에 미국 정형외과 학회에서 내측 반월상 연골 후각부, 다시 말해서 반월상 연골을 편의상 세 부분으로 나누었을 때 뒤쪽에 해당하는 부분이지요, 거기는 수술할 필요 없다고 공식적으로 발표를 했어요. 그런데 정○○ 씨가 바로 그에 해당하는 케이스예요. 됐지요?"

"그런데 그 의사는 왜 수술을 하라고 했을까요?"

"그건 저한테 묻지 마세요. 그럼 안녕히 가세요."

정 씨는 쫓겨나듯 병원을 나왔다. 왜 그러는지 자신도 알았다. 딴 병원에 가서 진료하고 와서는 이렇다던데 저렇다던데 하면 좋아할 의사가 어디 있겠는가. 모든 일을 너무 꼼꼼하게 따지고 두 번 세 번씩 확인하는 정 씨의 성격에는 가족들까지 넌더리를 내는 터다.

정 씨는 수술을 할지 말지 밤새 고민했다. 결국 읍내 원장 말을 따르기로 했다. 수술은 나중에 해도 늦지 않을 테니까. 딸한테는 아프지 않아 안 하기로 했다고 거짓말을 했다.

토요일이 되자 일요일에 조기 축구가 하고 싶어졌다. 읍내 병원을 찾았다.

"내일 축구 하시려고? 안 하시는 게 좋을 텐데…. 연골주사 놔드릴 테니 맞고 살살 해보세요. 아프면 안 하는 게 좋아요. 통증이라는 게 몸이 위험하니 조심하라는 신호거든요."

정 씨는 다음날 한 십 분이나 뛰었을까 결국 공격수는 포기하고 골키퍼로 활동하기로 했다. 그럭저럭 한 달쯤 지나자 정말로 아픈 게 없어지기 시작했다. 가끔씩 아프기는 했지만 그래도 날이 갈수록 좋아지는 게 느껴졌다. 주위에서는 수술을 했어야 하는데 안 해서 관절이 빨리 망가질 것이라는 둥 참견하는 사람들도 있었지만, 가지 않은 길을 누가 알랴.

어쨌든 두 달이 지나자 주사를 맞지 않고도 다시 축구를 할 수 있게 되었다. 수술한 게 좋은지 안 한 게 좋은지 알 도리는 없지만, 하지 않고 넘어갔으니 최소한 한 가지 득은 본 셈이었다.

무릎 연골 손상

증상
갑자기 무릎이 아프다. 특히 구부리고 펴는 동작이 어렵다. 물이 차면 무릎 뒤가 답답하고 땅기는 증상이 있다.

원인
젊은 사람의 경우는 다쳐서 오는 수가 많다. 그러나 이것도 20~30대까지는 순수하게 외상으로 인한 파열이라고 하겠으나, 그 이후라면 퇴행성 변화로 어느 정도 약해진 연골판에 가해진 충격이 방아쇠 역할을 하는 것으로 보인다.

진단
환자가 느끼는 증세와 무릎에 물이 차는 증상으로도 심증은 가지만, 눈으로 보기 위해서는 MRI 외에는 방법이 없다.

치료
대부분의 경우 수술적 치료를 권한다. 심하지 않다면 참고 살아도 된다. 그러다 보면 안 아파지겠지만, 찢어진 연골이 붙어서 낫는 건 아니다. 찢어진 부분이 너덜너덜해지다가 마모가 되어서 없어지고, 통증이 사라지는 것일 뿐이다.

수술도 마찬가지다. 간혹 아주 젊은 환자에서 유합(아물어 붙음)이 잘 되는 자리인 경우 찢어진 연골을 봉합하는 수술을 하기도 하지만, 대부분은 절제해서 없애는 수술이다. 수술하면 당장 편해지기는 하는데, 2~3년 후에 보면 수술한 것과 하지 않은 것이 사실상 같은 결과가 된다. 연골 일부분이 없어진다는 점에서 그렇다. 그렇다고 수술이 관절에 해가 되는 건 아니다. 어차피 연골의 파열된 부분은 저절로 마모돼 없어질 운명인 것이다.

가장 흔하게 파열되는 곳은 내측 반월상 연골 후각부인데 그 이유는 퇴행성 변화가 가장 먼저 오는 곳이기 때문이다. 이곳은 수술 시 접근이 어려워 수술로 인한 관절 손상이 오기 쉬운 자리인 데다 퇴행성 파열이 많기 때문에 되도록 수술하지 말라고 권한다.

화타의 충고
30대 이상이라면 무릎 연골 손상을 관절염의 초기 증세로 이해하면 된다. 치료도 관절염의 경우와 마찬가지다. 당장 아파서 힘들면 수술적 치료를 해도 좋다. 참을 수 있으면 참고 살아도 누가 안 잡아간다.

28. 교통사고와 후방 십자인대

    칠순의 허 씨는 계단을 내려가다 무릎이 시큰해서 주저앉을 뻔했다. 한 달 전에 교통사고가 난 후 무릎이 계속 아팠다. 사고 당시에는 별로 통증이 없더니 시간이 지날수록 아픈 게 심해졌다. 특히 계단을 내려가려면 이제는 아예 난간을 붙들고 한 발짝씩 내려가야 한다.

    사고 난 날부터 일주일간 입원해 있으면서도 무릎은 엑스레이만 찍어봤을 뿐 특별히 아프지 않아서 신경도 쓰지 않았다. 그런데 퇴원해서 돌아다니기 시작하자 무릎이 약간 붓기도 하고 시큰거리기도 했다. 의자에 앉았다 일어나려면 억 소리가 나게 아팠다.

    사고 때 입원했고 이후에도 가끔 물리치료 하러 다니던 병원에 갔다.

    "과장님, 무릎이 어째 좋아지는 게 아니라 갈수록 더 아프네."

    "바지를 걷어보세요." 의사는 찬찬히 살폈다. 여기저기 꾹꾹 눌러보기도 했다. "글쎄요, 지난번 입원하셨을 때 사진을 보면 골절은 없었는데…. 자꾸 아프시다니까 정밀 검사를 한번 해봐야겠네요. 그런데 찍어서 이상이 없으면 어쩌지." 의사는 난처하다는 표정이었다. "보험사에서는 주차장에서 난 사고라서 경미 사고라고 한다네요." 이상이 없어서 보험 적용이 안 될까봐 하는 말이었다.

"경미? 경미는 내 딸 이름이고. 그놈이 내 차 앞을 쾅 받는 바람에 내가 튀어나가서 대시보드에 무릎을 부딪혔잖아요."

"에이 모르겠다. 일단 찍어보세요."

허 씨 일로 원무과에서 또 한 번 소란이 있었다. 원무과 직원은 이상이 없으면 본인이 낸다고 각서를 써야 찍을 수 있다 하고, 허 씨는 그렇게 할 수 없다고 소리를 질렀다.

"병원이 환자를 우선시해야지, 돈만 따지냐?" 이런 상황에서 흔히들 하는 말이 자기도 모르게 툭 튀어나온다.

"정부에서 그렇게 하도록 정해놓은 걸 어떡합니까. 찍지 않으시겠다면 어쩔 수 없고요."

"나중에 다리에 문제 있으면 가만 안 둬."

"문제가 있다 해도 우리는 MRI 찍어야 알 수 있다고 했으니까 책임 없어요." 원무과 직원은 한두 번 당해보느냐는 표정이다.

"돈 내라면서? 그게 찍지 말라는 소리지." 화나는 건 허 씨 쪽일 수밖에 없다.

"그건 환자분이 결정하실 일이고요." 이쯤 되면 서로 배 째라는 형국이다.

"병원에서 이 따위로 한다고 아들 시켜서 인터넷에 올려버린다." 상투적인 겁주기다.

"그러세요. 우리도 어르신이 말도 안 되는 억지 쓴다고 인터넷에 올려버릴 테니." 이건 새로운 대응 방식 같다.

"젊은 놈이 한마디도 안 지려고 하네, 에이 씨." 역시 칼자루는 병원이 쥐고 있었다.

"불만 있으시면 보험사나 정부에 가서 따지세요, 우리는 법대로 하는 거니까."

"누가 그따위 법을 만들었어?" 허 씨가 무력하게 투덜댔다.

허 씨는 전에도 겪어본 일이라 딴 병원 가봐야 똑같다는 걸 안다. 그래도 화나는 건 어쩔 수 없었다. 결국 각서를 쓰고 MRI를 찍었다.

망할 놈의 MRI는 찍는 것도 너무 힘들다. 굴속에 꼼짝 못하고 갇혀서 30분을 누워 있는 게 쉬운 일이 아니다. 찍을 때마다 가슴이 터지는 것 같다. 돈 줄 테니 하라 해도 망설일 짓이다. 다 찍고 10분쯤 지나서 의사와 마주 앉았다.

"이건 무릎 관절을 앞에서 본 것, 이건 옆에서 본 것이고요. 여기 하얀 부분이 물인데 관절에 물이 약간 찼어요. 많이는 아니고요." 의사는 나름대로 열심히 설명했다.

"물이 찼다고? 그럼 큰일이잖아." 허 씨는 물이 차면 관절이 곧 썩는 걸로 알고 있다.

"하하, 그리 큰일은 아니에요. 원래 정상인의 경우에도 물이 조금은 있고 연세 드시면 관절에 염증이 다소간 있으니까 물도 차고 하는 거예요." 환자들에게 흔한 오해여서 의사도 설명할 준비가 돼 있었다.

이제 겨우 일흔인데 이 친구가 자꾸 나이를 들먹이네. 허 씨가 의사의 뒤통수를 째려보았다.

"그리고 여기 뒤에 갈고리 모양으로 생긴 게 후방 십자인대라는 건데 늘어났어요. 앞의 이건 전방 십자인대인데 이것도 좀 늘어났고. 여기 뼈에 하얗게 보이는 건 관절의 염증으로 골 괴사가 약간 와 있는 거고요." 이만하면 됐지요 하는 표정으로 의사가 허 씨를 돌아본다.

"그래서 왜 아프다는 거여?" 허 씨가 원하는 건 설명의 진수성찬이 아니라 김치처럼 시원한 결론 한마디다.

"관절염으로 아픈 거예요." 의사가 한숨을 섞어 말했다. 이제 곧 벌어질 언쟁을 예감한 듯이.

"과장님, 내가 작년에도 만 평 농사를 지은 사람이야. 등산도 매주 다니다시피 하고. 관절염으로 원래 아팠다는 게 말이 돼?" 허 씨는 기가 찼다. "관절염이라고? 내가? 무쇠라는 소리를 듣고 살았는데?"

"맨날 일하고 운동하고 할 때는 모르다가 며칠 누워 있다 일어나면 갑자기 아파하는 분들이 많더라고요. 그런데 부러지거나 끊어지거나 한 게 없으면 달리 이유를 댈 수가 없어요." 의사는 예견된 난관에 난처해했다.

"인대가 늘어났다며? 그건 고쳐줘야 할 것 아니야."

"그건 그렇게 많이 늘어난 것도 아니고요. 지금 연세에는 수술하는 게 아니에요. 수술한다고 안 아파지는 것도 아니라고요." 여러 가지 이유를 대고 있지만 의사 스스로 생각해도 설득이 안 될 것 같았다.

"왜 자꾸 나이 타령이여? 나이 먹으면 병신 되어도 괜찮다는 건가?" 허 씨는 점점 입이 머리를 앞서려고 한다.

"아이참, 그럴 리가요. 어쨌든 MRI를 봐도 뼈에 멍 약간 든 것 외에는 큰 이상 없으세요. 약 드시고 좀 지내보세요." 의사는 어떻게든 이 순간을 넘기고 싶었다.

"과장이 사고 후에 진단 3주라고 했잖아. 근데 4주, 5주가 돼도 안 나으니 어쩔 거야."

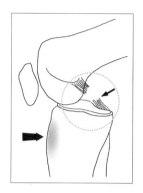

〈자동차 전방 충돌 사고 시 큰 화살표 부분을 계기판에 부딪히면
정강이가 뒤로 밀리면서 후방 십자인대가 손상을 받는다.〉

"할아버지! 진단이 3주라고 3주 만에 완쾌되는 건 아니에요. 손가락 잘리면 진단 4주라고 하지만 평생 손가락 잘린 채로 사는 거잖아요." 의사는 이성을 잃지 않으려고 애쓰는 중이다.

"그거랑 이거랑 같아?" 허 씨가 먼저 이성을 잃었다.

"억지 부리지 마시고 가세요!" 의사도 이성을 잃었다.

"아니, 사고 나서 아프면 사고 나기 전처럼 해놔야 될 것 아니냐고." 이젠 영락없는 싸움이다.

"저는 그럴 능력 없으니까 알아서 하세요." 의사가 돌아앉았다.

두 사람 모두 잠시 말이 없는 사이에 이성을 찾았다.

"그럼 사진 복사나 해줘. 딴 데 가보게." 허 씨가 조용히 말했다.

"알았어요, 해드릴게요." 두 사람의 싸움이 끝났다.

허 씨는 이틀 후 전망대병원을 방문했다. 아들이 예약해두었다고 했다. 사진 복사한 것과 소견서를 내놓자 의사는 잠깐 들여다보더니 허 씨를 보고 말했다.

"가서 엑스레이 찍고 오세요." 그러고는 옆의 젊은 의사보고 뭐라고 했다. 젊은 의사는 허 씨에게 따라오라고 하더니 진료실 밖으로 나와서 말했다.

"십자인대를 얼마나 다쳤는지 보는 검사가 있어요. 다리를 밀고 당기고 하면서 찍는 엑스레이인데 그걸 찍고 다시 이리 오세요."

허 씨는 시키는 대로 엑스레이를 찍었다. 무릎을 구부리고는 정강이에다 무슨 기계를 달아매고 철커덕 한 후 찍기를 몇 번 반복하더니 끝났다고 했다. 다시 외래 진료실로 왔다.

"이 사진 보면 오른쪽보다 왼쪽이 뒤로 더 많이 밀려나 있지요? 후방 십자인대 수술을 하셔야 합니다." 아까 그 의사가 사진을 보더니 허 씨를 돌아보고 말했다.

수술이란 말이 쉽게도 나와서 허 씨는 잠시 혼란스러웠다. 이전 병원에서 수술하지 말라던 이야기를 하자 의사는 눈살을 찌푸렸다.

"연세가 일흔이시고 관절염이 있긴 해도 심하지 않고 건강하시니까 하는 게 좋습니다."

교수가 하는 말이니 맞겠지만 아무래도 너무 쉽게 말한다 싶었다.

"수술 날짜 잡고 가세요." 의사는 옆방으로 쌩하니 가버렸다.

다시 젊은 의사가 와서 말했다. "일주일 후로 수술 날짜를 잡아드렸으니 수술 전 검사를 하고 가셨다가 그때 오세요." 그러곤 역시 가버렸다. 진료실에서 나오니까 이번에는 여직원이 종이 한 장을 주더니 "원무과에서 계산하시고 여기 가서 검사하세요" 했다.

"교통사고로 왔는데 무슨 계산이야?"

"교통사고라도 본인 부담이 있어요. 나중에 보험사에 따로 청구하셔야 해요."

결국 계산하고 몇 가지 검사를 한 후 집으로 돌아올 때까지도 수술을 할 건지 결정하지 못했다.

집에 돌아와 앉았으려니 한숨이 절로 나왔다. 별것 아닌 사고로 알았더니 다리병신 되게 생겼다. 저녁때가 되자 아들이 걱정이 되었는지 찾아왔다.

"아버지, 의사가 뭐래요?"

"수술하란다."

"네? 입원했던 병원에선 별것 아니라고 했잖아요. 내 이놈의 의사를 그냥."

"가만있어라, 그런 게 아닌 것 같구나. 전망대병원에서도 교통사고 때문이 아니라 원래 그렇단다." 허 씨가 그래도 아들을 진정시킨다. "그리 간단한 일이 아닌 모양이다."

"아니 이것들이 쌍으로 사람을 속이나. 그렇게 일 잘하시던 아버진데 원래 그렇다는 게 말이 돼요?" 아들은 여전히 이해를 못한다.

"내 말이 그 말이다. 그나저나 수술하는 게 맞는지 좀 생각해봐야겠다. 돈도 돈이지만."

"동네 병원 의사가 뭘 알겠어요? 전망대병원에서 교수가 하는 말이 맞겠지. 그냥 수술하세요. 그래야 아픈 게 없어진다면."

"어디 의사들이 그렇게 얘기하데? 수술해도 아프다고 그러지."

"도대체 뭐가 뭔지. 에이, 그럼 아버지가 알아서 하세요." 아들은 이해를 포기하고 가버렸다. 허 씨는 다음 날 읍내 종합병원에 갔다.

"원장님, 이것 좀 보슈. 저기 건너편 병원서는 수술하지 말라 하고, 전망대병원에서는 수술하라고 하네. 어쩌면 좋겠소?"

"사진 줘보세요. 다리 밀고 찍은 엑스레이는 안 가지고 오셨나요? 그럼 어쩌지…. 다시 찍는 수밖에 없겠네. 금방 되는 것이니 찍어보십시다. 전망대병원까지 가서 가져올 수는 없잖아요."

"그것 안 찍고 안 되나?"

"제가 점쟁이예요? 얼굴 보고 진료하게. 가서 찍고 오세요."

허 씨는 전망대병원에서 찍은 것과 같은 엑스레이를 다시 찍고 왔다.

"음, 반대쪽과 비교해서 15mm 차이가 나니 수술할 수는 있는데, 저 같으면 하지 마시라고 하고 싶네요. 수술하면 꽤 오래 다리를 못 쓰니 힘이 없어지고, 수술하는 동안에 관절 망가지고 하면 결국 수술 전보다 못해질 거예요."

"근데 왜 그 교수는 수술하라고 했을까?" 허 씨는 푸념 반 원망 반이었다.

"그건 제가 대신 답해드릴 수 없고요. 잘 생각해서 결정하세요."

갈수록 태산이다. 수술하면 좋아지기는 하는 거로 알았는데, 여기 원장은 수술하면 오히려 나빠진단다. 지금 공부해서 의사 면허를 딸 수도 없고.

결국 허 씨는 수술을 받았다. 수술하고 일주일 만에 퇴원했는데 불편하기가 이루 말할 수 없었다. 목발도 짚으라지, 보조기라는 것도 차라지. 한 달이 지나 외래 진료하면서 아프다고 했더니 아직 아플 때라며 들은 척도 안 했다. 그런가 보다 하고 넘어갔지만 3개월이 되어도 나아질 기미가 없었다. 의사는 이제 운동을 하라고 했다. 자전거 운동을 하라고 해서 그것도 열심히 했다. 외래로 가면 운동 안 한다고 타박이었다. 하는지 하지 않는지, 지가 어찌 알아? 이제는 아들놈도 의

266

사 말을 따라서 제 아버지 운동 안 한다고 타박이었다.

6개월이 되었지만 등산은 꿈도 못 꾸고, 앉았다 일어나는 것도 버거웠다. 농사일 잠깐 하거나 어디 가서 30분만 걸었다 하면 물이 차고 부어올랐다. 6개월 지나면 낫는다고 수도 없이 들은 터라 6개월째엔 허 씨도 결말을 보리라 결심하고 외래로 갔다.

"아직도 자꾸 아프고 부어요. 교수님이 하라는 대로 다 했는데도 수술 전보다 더 아프고 불편한 것만 늘었지 나아진 것은 하나도 없으니 어떻게 된 건가요?" 허 씨가 작심을 하고 물었다. 아들은 허리에 손을 얹고 허 씨 뒤에 서서 무언의 시위를 했다.

"수술 전보다 관절 동요가 좋아졌는지 어떤지 무릎에 기계 달고 찍는 엑스레이를 다시 찍어보시죠." 의사는 자신 있는 모양이었다.

엑스레이를 찍고 와서 컴퓨터 모니터로 보았다. 허 씨도 몇 번 본 후라서 뭐가 문제인지 대충 보였다. 수술 전이나 별반 차이가 없었다.

"어떻습니까?" 허 씨가 재촉했다.

"별로 차도가 없네요." 의사도 인정할 수밖에 없었다. 그러고는 덧붙였다.

"저는 치료할 만큼 했어요. 잘 치료해도 결과가 나쁜 경우가 가끔 있거든요. 허○○ 씨도 운동을 더 열심히 하셔야 해요." 조심스럽게 말한다고 했지만 결국 빌미를 주고 말았다.

"뭐야, 내가 운동 안 해서 이렇게 됐다는 거요? 당신 잘못은 하나도 없고?" 결국 삿대질을 하고 말았다. 워낙 괄괄한 성격의 허 씨인 데다 상황이 그렇게도 되었다.

"에이, 나도 모르겠다. 허○○ 씨 마음대로 하세요." 의사는 방을 나가버렸다. 아들은 의사에게 소리 한번 질러보려다가 기회를 놓치고 말았다. 뒤늦게나마 언성을 높여 아버지와 함께 빈 방에서 한참 고함을 지르니 제복 입은 남자 네댓이 와서 데리고 나갔다. 말들은 차분했지만 태도는 자못 위압적이었다. 그중 대장으로 보이는 사람이 다가와서 시끄럽게 하지 말고 정 그러시면 법대로 하라는 요지의 말을 조곤조곤 했다. 계속 이러면 재미없으리라는 암시도 적절히 섞어서. 부자는 돌아오는 수밖에 없었다.

허 씨는 분한 마음에 변호사며 손해 사정인이며 찾아다녀봤지만 애초에 안 될 일이었다. 장애 진단은 받았으나 화재보험사에서는 교통사고로 인한 것이 아니니 수술비나 장애보상비를 못 해준다고 했다. 변호사도 만만치 않은 싸움이라고 했다. 대학병원을 상대로 한 소송은 수술 후에 나빠졌다는 확실한 증거가 없는 이상 시작도 하지 말라는 것이었다.

허 씨는 그렇게 노인이 되었다.

후방 십자인대 파열

증상
아프다, 특히 무릎 뒤가 아프다. 시간이 지나면 통증은 저절로 없어지지만 무릎이 뒤로 밀리는 느낌이 있다. 본인이 느끼지 못하더라도 눈으로 보면 파열된 쪽의 정강이가 무릎 뼈보다 뒤로 밀려 있어서 무릎 뼈가 도드라져 보인다. 반대쪽과 비교해보면 표가 난다.

원인
교통사고 때 대시보드에 무릎을 부딪히거나 넘어질 때 무릎을 찧어서 파열되는 경우가 있다. 무릎이 비틀리면서 다쳐서 발병하는 수도 있다. 노인의 경우 이 인대가 끊어지지는 않았더라도 대부분 퇴행성 변화로 인해 늘어나 있다. 반복적으로 쪼그려 앉거나 내리막길을 걷는 것이 주요한 원인으로 보인다.

진단
증세를 보고 무릎을 만져보는 것으로 심증은 간다. 물증은 MRI 영상이다. 아니면 무릎을 뒤로 밀면서 엑스레이를 찍어서 볼 수도 있지만, 방금 다친 사람한테 이런 짓을 하면 뺨 맞는다.

치료
완전 파열의 경우, 젊은 사람이라면(50대 이하) 수술의 장점이 있다. 급성기(急性期), 즉 파열이 발생하고 2~3주 내라면 30도 굴곡 상태로 석고 고정을 하면 회복할 가능성이 있다.

화타의 충고
아무리 수술을 잘해도 정상에 비해 10mm 이상의 동요는 있기 때문에 어지간하면, 특히 고령 환자는 수술하지 않는 것이 좋다. 50대 이후에 퇴행성 변화로 인해 인대가 늘어난 경우는 인대 수술보다는 인대를 늘어나게 한 원인을 찾아 해결하는 것이 좋다.

29. 발목뼈의 골 괴사

아야! 윤 씨는 왼쪽 발목이 시큰하면서 주저앉을 뻔했다. 발목이 접질린 것도 아닌데 안쪽이 아팠다. 그렇다고 붓거나 멍들지도 않았다. 벌써 몇 달째 산에만 오면 이런 일이 생긴다. 가끔 있는 일인 데다 증세가 심하지도 않아서 그냥 넘기곤 했는데 이제는 산에 오기 싫은 핑계가 되기 시작했다. 병원에 한번 들러봐야겠다고 생각했다.

다음 날 집 앞에 있는 병원에 들른 윤 씨는 의사에게 증상을 얘기했다.

"발목 안쪽이 아프세요, 바깥쪽이 아프세요?"

"안쪽인 것 같은데…. 아니 꼭 안쪽이라기보다는 관절 속이 아픈 것 같아요."

"글쎄요, 겉으로 봐서는 모르겠으니 사진을 찍어보도록 하지요."

엑스레이는 발목을 이리저리 돌려가면서 세 장을 찍었다. 진료실로 돌아오자 의사는 사진을 꼼꼼히 살펴보는 듯했다.

"큰 탈은 없고 염증이 있어서 그래요. 주사 맞고 물리치료 좀 해보지요."

"며칠이나 치료하면 될까요?"

"한 달만 해봅시다."

의사가 그러자는데 토를 달 사람이 몇이나 될까. 그날부터 보름 동안은 아주 성실히 다녔다. 주사도 맞고 약도 먹고 물리치료도 하고. 보름이 지나자 꾀가 좀 나기 시작했다. 물리치료라야 찜질하고 불 쪼이고 하는 건데 뭐 도움이 될까. 그래도 한 달 해보자 했으니 끊지는 않고, 간혹 빼먹기는 해도 기간을 채웠다. 그런데도 주말마다 산에 올라가면 아프지 않고 넘어가는 때가 없었다. 윤 씨는 답답해서 다른 병원을 가봐야겠다 생각하고 의사를 다시 만났다.

"하나도 안 낫는데요."

"그러세요? 그럼 정밀 검사가 필요하겠네요, 종합병원에 가보셔야 겠어요."

진작 그럴 일이지 한 달 동안 뺑뺑이는 왜 시키냐, 윤 씨는 속으로 중얼거렸다.

다음 날 윤 씨는 읍내 종합병원에 갔다. 전에 어머니가 안 좋으실 때마다 치료받아서 얼굴은 익히 아는 원장이다. 산에 가면 발목이 아프다는 것, 집 앞 의원에 한 달 다니며 이러저러한 치료를 받았다는 것 등을 다 얘기했다.

"다친 적 있으세요? 부러졌다거나?" 의사가 묻는다.

"아니요, 그런 적 없어요." 윤 씨는 자신 있게 대답했다.

"그럼 누워 있을 때는 아프세요, 안 아프세요?"

"누웠거나 걸을 때는 안 아프고 꼭 산에만 가면 아파요." 스스로 꼼꼼히 체크해온 터라 확실히 내답할 수 있었다.

"올라갈 때 아프세요, 아니면 내려갈 때 아프세요?" 의사의 질문도 세심하다.

"올라갈 때가 더 아파요." 자신 있는 대답에 의사도 흡족한 모양이다.

"집 앞 의원에서는 무슨 병이라고 하던가요?"

"염증이라고 하던데요."

하하하, 원장이 웃었다. 진지하게 얘기하던 중 갑작스레 터뜨린 웃음에 윤 씨는 잠시 당황했다. 왜 웃는 거지? 내가 뭘 잘못 대답했나.

"염증이라는 병도 있대요? 염증이라는 말은 당신 아파요, 하는 말하고 똑같은 거예요."

그 말을 들으니 의사가 웃은 이유를 알 것도 같았다.

"염증이라기에 빨리 치료해야 되는 병이라는 줄 알았는데…."

"여하튼 엑스레이에는 안 보이는 병인 것 같으니까 CT 찍어봅시다." 의사가 웃음을 거두고 말했다.

"CT가 나은가요, MRI가 나은가요?" 윤 씨는 한 번에 끝내고 싶었다.

"발목에는 골절 아니고서는 MRI가 더 좋지요." 의사는 그 비싼 MRI를 환자가 먼저 거론하니 의외라는 눈치였다.

"TV에서는 CT가 더 적절한 병도 많다는데." 윤씨가 TV 건강 상식을 써먹는다.

"그렇지요. MRI로 잘 보이는 병이 있고 CT를 찍어야 더 잘 보이는 병이 있지요. 두 가지가 다 유용할 때는 보통 MRI가 더 좋긴 한데 비싸고 시간이 많이 걸린다는 게 단점이에요. 물론 방사선에 노출 안 된다는 큰 장점도 있지만요." 의사도 말을 잘 알아듣는 환자라 기분이 좋았다.

"그래도 몸에 병이 있는지를 보는 거니 비싸도 MRI를 찍어주세요."

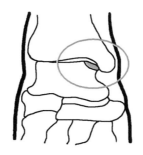

〈발목뼈. 붉은색 부분이 괴사된 부분〉

"그렇게 하십시다."

MRI를 찍고 외래 진료실로 왔다. 점심시간이 다 되어서 한가했다. 바로 의사를 볼 수 있었다.

"어떤가요, 원장님?"

"음. 좋다고는 못하겠고, 큰 병이라고 할 것도 아니네요. 여기 보세요, 이게 골 괴사라고 하는 건데 안쪽 위에 있지요. 이것 때문에 아픈 거예요." 의사가 손가락으로 가리키며 설명했다.

"고칠 수 있겠지요?" 환자는 늘 결론부터 듣고 싶기 마련이다.

"못 고쳐요." 의사의 대답은 단호했다.

"네? 그럼 어떻게 되는 거예요?" 윤 씨가 놀라서 되묻는다.

"어떻게 안 되니 걱정 마세요. 불구가 되는 것도 아니고 죽는 것도 아니고, 좀 아픈 것 말고는 아무 지장이 없는 병이에요." 걱정 말라는 내용인데 말투는 냉정하다.

"어휴, 어떻게 그냥 아프고 살아요. 더 심해지기도 하나요?" 모든 환자는 다소간 궁금증 환자이기도 하다.

"조금씩 심해지기는 하겠지만 한두 해 사이에 나빠지는 건 아니고 한 10년 지나면 조금 나빠지고 하는 정도지요."

"그럼 더 나빠지면 어떻게 하나요? 아파서 못 걸으면."

거듭되는 질문에 의사는 짜증이 나기 시작하는데, 환자는 눈치를 영 못 챘다.

"그 정도 되면 두 가지 치료 방법이 있어요. 하나는 인공 관절을 하는 것이고, 또 하나는 관절 고정술이라고 해서 뻗정 발목을 만드는 거예요. 뻗정 발목이란 발목뼈 중 거골(距骨)이라는 것과 정강이뼈를 하나로 합쳐서 발목이 아래위로 움직이지 못하도록 하는 거지요."

"어느 것이 나은가요?" 윤 씨는 완벽한 진료를 원했다.

"발목 인공 관절은 무릎 것에 비해서 약해요. 발 쪽의 뼈가 작아서 고정이 잘 안 되기 때문에 실패율이 높고 불편해요. 그래서 잘 사용하지 않고 고정 수술을 많이 해요. 고정 수술을 하면 아픈 건 없어지지만 뻗정이 되니까 아무래도 불편하겠지요. 계단이나 언덕길을 오르내릴 때 어려워요. 평지에서는 절룩거리는 게 표시 날 정도는 아니고요." 의사는 이 집요한 환자가 언제까지 물어볼까 겁이 나기 시작했다.

"그렇게 안 되게 예방할 수는 없나요?"

"없어요. 충격을 많이 주지 말라는 것 말고는. 뛰어내리거나 점프하는 것을 피해야겠지요."

"어디서는 줄기세포 시술을 얘기하던데." 원장에게 이건 짜증 나는 질문이다. 다른 의사를 욕해야 하는.

"난 안 믿어요. 해서 효과가 있으면 좋고 없으면 그만이고 하는 식인데, 난 환자에게 더 해롭게 하는 것 같아서 안 해요."

의사는 이제 배가 고파져서 밥 먹으러 가고 싶었다.

"그럼 치료할 게 아무것도 없네요?" 윤 씨는 실망했다.

"맞아요. 그냥 그런가 보다 하고 사세요." 의사가 쐐기를 박고는 덧붙인다. "아, 어차피 관절염과 비슷한 병이니까 연골주사 맞으면 조금은 도움이 되겠네요."

"그럼, 그거 놓아주세요." 환자는 질병과 타협하기로 했다.

의사는 손가락으로 발목을 여기저기 눌러보더니 주사기로 찔렀다. 그러고 밀대를 당기니 노란 물이 1~2cc쯤 따라 나왔다. 의사는 바늘은 꽂아둔 채 주사기 몸통을 빼고 바늘에 맑은 액체가 든 주사기 몸통을 연결하고는 발목 속으로 밀어 넣었다.

"진통제 처방을 해드릴 테니 가지고 있다가 많이 아플 때만 드세요."

"진통제 먹으면 해롭다는데…."

"진통제는 독약이 아니니까 드세요. 속 쓰리지 않는 걸로 드릴 테니. 아플 때 참는 것보다는 먹는 게 나아요."

윤 씨는 발목에 주사를 맞고 진통제 처방을 받아 병원을 나섰다. 대학병원에 가볼까도 생각했지만 가서 줄기세포 시술 어쩌고 하는 말을 들으면 효과도 없다는데 마음만 들뜰 것 같아서 가지 않기로 했다.

토요일 아침 눈을 뜨자 윤 씨는 습관적으로 산에 갈 준비를 했다. 그러다 산에 가지 말라는 의사의 말이 생각나서 그만둘까도 했지만, 다른 약속도 없는데 종일 시간을 어찌 보내나 싶어 그냥 가기로 했다. 올라가면서 혹시 전보다 좀 낫지 않을까 했으나 아픈 건 별 차이가 없었다. 발목이 가끔씩 뜨끔한 것이 여간 불편하지 않았다.

그래도 왜 아픈지를 알고 나니 발 아픈 게 가볍게 느껴졌다. 윤 씨는 단장을 땅에다 힘껏 찌르며 생각했다. 나중에 발목을 뻗정으로 만들더라도 일단 산에는 다녀야겠다고.

발목뼈의 골 괴사

증상
발목이 아프다. 골 괴사(壞死, 생체 내의 조직이나 세포가 부분적으로 죽는 일)의 경우, 괴사가 생긴 위치가 안쪽, 바깥쪽, 앞쪽, 뒤쪽 중 어디인지에 따라서 통증의 위치, 통증이 유발되는 발목 자세가 달라진다. 어느 것이든 특정한 발목 자세에서 날카로운 통증이 빠르게 지나간다. 이에 비해 발목 관절염은 좀 더 자주, 거의 상시적으로 통증이 있다.

원인
이름처럼 뼈의 일부분이 혈관이 막혀 괴사가 되는 병이지만, 혈관이 막히는 원인은 알려진 바가 없다. 반복된 외상과 혈관 병증이 원인일 것이라고 추측하는 정도다.

진단
심하면 엑스레이에 보인다. 초기에는 CT, MRI에서만 보인다.

치료
진통제, 소염제, 휴식. 심하게 아프면 관절의 고정 수술(유합 수술)이 유일하게 문제를 해결할 수 있다.

화타의 충고
현대 의학의 발전이 정말 보잘것없었다고 느끼게 되는 부분이다.

초기든 말기든 치료가 없다. 참고 사는 수밖에 없다. 개인적인 경험으로는 발목에 맞는 연골주사가 도움이 되지만 아직 보험 급여 대상이 아니다. 괴사된 부위의 천공술(마구 구멍을 뚫어놓는 치료다), 되도 않는 줄기세포 이식, 그리고 인공 관절 등 다양한 치료법이 시도되고 있지만, 모두 수술 후에 상태가 더 나빠진다. 통증이 참을 수 없을 정도로 심하면 관절 고정 수술(유합 수술)을 하는 수밖에 없다. 이 수술 후의 불편은 의외로 크지 않다. 달리기는 어렵지만 평지에서 걸을 때는 별로 표가 나지 않는다.

30. 발목 염좌

　상호 씨는 사회인 야구동호회 회원이다. 주말마다 연습 경기를 하고, 평일에도 시간 나면 타격 연습이니 투구 연습을 한다. 일이 벌어진 건 지난 주말 연습 경기에서다. 경기 중에 손이 까지거나 넘어져서 손목이 아프거나 하는 일은 다반사지만, 이번에는 재수 없게 걸렸다. 슬라이딩하다가 발목이 꺾인 것이다. 회원들의 부상이 일상화한 터라 얼음찜질 후에 붕대를 감고는 됐으려니 했다.

　다음 날 일어나니 그럭저럭 걷기는 하겠으나 통증이 꽤 심했다. 꾹 참고 있자니 점점 더 부어올라서, 아픈 건 둘째 치고 후유증이 남을까 걱정되었다. 별 수 없이 화요일 오후에 사무실에서 제일 가까운 정형외과를 방문했다.

　"안녕하세요?" 의사가 먼저 인사한다. 몸이 불편해서일까, 상호 씨는 이 의례적인 말이 새삼 못마땅했다. 안녕하지 못해서 자기한테 온 걸 뻔히 알면서 안녕하냐니. 그렇다고 인사를 안 받을 수도 없다.

　"네, 안녕하세요. 제가 사흘 전에 발목을 다쳤는데 낫질 않고 점점 더 아프네요."

　"아, 그러세요? 우선 사진 좀 찍어보시죠."

엑스레이를 찍고 돌아오자 잠시 후 컴퓨터 화면에 사진이 나왔다. 의사가 잠시 들여다본다.

"인대가 끊어졌습니다. 깁스 하시고 며칠 주사 맞고 하시면 낫겠어요."

"그런가요? 그러면 인대가 붙을까요?" 상호 씨는 인대가 끊어졌다는 말에 놀랐다.

"그건 치료해봐야 알겠는데요." 우리라고 그런 걸 어떻게 장담하나, 사람마다 다른 걸, 환자들이야 확신을 주기 바라지만 말이야, 의사는 생각했다.

상호 씨는 상호 씨대로 해봐야 안다는 말에 김이 샜다. 의사가 그런 것도 모르나. 시키는 대로 주사 맞고 붕대로 반(半)깁스를 하고 나오기는 했지만 다른 의사를 만나보리라 마음을 굳혔다.

다음 날 상호 씨는 한 블록 거리에 있는 다른 정형외과를 찾았다. 다친 사연과 현재 상태를 설명하고는 어제 간 의원에서 인대가 끊어졌다고 하더라는 말도 덧붙였다. 의사는 무슨 말을 하려다 마는 것 같았다.

의사는 난처했다. 끊어졌다고 해야 하나 끊어지지 않았다고 해야 하나.

"일단 엑스레이 찍고 오세요."

의사는 시간이 필요했다. 환자는 가는 데마다 방사선 사진을 찍어야 하나 하는 생각이 들었지만, 이 의사도 제대로 진단하려면 그게 필요하지 싶어서 별말을 안 했다.

그런데 표정이 왜 저리 심각하지?

사진을 찍고 왔다. 그사이 의사는 다른 환자를 진료하느라 상호 씨에게 인대 상태를 뭐라고 말해야 할지 정하지 못했다. 한데 엑스레이를 보는 순간 자기도 모르게 습관적인 말이 쑥 나와버렸다.

"인대가 늘어났어요." 뭐라 할지 그리 걱정을 했으면서도 말이다.

"끊어진 게 아니라 늘어났다고요? 어제 본 의사는 끊어졌다고 했는데요?" 상호 씨는 혼란스러웠다.

의사는 곧 말실수를 깨달았다. 할 수 없다, 밀어붙이자.

"끊어지기까지는 안 했고요. 약간 늘어났을 뿐이니까 걱정하지 마세요. 지금 하고 있는 깁스를 두세 주일 하면 됩니다. 약 처방을 드릴 테니 받아 가시고요." 서둘러 말을 마무리하고 상호 씨를 내보냈다.

의사가 왜 이리 급할까, 상호 씨는 어리둥절했지만 아무튼 안 끊어졌다니 다행이라 생각했다. 그래서 깁스 기간도 길지 않은가 보네. 인대가 늘어났든 끊어졌든 그 정도 하고 나면 그만이지 뭐. 의사의 권유대로 깁스를 2주 동안 하기로 했다. 붕대로 뚤뚤 말아놓고 두 주를 지내는 게 보통 일은 아니다. 그래도 상호 씨는 붕대에 손대지 않고 고지식하게 그 기간을 견뎠다.

2주하고 하루가 지난 날, 상호 씨는 집에서 붕대를 풀었다. 어찌 됐을지 궁금해하며 보물상자 열듯이 조심스레 다 푼 순간, 진한 요구르트 냄새 같은 게 방안을 채웠다. 살아 있는 사람 몸에서 이런 냄새가 날 수 있다니. 그러다 발을 들여다보고는 화들짝했다. 온통 퍼렇게 멍이 들어 있지 않은가. 얼른 발을 씻어 냄새를 없애고, 병원에 가려고 나섰다. 지난번 갔던 병원도 못 미더워서 동네에 있는 종합병원엘 가서 원장을 만났다.

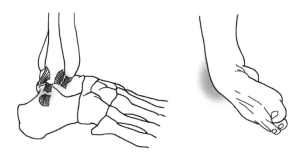

〈발목 바깥쪽의 인대들과 손상되는 자세〉

"다친 후 아픈 건 거의 없어졌는데 부기가 안 가라앉아요. 멍도 심하게 들었고."

"보여주세요."

양말을 벗고 발을 내밀었다.

"걸어보세요."

맨발로 걸어 보였다.

"걸을 때 아프세요?"

"안 아파요."

"인대가 끊어지긴 했겠지만 거의 붙었을 테니 앞으로 두 달 동안 격한 운동은 하지 말고 지내시면 되겠어요." 의사는 간단히 진료를 끝낼 태세였다. 상호 씨가 재빨리 물었다.

"어떤 의사는 끊어졌다 하고 어떤 의사는 늘어났다고 하는데 도대체 뭐가 맞는 건가요?"

의사가 상호 씨를 한참 보다가 물었다.

"엑스레이에 인대가 보일까요, 안 보일까요?"

"저는 모르지요." 뜻밖의 질문에 당황하며 상호 씨가 말했다.

"안 보입니다. 의사들이 끊어졌네 늘어났네 하는 거는 추측이에요. 제가 끊어졌다고 한 건 멍이 심하게 든 걸 보면 그러리라는 거지요."

"그럼 수술해서 이어야 하지 않나요? 끊어졌다면요."

"그럴 필요 없어요. 발목 인대는 깁스만 해도 잘 붙어요. 그런데 끊어진 거랑 늘어난 거랑 뭐가 다를까요?" 의사가 미소를 띠며 다시 물었다. 연거푸 답 못할 질문을 받은 상호 씨는 민망한 얼굴이 됐다.

"당연히 다른 거 아닌가요? 끊어진 거하고 늘어난 거는."

"인대가 고무줄도 아닌데 늘어나겠어요? 고무줄처럼 늘어나면 금방 원래대로 돌아올 테니 병이라 할 것도 없고."

듣고 보니 그렇기도 했다.

"늘어났다는 말은 조금 끊어졌다는 뜻이고, 끊어졌다는 말은 많이 끊어졌다는 뜻으로 받아들이면 됩니다. 멍이 든 건 속에서 피가 났다는 얘기이니, 멍이 심하게 들었으면 많이 끊어진 거겠지요? 깁스 기간도 멍든 정도에 따라서 조절하면 됩니다. 알아들으셨죠? 가셔도 됩니다."

상호 씨는 알 듯 모를 듯했다. 다음에 또 다치면 어쩌지?

발목 염좌

증상

염좌(捻挫)란 관절을 받쳐주는 인대나 근육이 갑작스러운 충격이나 격한 운동에 의해 늘어나거나 찢어지는 것을 말한다. 골절과 다른 점은 대체로 통증의 정도가 덜하다는 것이다. 골절의 경우, 환자들은 스스로 걸을 수 있으면 부러진 것은 아니라고 생각하지만 반드시 그렇지는 않다. 살짝 실금만 가 있으면 걸을 수 있기도 하고, 손상의 정도도 심한 인대 손상보다 적을 수도 있다. 증세가 가벼우면 다행이지만, 걸을 때 날카로운 통증이 있을 정도면 증상만 가지고 무엇이 잘못됐는지를 스스로 판단하려 들지 않는 게 좋다.

원인
삔 데서 온다.

진단
대부분은 단순 방사선 검사(엑스레이)로 충분하지만 CT, MRI가 필요한 경우도 종종 있다. 결국 치료의 핵심은 골절되었느냐 아니냐이다. 치료도 그에 따라서 달라지기 때문이다. 엑스레이에서 골절이 보이지 않으면 염좌라고 한다. 통증이나 부종이 매우 심한데 엑스레이에서 골절이 보이지 않는다면 CT나 MRI를 추천한다.

치료
급성기(急性期), 즉 발병 직후에 한냉치료. 휴식, 거상(擧上, 발을 높이 두기), 부목 고정 3주를 권한다.

화타의 충고
핵심은 부목 고정을 할 건지 말 건지, 얼마나 오래 할 건지이다. 골절이라면 방사선 사진에 보이기 때문에 그 모양에 따라서 결정할 수 있지만, 염좌의 경우 인대 손상이 어느 정도인지 알 수가 없다. 그래서 화타는 부목을 하고 사흘 후에 풀어봐서 피멍이 있으면 3주를 하고, 없으면 부목을 풀고 일상생활을 할 것을 추천한다.

31. 부주상골

아야. 가람이 엄마는 넘어져서 울고 있는 가람을 일으키려고 뛰어
가다 계단에서 삐끗했다. 다행히 엎어지지는 않았지만 발이 아팠다.
그래도 우선 가람을 챙겨야 해서, 바로 뛰어가 안아 일으키고, 넘어졌
다고 핀잔 한마디 하고, 옷을 털어주고 안아 올려서는 집으로 들어왔
다. 목욕통에 물을 받아 아이를 집어넣으니 잘 놀았다. 물속에서 한
시간은 놀겠지 하며 저녁에 먹을 쌀을 씻어 전기밥솥에 안치고 소파
에 앉았다. 아까 삐끗한 왼발이 눈에 들어왔다.

주인이 눈길을 주어서일까, 응석 부리듯 발이 아프기 시작했다. 뒤
집어졌던 것도 아닌데 꽤 뜨끔거렸다. 안쪽 복숭아뼈 아래 앞쪽이 아
프고 멍도 약간 들었다. 한번 눌러보다가 화들짝했다. 그런데 신기하
게도 걷는 건 문제가 없었다. 아이까지 데리고 병원을 가려면 번거로
울 게 뻔해서 놔둬보기로 했다. 마침 조제한 감기약 남은 게 있어 타
이레놀만 쏙 빼서 먹으니 차츰 통증이 가라앉았다. 그날은 그렇게 넘
어갔다.

다음 날 아침 일어나서 세수할 때까지는 몰랐는데, 아이를 어린이
집에 데려다 줄 때 통증이 다시 찾아왔다. 그냥 두고 볼 통증이 아니

284

었다. 보기에는 별로 붓지 않았는데도 그랬다. 어린이집에서 돌아오는 길에 동네 의원에 들렀다.

자초지종을 들은 의사는 일단 엑스레이를 찍어보라고 했다. 사진이 나오자 의사는 발과 사진을 번갈아 들여다보며 뜸을 좀 들이다가 말했다.

"뼈는 이상 없네요. 인대가 늘어났으니 붕대로 하는 반깁스를 며칠 하세요, 주사 맞고 약 먹고 물리치료도 좀 하시고."

"깁스 하고 어떻게 물리치료를 해요?"

음, 의사는 잠시 머뭇거렸다. "물리치료는 깁스 풀고 나서 하세요."

어쨌든 시키는 대로 했다. 주사 맞고 집에 오니 한결 나았다. 깁스하고 걸으니 불편하긴 하지만 발은 덜 아팠다.

밤에 신랑한테 칠칠치 못하다고 구박을 받았다. 붕대를 풀어서 씻고 다시 감을 때 신랑 도움을 받느라 한 번 더 핀잔받고.

일주일이 지났다. 다시 동네 의원에 갔다.

"오늘은 깁스 풀고 물리치료 하세요. 약 좀 더 드시고요."

"약 먹으니까 속이 약간 시린 느낌이 들어요." 가람 엄마가 말했다.

"그럼 약을 좀 바꿔드릴게요."

"그게 무슨 약이지요? 인대 빨리 붙게 하는 약인가요?" 약을 먹을 때마다 그게 궁금했다.

"네, 소염제예요." 전형적인 대답이다.

"물리치료는 며칠이나 해야 할까요?"

"일주일 하면 나을 거예요." 의사들이 약속이라도 했나, 큰 병 아니면 하나같이 일주일, 이 주일이네.

시키는 대로 약을 먹고 물리치료를 일주일 했다. 차도가 좀 있는 것 같기도 하고 그대로인 것 같기도 했다. 다시 의사와 면담했다.

"아직도 아파요. 별로 낫지 않는 것 같아요." 환자는 마음이 급해졌다.

"그럼 일주일 더 하세요." 의사는 느긋했다. 또 아니면 말고? 속으로 생각했다.

네? 아, 네. 그리고 물리치료를 하러 갔지만 희망을 버렸다. 여긴 끝이다. 하는 둥 마는 둥 하고 나왔다. 큰 병원에 안 가봐도 될까?

또 일주일이 흘렀다. 처음에 비하면 거의 나은 셈이지만 깔끔하지가 않았다. 계단을 내려가거나 돌부리라도 밟을 때는 발 안쪽이 시큰한 느낌이 계속 있었다. 내일은 다른 데 가봐야지.

다음 날 읍내 종합병원으로 갔다. 정형외과에 접수를 했다. 그간의 사정을 대강 설명했다. 의사는 신발과 양말을 벗어보라고 하고는 몇 군데를 눌렀다. 별나게 아픈 자리가 있었다.

"알겠네요. 엑스레이 찍고 설명해드릴게요." 의사가 컴퓨터에 처방을 입력하면서 말했다.

"동네 의원서 찍었는데, 또 찍어요?" 모든 환자의 불만 사항이다.

"제가 봐야지요. 그 의사만 봤지 나는 못 봤으니 다시 찍어야겠지요? 내가 점쟁인가요, 얼굴만 보고 병을 알아맞히게?" 의사가 답답해하면서 설명했다. 맞는 말이네.

"그럼 복사해 올까요?"

"엑스레이는 복사비나 찍는 값이나 그게 그거일 걸요. 복사하려면 거기 가서 또 접수하고 진료비 내고, 결국 더 비싸지요."

병원 일은 의사가 더 잘 아니 이길 수가 없다. 다시 찍었다.

의사가 사진을 놓고 설명했다.

"발 안쪽에 동그란 하얀 것이 보이지요? 이게 부주상골(副舟狀骨)이라는 겁니다. 누구한테나 있는 게 아니에요. 다들 있는 건 여기 이 주상골(舟狀骨)이지요. 배 모양의 뼈라는 뜻인데, 열 명에 하나가량은 그 주상골 옆에 작은 뼈가 하나 더 있어요. 주상골 옆에 있다고 부주상골이라고 부릅니다. 음, 해부학 강의는 그 정도만 하고, 여길 보세요. 이 경계가 울퉁불퉁한 건 관절이 망가졌다는 거고. 이것 때문에 아픈 거예요." 꽤 친절한 설명이었다.

"언제 그런 뼈가 생겼을까요?" 환자는 자기한테 병명이 붙고 보면 궁금한 게 많아진다.

"부주상골이라는 건 날 때부터 있는 거예요. 나쁜 것도 아니고, 단지 나이 들어서 관절염이 생기면 아픈 거지요."

가람 엄마는 생각이 많아졌다. 그럼 내가 완전 정상이 아니란 말이네. 게다가 나이 서른에 관절염이라니 참.

"아무튼 기형이라는 거네요." 기분 안 좋은 용어지만 그 외엔 적절한 말이 없었다.

"굳이 그렇게 부를 필요가 있겠어요? 그냥 특징이라고 해두지요. 코나 귀가 별나게 큰 사람이 있듯이." 의사도 환자의 정서를 생각해서 그 단어는 피하고 싶었다.

"그럼 어떻게 치료해야 하지요?" 당장 중요한 건 해결책이다.

"그냥 살아도 괜찮고, 아픈 게 불편해서 꼭 치료하려면 수술해서 떼어내면 돼요."

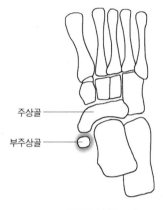

주상골

부주상골

〈주상골과 부주상골〉

"그럼 안 떼어내도 낫나요, 언젠가는 떼어내야 하나요?"

"점점 더 아파질 테고, 언젠가는 수술해야 할 가능성이 크지요." 의사는 이 재미없는 문답이 너무 길어진다 싶었다.

"약은 없나요? 주사로는 못 고치나요?"

"그런 주사나 약은 없어요. 저 딱딱한 뼈를 녹여내는 약이 있겠어요? 나 같으면 있어도 안 쓰겠어요, 얼마나 독할지 생각해보세요. 저걸 녹이려면." 환자의 말문을 막으려고 독하다느니 녹인다느니 강한 표현을 썼지만, 환자는 눈치를 못 챈다.

"근데 동네 의원에서는 무슨 약을 준 거죠?"

"진통제겠지요." 대답이 초간단이다.

"뭔가 다른 거라고 했는데…."

헐헐헐, 의사의 웃음소리가 공허했다.

저녁에 신랑에게 털어놓았다. "나, 발 속 무슨 뼈가 기형이라 수술해야 고칠 수 있대."

이제 결혼한 지 4년인데 태어나면서부터 있는 거라니까 마치 무슨 병을 속이고 결혼한 것 같은 느낌까지 들었다.

"아직 보증기간 안 끝났는데, 장인어른께 치료비 내시라고 해야겠다." 신랑이 약을 올렸다.

"뭐예요? 원래 있었던 거긴 하지만 가람이 보다가 다쳐서 아프게 된 거잖아요."

"그건 그렇고. 이 동네 의사들 실력을 믿을 수가 있나. 내일 대학병원에 가보자."

대학병원이라니, 고마워라. 다음 날 부부는 가람이도 데리고 전망 대학병원으로 갔다. 발을 전문으로 본다는 의사에게 접수했다.

의사는 1~2분 면담하고는 엑스레이 찍고 CT도 찍으라고 했다. 저쪽에서는 엑스레이만 찍고도 알던데…. MRI 찍으라고 하지 않는 게 다행이지 뭐.

그래도 당일에 결과까지 봐주는 게 고마웠다. 진단 내용은 같았다. 수술을 꼭 하라는 결론만 달랐다. 왠지는 못 물어봤다. 신랑은 뭔가 불만이 있어 보였지만 말을 하지 않았다.

신랑이 수술할 거냐고 물었다. 계속 아플 거면 해야겠다고 했다. 이쯤 되어서는 바꾸기 어렵다. 2주일 후로 날짜를 잡았다. 시간이 있으니까 그사이에 나으면 취소해야지.

큰 병은 아니라니 안심은 하고 지냈지만 통증이 가시지를 않아 결국 수술을 받게 됐다.

약속한 날짜에 입원하고 수술받고 3일 만에 집으로 왔다. 간단한 수술이라더니 많이 아팠다. 상처가 욱신욱신하고 빨갛게 부어올라 보기에도 무서웠다. 깁스도 한 달이나 하라고 하니 대수술이었다. 집에서 약 먹고 있자니 통증이 심해서 견딜 수가 없었다. 결국 일주일 지나 읍내 병원으로 갔다.

"원장님, 죄송한데요, 전망대병원에서 수술하고 왔는데 너무 아파요."

"죄송하지요? 상처 좀 봐요."

붕대를 풀고 거즈 붙인 걸 들어 올리자 빨갛게 부어오른 상처가 보였다.

"상처에 염증이 생기는가 보네. 항생제 주사 좀 맞고 약 드세요."

"집에서 견디려고 해봤는데 너무 아파요. 입원하면 안 될까요?"

"항생제 주사 맞으려면 며칠 입원하는 게 낫기는 하겠네요."

수술 부위 엑스레이를 찍고 염증 수치를 검사한다고 피를 뽑은 후 입원했다. 항생제 주사를 맞자 몇 시간 만에 통증이 많이 줄어들었다. 침대에 누워 괜히 수술했다고 후회했다. 이때 옆 침대 환자가 들어왔다. 발에 붕대만 감았을 뿐이지 슬리퍼 신고 잘 걸어 다녔다. 저리 멀쩡해졌는데 왜 입원해 있나 싶었다.

다음 날 회진 시간에 원장이 물었다. "아픈 것 좀 나았어요?"

"네, 많이 나았어요. 며칠이나 있어야 할까요?" 친정 엄마한테 가람이를 맡긴 게 미안해서 빨리 집에 갔으면 좋겠어서다.

"어제 입원해서 벌써 퇴원 생각을 해요? 염증이 생겼으니 항생제를 5일은 맞아야 하지 않을까요?" 한가한 소리를 하고 원장은 옆자리 환자에게 묻는다.

"수진 씨는 어때요? 걸을 만하지요?"

"네, 별로 안 아파요. 회사에 출근할 수 있을 것 같아요."

"그럼 퇴원하시고 3일 후에 상처 치료하러 나오세요. 물만 안 들어가면 뭐든지 해도 돼요."

원장은 수진 씨를 진료하고 다음 병실로 갔다.

낮에 상처를 치료하는데 보니 수진 씨 상처 자리가 가람 엄마와 똑같았다.

"어머, 나하고 상처가 같네. 무슨 수술을 한 거예요?" 가람 엄마가 물었다.

"부주상골인지 뭔지요, 발에 남보다 뼈가 하나 더 있어서 아프대요. 그래서 그걸 떼어내는 수술을 했어요." 별로 걱정할 일이 아니라는 표정이다.

"언제 했는데 잘 걸으시네요?" 가람 엄마는 부러움을 감추며 말했다.

"그저께요." 수진 씨가 화장실에 가려고 슬리퍼를 신으며 대답했다.

엥? 나는 열흘이나 되었어도 아직 못 걷는데? 깁스도 했고.

"근데 깁스 안 했어요?" 이젠 부러움과 놀라움을 감출 수 없다.

"안 해도 된대요." 수진 씨는 짧게 대답하고 화장실로 들어갔다.

가람 엄마는 뭐가 뭔지 알 수 없었다. 똑같은 병인데 왜 이리 다르지? 의사 면담을 신청했다. 한 시에 외래로 원장실을 찾았다.

"원장님, 수진 씨가 저하고 같은 병이지요?"

"네, 맞아요."

"그런데 왜 저하고 많이 다르지요?" 애먼 데다 볼멘소리다.

"엑스레이 찍은 걸 보니까 가람 엄마는 뼈를 떼어낸 게 아니라 붙였더라고요. 어떤 의사들은 부주상골을 떼어내지 않고 주상골에다 붙이기도 해요. 나사를 박아서." 원장은 엑스레이 사진을 찾아서 보여준다. 수진 씨 것과 나란히.

"그럼 그냥 떼어내도 괜찮은 거예요?" 그래도 붙이는 게 떼어내는 것보다 좋은 것 아닌가 하는 기대를 해본다.

"글쎄, 난 붙이는 게 더 번거롭고 좋을 것도 없어 보이는데 그렇게 했더라고요. 그게 뭐가 더 좋은지는 수술한 의사한테 물어보셔야 할 것 같아요. 떼어내면 금방 활동도 할 수 있고 염증 생길 일도 없을 텐데. 생각해보세요. 나사가 박혔으면 이물질이 몸 속에 있으니 염증 생기는 경우도 많고 나중에 빼는 수술도 해야 할 것 아니에요?" 가람 엄마의 기대를 꺾는 대답이다.

"그래도 뭔가 필요하니까 있는 뼈가 아닐까요? 떼어내는 것보다 붙여놓는 게 좋은 점도 있지 않을까요?" 가람 엄마는 희망인지 미련인지의 끈을 놓지 않는다.

"글쎄요, 맹장도 필요하니까 있는 거 아니냐고 하는 것과 비슷해요. 실제로 맹장이 필요하다는 의사도 있으니까. 남이 한 수술에다 대고 이러쿵저러쿵하고 싶지는 않으니 그건 전망대병원에 가서 물어보세요. 저는 염증만 없애드릴 테니."

가람 엄마는 개운치 않은 기분으로 진료실을 나왔다. 상처 염증은 곧 나아서 퇴원했지만, 마음의 염증은 그대로인 것 같았다.

부주상골

증상

발 안쪽이 아프다. 안쪽 복숭아뼈의 약간 앞쪽에 통증이 있다. 청소년기에 통증이 시작되는 경우도 있고 장년기 이후에 오는 경우도 있다.

원인

주상골은 정상적인 발이면 누구에게나 있는 뼈다. 그 안쪽으로 전 인구의 10%에만 있는 뼈가 부주상골이다. 너무 흔해서 기형이라고까지 말하기는 무엇하지만, 이 뼈가 있으면 그 부분이 더 튀어나와서 자극을 일으켜 아프다고 한다.

진단

부주상골의 존재 자체는 엑스레이에 보인다. 다만 그것이 통증의 원인일지는 세심한 관찰과 진찰이 필요하다. CT가 도움이 된다.

치료

우선은 냉찜질하고, 발 가운데의 아치(arch, 足底弓)를 높이는 신발을 신어본다. 소위 마사이 신발과 같은 원리다. 교과서적으로는 두 가지 수술법이 있다. 하나는 부주상골을 제거하고 부주상골에 부착됐던 후경골근(後脛骨筋)을 주상골에 재부착하는 수술이고, 또 하나는 부주상골을 단순히 제거하는 수술이다.

화타의 충고

우선 원인부터 단순히 자극이나 혈액 순환이 안 되어 아프다는 것은 믿기 힘들다. 이건 딱히 눈에 보이는 원인이 없으면 대충 갖다 붙이는 식이 아닐까 한다. 부주상골에 통증이 있을 때 제거해 보면 틀림없이 주상골과 맞닿은 면에 연골이 없이 빨갛게 뼈가 노출되어 있다. 따라서 화타의 경험으로는 부주상골이 발생할 때 뼈만 생기고 연골이 없어서 이미 10대부터 관절염이 된 것으로 보인다. 각설하고, 아프면 떼어내면 된다. 수술 다음 날부터 뛰어 다녀도 된다. 후경골근을 뗐다가 붙이는 방식은 필요 이상으로 수술을 크게 만들고 환자를 고생시키는 일이다.

32. 발목 내 유리 골편

"원장님, 우리 애 좀 봐주세요." 채 씨가 아들을 데리고 진료실로 들어왔다.

"아이고, 면장님. 어서 오세요." 원장이 반갑게 일어나 채 씨와 악수하고는 그의 아들에게 물었다.

"보자, 채○○, 계급이 뭐냐?"

"예, 일병입니다." 아들은 운동복 차림이었다.

"그래, 발목이 아프다고?" 원장은 같은 모임 회원인 면장 채 씨한테서 군 복무 중인 아들이 발목이 아프다는 말을 지난번 회식 때 들었다.

"예, 항상 아픈 건 아니고 구보를 하거나 운동을 할 때 발목이 시큰하고 잘 삡니다." 채 일병은 허리를 꼿꼿이 세우고 앉아 있었다.

"그래 군병원에서는 뭐라고 하던가?" 채 면장이 건네주는 CD를 컴퓨터에 넣으면서 원장이 물었다.

"예, 인대가 늘어나서 그렇다고 수술하라고 합니다."

"군의관이 수술해주겠다는데 믿을 수가 있어야지. 그래서 내가 나오라고 했어요. 원장님이 해주는 게 나을 것 같아서. 군에서 MRI도 다 찍고 했는가 봐." 면장이 끼어들었다.

"어디 볼까요. 그런데 언제 크게 다친 적이 있니?" 원장이 아들에게 물었다.

"글쎄요. 축구를 항상 하지만 크게 다친 기억은 없어요." 말투에서 군기가 빠지기 시작한다.

"다친 적도 없는데 인대가 끊어졌다? 글쎄, 그럴 수도 있기는 하지만, 군의관 시절은 워낙 이것저것 수술을 해보고 싶어 하는 때라서 좀 섣부른 판단을 할 수도 있겠지요."

원장이 채 면장을 향해 말하고는 군에서 찍은 MRI를 자세히 들여다보다가 고개를 가로저었다.

"글쎄요. 인대가 끊어지지 않았다고는 단정 못하겠지만, 이것 때문에 발목이 아프다는 건 너무 실험적인 추측인데요. 제 생각에는 인대 끊어진 것 말고 여기 있는 이것 때문에 아픈 것 같네요. 아마 뼛조각 같은데. 너 가서 엑스레이 찍고 와라."

"아니, MRI에 안 보이는데 엑스레이에서 보이는 것도 있어요?" 면장이 놀란 듯 눈이 동그래지면서 물었다.

"허허, 그럼요. 뼛조각 같은 건 엑스레이가 더 나아요." 원장이 채 일병의 등을 떠밀면서 말했다.

"주로 안쪽이 아프니, 바깥쪽이 아프니?" 잠시 후 엑스레이를 보면서 원장이 채 일병에게 물었다.

"안쪽보다는 바깥쪽인 것 같아요. 군의관도 바깥쪽 인대를 수술한다고 했고요." 채 일병은 군의관의 말을 전했다. 군의 체면을 생각해서다.

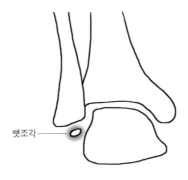

뼛조각

〈발목 내 유리 골편〉

“이렇게 하면 아프니?” 원장이 채 일병의 발목 바깥쪽을 손가락으로 세게 눌렀다.

“아, 예. 누르면 아파요.” 그러면서 놀란 듯 발을 뺀다.

“음, 글쎄, 내 생각엔 인대보다는 이 뼛조각이 원인인 것 같다. 이런 걸 유리(遊離) 골편, 즉 떨어져 나온 뼛조각이라고 하지. 어쨌든 나보고 수술하라면 인대는 건드리지 않고 이 뼛조각만 빼는 수술을 하겠어. 인대가 늘어나서 아프면 누른다고 아프지는 않을 거야.” 완곡하게 표현했지만 원장의 말투는 단정적이었다.

“뼛조각이 어디서 생겼을까요?”

“아마 아주 미세하게 복숭아뼈에서 떨어져 나온 뼈가 있었을 거야. 너무 작아서 별로 아프지도 않았겠지. 그런데 시간이 지나면 자꾸 커지거든. 그럼 아파지지.”

“그럼 인대 수술은 안 해도 되는 건가요?” 채 일병이 미심쩍은 표정으로 물었다.

“첫째는 인대가 정상일 수도 있다는 건데, 사람 몸이 열이면 열 다 똑같지는 않거든. 특히 발목 인대는 MRI상으로 지금처럼 보인다고 해서 꼭 늘어난 것이라고 할 수도 없다는 거지. 둘째는 인대가 늘어났다고 쳐도 수술을 해서 좋아지기보다는 더 나빠질 수도 있거든." 원장은 환자가 알아들을 수 있게 되도록 쉬운 말로 설명하려고 애를 썼다.

"수술을 하는데 어떻게 더 나빠질 수가 있어요?" 면장은 이해가 안 갔다. 나빠지는 수술을 하는 의사도 있나.

"발목은 무릎이나 어깨에 비해 검사나 치료가 많이 발전하지 못해서 그다지 결과가 좋지 않은 수술도 많이 해요. 특히나 대학에서는 발목 분야가 비인기 분야라 전문적으로 하던 사람도 허리나 어깨, 무릎 같은 분야에 자리가 비면 옮겨버려요. 결국 신임 교수가 맡고, 대개 어린 의사들이 담당하니까 노하우가 쌓인 사람도 많지 않아요. 거기다 발목 인대라는 게 동아줄 같이 생긴 게 아니라 두꺼운 종이 정도라서 꿰매다가 더 찢어질 수도 있지요. 그래서 그런지 발목 인대가 늘어났다고 수술하고 오는 환자들을 보면 결과가 좋은 사람이 별로 없더라고요. 어쨌든 그래서 저는 발목 인대 수술은 해보지도 않았을뿐더러 하는 것도 반대예요. 근데 채 일병 발목의 뼛조각은 분명히 해로운 것이니까 없애는 게 좋지요. 자, 이만큼 설명했으면 이제 결정은 환자가 해야 돼. 채 일병, 더 궁금한 것 없나?"

"아, 예. 제가 뭘 알아야 결정을 하지요. 의사 선생님이 결정을 해주셔야지요." 사실 채 일병은 당황스러웠다.

"정답이 나와 있고 대부분의 의사들이 동의하는 결정이라면 내가 해주겠지만, 이 부분은 정답이 있지도 않고 대부분의 의사가 동의하는지도 사실 분명치가 않아. 발목을 전문으로 하는 의사들은 내 말에 아마 아니라고 하겠지. 그래서 내가 결정해주기는 어렵다. 나를 믿고 따를지 다른 병원을 가볼지는 너 스스로 결정해야 한다. 며칠 생각해보고 와라. 인대 수술은 군의관이 수술 후 몇 달간 깁스를 하라는 등의 얘기를 했겠지만 뼛조각 빼는 수술은 실밥만 빼면 너 하고 싶은 것 다 해도 된다. 뛰어다녀도 되고."

"예. 생각해보고 올게요."

"고맙습니다, 원장님. 내가 전화할게요." 면장도 고개를 끄덕이며 수긍했다.

며칠 후 채 일병은 뼛조각 제거 수술을 받았다. 일주일 후 원장은 깁스를 풀어버리고 그냥 걸으라고 했다. 그리고 일주일이 더 지나서 봉합한 실도 제거했다.

"어떠냐? 전에 아프던 게 없어졌니?" 실을 빼는 날 원장이 물었다.

"아 진짜로 아프던 게 없어졌어요. 원장님 말씀이 맞았나 봐요." 채 일병의 표정이 밝았다.

"그것 봐라, 아빠 말 들으니까 다 잘 되잖아. 이 녀석이 서울 강남에 있는 무슨 병원에 간다는 걸 여기 원장님이 더 잘한다고 내가 막 야단쳐서 끌고 왔거든요. 저도 한시름 놓았네요. 또 아프다고 했으면 마누라한테 욕먹을 뻔했어요. 고맙습니다, 원장님. 내가 밥 한 번 살게." 면장의 표정도 밝았다.

"무슨 말씀을. 의사야 믿고 찾아주는 환자가 더 고맙지요." 원장의 표정도 밝았다.

발목 내 유리 골편

증상

통증이 지속적이 아니고 어쩌다 한 번씩 날카롭게 온다. 잘 느껴보면 특정한 자세에서 아프다. 유리(遊離) 골편이란 떨어져 나온 뼛조각을 말하는데, 이것이 관절 내에서 여기저기 돌아다니는 경우도 있다. 이런 경우는 아픈 자세나 자리까지 유동적이 된다.

원인

대부분 미세 골절이 있은 후에 유합(癒合)되지 않고 있던 조각이 칼슘이 침착되면서 점점 커진 것이다. 심지어 처음에는 연골 조각만 있던 것이 뼈처럼 단단해지기도 한다.

진단

유리 골편의 존재는 보통 엑스레이에 보인다. 가끔은 CT에서만 보이기도 한다. 유리 골편의 위치를 파악하기 위해서는 CT가 필수이고, 유리 골편이 통증의 원인인지 보기 위해서 MRI가 필요할 때도 있다.

치료

수술해서 떼어낸다. 관절경으로 가능한 경우도 많다.

화타의 충고

유리 골편이 실제로 있는지, 골편이 통증이나 증상의 원인인지를 알아내기는 쉬운 일이 아니다. 의사의 경험도 중요하고, 세심한 진료가 더욱 중요하다.

33. 족저근막염

"간호사 선생님. 여기 좀 봐주세요."

508호실에서 환자의 딸이 다급한 목소리로 불렀다.

"네, 왜 그러세요?" 함 간호사가 부리나케 뛰어가며 대답했다.

"주사에서 피가 나요."

함 간호사는 속으로 웃었다. 정맥 주사가 다 주입되고 피가 약간 역류해 있었다. 주사 선을 잠가놓으면 될 것을 무슨 큰일이나 난 것처럼 호들갑이라니. 하지만 그건 병원 종사자의 생각이다. 환자나 보호자는 피가 보이면 일단 긴장하기 마련이다. 특히 환자가 된 사람에게 평소에 무신경했거나, 자식이라면 불효해서 미안한 생각이 있는 보호자는 더 야단을 떤다.

"걱정 마시고 잠깐 계세요. 금방 바꿔드릴게요." 함 간호사는 최대한 온화한 표정으로 대답했다. 이제 겨우 2년차인 함 간호사는 벌써 표정 관리에 선수다. 호텔이나 요식업 종사자들의 감정노동은 매스컴에서 많이 다뤘지만, 병원 종사자가 얼마나 힘든 감정노동을 하는지에 내해 아는 사람은 많지 않다.

병원 업무는 환자라는 상태가 일종의 특권을 부여한다고 생각하기 일쑤인 고객을 상대하는 일이다. 요구가 받아들여지지 않으면 무슨 병원이 이 따위냐, 병원이 돈만 아느냐, 환자가 생활하는 곳인데 이러면 되겠느냐 등등 오만 가지 말이 나온다. 그 대부분은 딱히 맞는다고도 틀렸다고도 할 수 없는 것들이나, 그 바탕에는 병원이란 모름지기 사적인 이익을 추구하지 않고 희생정신으로 일해야 하며, 의사들은 인술(仁術)의 덕을 펴고 간호사들은 나이팅게일처럼 복무해야 한다는 생각을 깔고 있으니 얼마나 힘들겠는가.

병원 종사자들의 감정노동을 힘들게 하는 것 중 하나는 가벼운 병으로 내원한 환자들이 오히려 요구 사항과 불만이 더 많다는 점이다. 환자의 모든 수발을 간호사에게 시키고 자신은 구경만 하려 드는 몰상식한 보호자도 큰 스트레스를 준다. 병원 운영진 역시 고객 관리 차원에서 간호사와 직원에게 감정노동을 강요하곤 한다. 환자들에게 당연히 쏠리는 온정의 눈길과 보편적인 복지 의식 등에 바탕을 둔 사회적 통념들은 거의 무조건 환자 편을 들면서 이런 상황을 악화시킨다. 함 간호사는 그런 점들을 논리적으로 정리하지는 않았을지라도 이미 몸으로 깨닫고 있다. 환자나 보호자와 날을 세워서 좋을 건 하나도 없다고 말이다.

함 간호사가 일하는 병원의 원장은 그런 면에서 직원들의 사정을 잘 이해한다. 간호사들이 환자나 보호자의 부당한 행동에 대해 토로하면 간호사 편을 들어주기도 한다.

"그런 환자나 보호자와는 한판 붙어버려. 싫으면 퇴원하겠지 뭐. 내가 그런 일로 간호사보고 책임지라거나 시말서 쓰라고 한 적 있어?"

부당한 일이 발생했을 때 원장이 자주 내뱉는 말이다. 말이 그렇지 결국 시끄러워지면 간호과장이 나서서 정리하고, 해당 간호사만 힘들어지는 걸 알면서 괜히 폼만 잡는 건 아닌가 하는 의심이 들 정도다.

근무 시간 내내 이 병실 저 병실 뛰어다니며 일하다 보면 하루에 10km는 족히 걷는 것 같다. 그래서인지 함 간호사는 요 몇 달 발바닥이 아팠다. 하루 종일 일하고 나면 발바닥에 열이 나고 쑤시는 게 바늘로 마구 찌르는 듯했다. 오늘 저녁에도 집에서 발바닥을 주먹으로 치고 있으니 어머니가 혀를 차며 말한다.

"쯧쯧, 병원에서 일한다는 애가 그렇게 궁상을 떨면 병원 망신이다."

안 그래도 짜증나는 사람을 자극하니 대답이 좋게 나갈 리 없다.

"병원 망신은 무슨. 내가 뭐 병 걸렸어?"

"아프면 병이지 뭐야. 침 맞으러 가자." 어머니는 일차는 침, 이차는 병원이라는 확고한 믿음을 가진 분이다.

"싫어. 침은 무슨 침이야?" 요즘 세대의 일반적인 생각일 테다.

"아니야. 그러다 병 키워. 침 맞으면 금방 나아."

어머니는 반강제로 딸을 끌고 자신이 자주 다니는 한의원으로 갔다.

자초지종을 들은 한의사는 염증이 있으니 사혈(瀉血)을 하자고 했다. 한의학 나름의 논리가 있겠지만 끌려간 함 간호사는 속으로 엄청 끓어올랐다. 염증? 염증 아닌 병이 어디 있어. 염증보다 싫증이 나네. 그리고 사혈? 안 그래도 종일 사람들과 부대끼느라 피가 마르는데 뭘 더 뽑나? 하지만 어머니 눈총 때문에 입 꾹 다물고 치료를 받을 수밖에 없었다.

한의사는 일주일 동안 침을 맞으라고 했다. 퇴근 후 끌려 다니며 침을 맞는 게 힘이 들어선지 일주일이 지나자 오히려 더 아팠다. 더 아프다고 투덜거리자 어머니는 네가 차분히 맞지 않아서 그렇다고 외려 핀잔이다. 내가 져드려야지. 어머니의 침사랑 참사랑을 누가 이기겠어.

함 간호사는 한 달여를 참다가 결국 원장에게 갔다.

"원장님, 한 달 넘게 발바닥이 아파서 일을 못하겠어요."

요즘 병원에서 간호사가 일을 못하겠다면 원장한테는 하소연이 아니라 협박이다. 다들 낮 근무만 하려 들어서 3교대 근무 간호사 구하기가 하늘의 별 따기다. 월급을 두 배 이상 줘도 안 한다니 3교대 근무 해주시는 간호사님은 은인이고 상전이다.

"아이쿠, 그럼 큰일이게. 어디 보자. 여기가 아파?"

원장이 발뒤꿈치 바로 앞을 누르자 많이 아픈 자리가 있었다.

"맞아요, 원장님. 거기가 아파요." 간호사 환자가 발을 빼며 말했다.

"족저근막염(足底筋膜炎)이라고 들어봤지?" 원장이 전자 차트에 기록하면서 말했다. 걸을 때 발바닥 뒤쪽이 아프면 흔히 붙이는 진단명이다.

"예, 환자들 많잖아요."

"그래, 그거야. 뭐 병이라고까지 할 건 없지만 여하튼 많이 걸어서 그런 거야. 그런데 이 자국은 뭐야, 침 맞았어?" 발바닥이 온통 바늘 자국인 걸 보고 원장이 물었다.

함 간호사는 뜨끔했다. 아이, 딱 걸렸네.

"엄마가 하도 가자고 해서 할 수 없이 따라갔어요." 고개를 숙이며 말했다.

"허 참. 그래서 한의사가 뭐라고 해?" 원장이 웃으며 말하는 게 비웃는 것으로 느껴졌다.

"염증이라면서 침을 일주일 맞으라고 했어요."

"하하하, 염증! 한의사나 양의사나 그놈의 염증 타령은―. 설명해도 환자들이 잘 못 알아듣으니까 대충 그런 말로 얼버무리는 것까지는 이해하는데, 그러면 환자는 몸에서 고름 나오고 썩는 줄 안다니까." 원장은 기가 차다는 표정이다.

"어떻게 할까요, 진통제 먹을까요?" 함 간호사는 빨리 벗어나고 싶어서 스스로 처방을 제시했다. 의사 앞에서.

"뭘 약을 먹어? 아파도 그냥 참아. 아 참, 그러면 일을 못하나? 진통제 먹이고 일 시켜야겠네." 의사가 농담처럼 말했지만 위장한 진담인 걸 서로 다 안다.

"뭐 다른 방법은 없나요?" 그래도 진료를 받는데 진통제만 받고 말기는 억울했다.

함 간호사는 통증을 참을 자신도 없었지만 그렇다고 기약 없이 진통제만 먹기는 더 싫었다.

"그럼 이 신발을 사서 신어봐." 원장이 자기 신발을 보여주었다.

"마사이 신발이라는 건데, 적응만 되면 아주 편해. 족저근막염이라는 게 발의 아치(arch)를 유지하는 데 힘이 들어서 인대가 뼈에 붙는 자리에 통증이 생기는 거야. 그러니까 이런 신발을 신으면 덜 아프지."

"그래요? 그거 어디서 파나요?" 함 간호사는 귀가 번쩍 뜨였다. 요즘은 약이나 주사 없이 고치는 게 환자들의 소망이다.

"이 제품은 인터넷에서밖에 안 판다는데? 인터넷 잘하잖아? 주문해서 사."

"네, 그럼 그걸 사서 신어볼게요." 인사가 공손했다.

"그래, 고생해요." 원장은 회진 준비를 하면서 인사를 받았다.

함 간호사는 그날로 인터넷을 뒤져 신발을 주문했다. 운동화와 구두 둘 다 사서 번갈아 신었다. 하루는 그러려니 하고 신었는데, 이틀째는 너무 뒤뚱거려서 우스꽝스럽지 않을까 걱정이 되었다. 많이 걸으면 멀미도 나는 것 같았다. 원장이 회진 시간에 나타나자 투덜거렸다.

"원장님, 이거 너무 뒤뚱거리고 멀미가 나요."

"참아! 참는 자에게 복이 있나니. 일주일만 신어봐. 익숙해질 테니. 싫으면 그냥 아프든가." 원장은 반은 놀림조다.

신발 산 게 아까워서, 효과가 있든 없든 신발이 닳아 떨어질 때까지 신기로 했다. 그런데 아닌 게 아니라 열흘쯤 지나자 발바닥 아픈 게 없어졌다. 초기의 멀미는 하루 이틀 만에 사라졌었다. 뒤뚱거리는 게 신경 쓰이긴 하지만 누가 보겠어? 계속 신기로 했다.

족저근막염

증상
발바닥 뒤쪽이 아프다. 걸을 때 아픈 것이 주된 증상인데, 많은 환자는 아침에 일어나서 걷기 시작할 때가 가장 아프다고 한다.

원인
딱히 꼬집어서 이것 때문이라고 할 수는 없지만 체중 증가, 활동량의 증가 등 발에 가는 하중이 늘어난 것이 대부분의 환자에서 인정된다.

진단
증상을 보면 심증이 가고, 손으로 발뒤꿈치 앞쪽을 눌렀을 때 통증이 유발되면 확진이다.

치료
진통제 치료. 국소 스테로이드 주사도 한 번 정도는 맞아볼 만하다. 한 번으로 낫는 수도 있으니까. 이런 경우를 의사들은 통증 악순환의 고리를 끊는 치료라고 한다. 그러나 재발했을 때는 이 주사를 다시 맞지 않는 게 좋다. 악화될 여지가 있다. 발의 아치(족저궁)를 돕는 구조물, 예컨대 아치 지지대, 깔창, 마사이 신발 등은 확실히 도움이 된다. 수술은 최하수다. 득보다 실이 많다.

화타의 충고
참고 사는 법을 배우자. 정 아프면 진통제 처방은 받을 수 있다. 아치를 받쳐주는 신발이나 깔창 등은 꽤 유용하다. 전쟁 났을 때 이 증상 때문에 뛰지 못할 사람은 없을 것이다.

34. 무지 외반증

　진 여사는 야쿠르트 아줌마다. 하루에 걷는 거리가 남들의 대여섯 배도 넘을 것이다. 그래서 그런지 따로 보약을 먹거나 운동을 하는 것도 아닌데 건강이 남부럽지 않다. 감기치레도 거의 하지 않는다. 하기야 감기 걸렸다고 누워 있을 형편도 못 되고, 그럴 성격도 아니다.

　오늘도 일을 마치고 집에 오니 집안일이 쌓여 있어 쉴 틈도 없이 빨랫감을 세탁기에 넣고 저녁 준비하느라 바빴다. 설거지까지 하고 씻고 마루에 앉아 한숨 돌리니 벌써 아홉 시가 다 되었다.

　많이 걷는 직업이니만큼 발이 생명이어서 항상 발을 깨끗이 닦고 조심해왔다. 오늘도 발을 씻다가 보니 엄지발가락 옆이 빨갰다. 툭 튀어나온 게 보기에도 예쁘지 않았다. 사실 그동안 살기에 바빠 어디가 아픈지 생각해본 적도 없었다. 이제 되짚어보니 양쪽 발 안쪽이 걸을 때 아팠던 것도 돌을 밟아서 그런 게 아니라 이렇게 튀어나와서 그랬나 싶다. 당장이야 심하게 아픈 것도 아니고 별로 문제 될 것 같아 보이지 않지만, 아직도 한 십 년 이상은 일을 할 생각인데 혹시라도 이것 때문에 일을 못하게 될까 걱정이 되었다.

　내일 병원에 배달 가는 길에 진료라도 받아야겠다고 생각했다. 다음 날 병원 직원과 환자들에게 다 배달하고 나서 정형외과에 접수를 했다.

"안녕하세요?" 자주 드나들다 보니 원장도 얼굴을 잘 안다.

두말없이 신발과 양말을 벗고 발을 보여주었다.

"많이 아프세요?" 발을 들여다보면서 원장이 물었다.

"약간 아프긴 한데, 지금보다 나중이 걱정돼서요." 진 여사가 양말을 도로 신으며 대답했다.

"무지 외반증(拇趾外反症)이라고 들어보셨지요?"

이것은 엄지발가락(무지)이 발의 바깥쪽, 즉 새끼발가락 방향으로 휘어서 엄지발가락 뿌리 부분이 튀어나오고 아픈 병이다.

"들어보긴 했는데, 제 발에 그게 있을 줄은 몰랐지요."

"하하하, 병이 낯가리며 들어갈지 말지 결정하지는 않지요. 수술해야 하게 생겼네요. 꽤 심해요."

"안 하면 점점 더 나빠지지요?" 수술은 일단 피하고 싶은데….

"그럼요. 나중에는 둘째 발가락이 엄지발가락을 타고 올라가서 발 모양이 많이 흉해지고 아프게 돼요."

"아이 곤란하네, 일을 쉴 수가 없는데. 수술하면 얼마 동안이나 일을 못할까요?" 야쿠르트 아줌마뿐 아니라 야쿠르트 할머니까지 하고 싶은 진 여사다.

"사진 찍어봐야 확실히 알겠지만 겉에서 보기에는 뼈를 꺾어 붙여야 할 것 같아요. 그러면 최소한 한 달, 길면 두 달은 목발을 짚어야지요."

"그렇게나 오래요?" 진 여사는 식겁했다.

"뼈를 잘랐다가 다시 붙이는 거라 골절 치료와 기간이 비슷하게 걸려요." 의학적인 설명이 위로가 될 리 없다.

"아직은 수술할 시간이 없어서 다음에 해야겠네요. 우선 나빠지지 않게 하는 약이나 보호대라도 없을까요?" 진 여사는 일단 병원에서 벗어나야겠다고 생각했다.

"음, 발가락 사이에 끼우는 보조기가 있기는 한데 큰 효과가 있으려나 모르겠네요. 안 하는 것보단 나을 테니 우선 끼우세요. 신발도 넉넉하게 넓은 거로 신으시고." 의사도 수술을 피하는 데 협조적이다.

크게 아프지 않다고 하니 주사약도 필요 없다고 주지 않았다. 그 후 며칠이 지났을까, 같은 사무실의 지 여사가 자기가 배달하는 귀신집 병원이 수술 잘하기로 소문났다며 거기를 가보라고 했다. 뭐 별다른 게 있으려나 싶었지만 굳이 안 가볼 이유도 없다 싶어 다음 날 잠깐 짬을 내어 방문했다.

정형외과 과장이라는 의사에게 발을 보여주었다.

"어유, 많이 아프시겠네요. 얼른 수술 안 하면 발이 점점 틀어져서 못 걷게 될 수도 있어요."

뭐라고? 못 걷는다고? 의사가 겁부터 주는 게 맘에 들지 않았지만 수술에 대해 물었다.

"수술하면 얼마나 걸리나요?"

"한 3일이면 걸어 다닐 만해요."

"목발 안 짚고요?" 사흘이면 된다는 말에 진 여사가 솔깃했다.

"그럼요. 목발 짚을 필요 없어요." 의사가 확언한다.

"뼈를 부러뜨리지 않고도 할 수 있어요?" 진 여사는 점점 더 놀라운 표정이 된다.

"뼈를 건드리지 않고 튀어나온 것만 제거하고 인대를 당겨서 붙이면 돼요." 의사는 신이 났다.

평소 신중한 편인 진 여사가 그날은 무슨 바람이 불었는지 사흘이면 된다는 말에 덜컥 수술 예약을 해버렸다. 금요일에 하면 월요일에는 일할 수 있을 테니 얼마나 좋아. 집에 가서는 괜히 한다고 했나 하는 생각이 잠깐 들기도 했지만 뭐 대단치 않은 수술이라니 얼른 해버려야지 했다.

금요일이 되었다. 아침부터 굶어서 허기도 지고 지쳤지만 일찍 일을 끝내고 병원에 갔다. 입원 수속을 하고 몇 가지 번거로운 검사를 한 후 병실에 누워 있자 얼마 안 되어 간호사들이 수술실로 데려갔다. 전에 제왕절개 수술을 해본 적이 있어 그런 절차가 낯설지는 않았다. 수술실에 들어가자 병실에서 했던 것과 비슷한 질문들을 간호사가 무심한 표정으로 재차 물었다. 다른 병이 있느냐, 수술한 적 있느냐, 약물 과민 반응을 겪었던 적이 있느냐 따위. 귀찮았지만 안전을 위해서라니 성실히 대답했다. 드디어 척추 마취를 하고 누웠다. 금방 허리 아래에 감각이 없어졌다. 수면제 주사를 놓았는지 하루 종일 바삐 일하느라 피곤해서였는지 잠이 들어버렸다. 얼마나 잤을까? 간호사가 깨우는 소리에 눈을 떴다.

"환자분, 수술 끝났어요. 눈 떠보세요."

저놈의 환자분 소리 참 듣기 싫다, 나도 간호사분하고 불러볼까 생각하는 사이 침대가 복도를 따라 밀려갔다.

병실에 가서도 침대를 옮기고 몇 가지 부산한 움직임에 잠깐 눈을 뜨고 있었을 뿐 다시 잠이 들었다. 거의 저녁이 되어 눈을 떴을 때 오른발 안쪽이 쑤시는 느낌이 들어서 수술받고 누워 있다는 걸 깨달았다.

다음 날 이침 의사가 회진을 왔다.

"많이 아프세요?"

"아니 그냥 조금 쑤셔요. 수술은 잘됐지요?" 하나 마나 한 질문인
줄 알지만 확인하고 싶었다.

"잘됐으니 걱정 마시고 오늘부터 걸어보세요. 아프시면 목발 짚고
요." 의사는 자신 있게 대답했다. 진 여사는 만족했다.

과연 진 여사는 월요일부터 일을 할 수 있었다. 걸을 때 아프기는
했지만, 수술하고 이만큼도 안 아플까 싶은 정도여서 일할 만했다. 상
처도 잘 아물고 보기에도 덜 튀어나와 만족했다.

그럭저럭 6개월이 지났다. 어느 날 찬찬히 발을 닦던 진 여사는 수
술 자리가 다시 튀어나와 보인다고 생각했다. 오늘 좀 부었나 하고 넘
겼다. 그날부터 발을 닦을 때마다 튀어나온 데가 눈에 거슬렸다. 며칠
후부터는 다시 아프기 시작했다, 통증이 전보다도 심한 것 같았다. 저
녁이면 빨갛게 부어오르기도 했다.

수술한 귀신집병원을 다시 찾았다.

"과장님, 수술한 자리가 붓고 아파요. 염증이 생긴 건가요?" 진 여
사가 양말을 벗어 보여주며 물었다.

"염증은 아니고 튀어나와 있어서 아프겠네요." 의사가 약간 난처한
표정으로 말했다.

"아니 수술한 분이 그렇게 얘기하시면 어떡해요? 튀어나온 것 없애
려고 수술한 것 아니에요?" 진 여사 목소리가 커졌다.

"워낙 심해서 뼈를 교정하는 수술까지 해야겠어요."

의사의 변명이 진 여사 분노에 불을 붙여버렸다.

"아니, 과장님. 그러면 그때 그런 얘기를 했어야 수술을 안 하지요!"

"이렇게 될 수 있다고 얘기했잖아요." 의사의 말투가 자신이 없다.

"언제 얘기해요? 나한테 했다고요?" 진 여사는 진짜 그런 얘기를 들었나 싶어서 목소리가 약간 잦아들었다.

"아주머니가 기억이 안 나는 거지, 난 얘기했다고요. 그렇지, 김 간호사?" 의사가 밀어붙였다. 김 간호사는 머뭇거렸다. 6개월도 넘은 일을 두고 맞아요, 기억나요, 그러면 오히려 이상한 일이다.

"무슨 증거로 얘기했다는 거예요?" 진 여사는 안 들은 걸로 하자고, 아니 정말로 못 들었다고 결론을 내렸다.

"했다면 한 것이지, 증거가 어디 있어요?" 의사도 이제 했다고 확신하고 싶어졌다.

"이제 거짓말까지 하시네. 그냥 잘못했다고 하면 될 것을. 관둬요. 원장이랑 얘기할 테니까." 여기서 진흙탕 싸움까지는 하기 싫었다.

"맘대로 하세요." 의사는 자기가 빠지고 원장에게 항의하겠다니 좋아라 했다.

진 여사는 생각할수록 화가 났다. 그 수술이 이러저러한 거라서 그런 일이 생길 수도 있다, 미안하다, 하면 될 것을 거짓말까지 해? 수술해도 아프고 재발할 수 있다는 말을 듣고 수술할 사람이 세상에 어디 있겠냐고. 진짜로 원장을 만나서 항의할까 하는 생각도 해봤지만, 뭐라고 따져야 할지도 어정쩡한 상황이었다.

분한 마음을 어떻게 풀어야 할지 몰라 그냥 삭이면서 집에 돌아왔다. 어떻게 그 따위 병원을 소개하느냐고 지 여사한테 화풀이를 했으나 달라질 건 없었다. 그리고 한 달은 참고 일했는데 저녁마다 쑤셔서 결국 읍내 송합병원으로 다시 갈 수밖에 없었다. 그간 수술 받은 얘기며 다시 아픈 얘기들을 늘어놓았다.

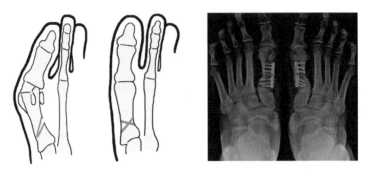

〈무지 외반증 수술. 엄지발가락의 뿌리 부분(중족골)을
바깥쪽(새끼발가락 방향)으로 꺾어주어서 튀어나온 부분이 들어갔다.〉

"이미 한 걸 어쩌겠어요. 안 한 것보단 낫겠지 하고 사세요. 너무 불편하면 수술을 다시 할 수밖에요. 수술하면 두 달은 일 못할 각오를 하세요. 앉아서 하는 일 같으면 목발 짚고 가서 하겠지만 걸어 다니면서 하는 일은 한 달 이상, 길게는 두 달까지는 가능하다고 장담 못합니다."

"글쎄 지난번에도 그렇게 말씀하셔서 고민하다 딴 데 가서 하고는 낭패를 본 건데…. 뭐 다른 방법이 없을까요?"

"결론이 다 나와 있는데 자꾸 다른 방법을 찾으려고 애쓰다가 그렇게 헛일하는 겁니다. 포기하세요. 시간 내서 수술을 하시든가."

진 여사는 진통제만 처방받고 돌아설 수밖에 없었다.

결국 1년 후 진 여사는 수술을 받았다. 수술 이름이 중족골 절골술이던가. 여하튼 목발을 한 달 짚고 일은 두 달을 쉴 수밖에 없었다. 그래도 이번엔 다시 아프지 않아서 다행이었다. 발을 닦을 때 보아도 전보다는 덜 흉했다.

무지 외반증

증상
엄지발가락 뿌리 부분이 튀어나오고 아프다. 신발에 반복적으로
닿아서 자극이 되면 염증이 생겨서 빨갛게 붓고 곪기도 한다.

원인
좁은 신발이나 하이힐을 신어서 생긴다고 부모님들이 우기기도
하지만, 선천적인 원인이 있다고 생각된다. 중족골(中足骨, 발등
뼈, 발허리뼈라고도 함) 중 엄지발가락에 해당하는 제1 중족골이
안쪽으로 벌어져 있어서 보상적으로 점차 엄지발가락이 바깥쪽
으로 휘어 나가는 것으로 생각된다.

진단
눈으로 보면 안다.

치료
엄지발가락과 둘째 발가락 사이에 끼우는 보조기가 있기는 하다.
튀어나온 부분의 통증을 줄이고 발가락이 더 휘는 것을 방지하는
효과가 있을 수 있지만, 치료 효과는 기대할 수 없다. 수술적인
치료만 있을 뿐이다, 문제는 수술을 어떻게 하느냐인데, 그건 의
사에게 맡길 수밖에 없다.

화타의 충고
참기 어려운 정도로 불편이 생기면 수술해야 한다. 다만, 완치되
는 수술 쪽으로 잡아 가는 것이 좋다.

제4부 | 기타 전신 질환

35. 통풍

전 씨는 잠에서 깨는 순간부터 왼쪽 발목이 쑤셨다. 열이 나는 것 같기도 해서 만져보면 약간 따뜻한 기운이 있었다. 걸어보니 디딜 때 더 아픈 건 아니었다. 통증이 당장 데굴데굴 구를 정도는 아니었지만 욱신욱신하는 것이, 뭔가 곪으면 이렇게 아프겠구나 싶었다.

가만 생각해봐도 어제나 그제 특별히 다친 일도 없었다. 이러다 말겠지 하고 무시하기로 했다. 출근해서 일을 하는 동안은 아예 잊어버렸다. 그러다 퇴근할 시간이 되자 또 아팠다. 놀면 아픈가? 어차피 병원 문도 다 닫았을 테고, 더 두고 보자 하고 넘겼다. 다음 날도 또 다음 날도 비슷했다. 금요일은 오랜만에 친구들 만나서 맥주도 한잔 했다.

토요일 아침에 일어나자 통증이 견디기 어려울 정도로 심했다. 회사 옆 병원에 갔다. 요즘은 병원들이 먹고살기 어려워 주말에도 진료하는 데가 많다더니 정말 그랬다. 토요일인데도 의사들이 다 나와 있었다. 나만 토요일에 일하는 게 아니구나 생각하니 위안이 되었다. 발이 아프다고 하자 정형외과에 접수해줬다. 잠시 기다린 후 이름이 불렸다.

"어서 오세요. 어디 아프세요?" 의사가 밝은 얼굴로 물었다. 주말에 근무하는데도 표정이 좋네.

"왼쪽 발이 아파요. 쑤시고."

"언제부터 아프세요?" 이런 걸 병력 청취라고 한다.

"4일째예요."

"다치진 않으셨고?" 보면 대충 알지만 확인차 하는 질문이다. 차트 빈칸도 채우고.

"다친 기억은 없어요."

"어디 한번 볼까요?" 의사는 그제야 발을 보자고 한다.

전 씨는 양말을 벗고 발을 보여주었다. 자신도 자세히 보기는 처음이다.

"부었네요, 빨갛고." 그건 의사 아니라도 보이지.

"그러게요. 그제 봤을 때는 붓지 않았었는데." 전 씨도 놀라워했다.

"봉와직염(蜂窩織炎)이라고, 피부나 피하조직이 세균에 감염돼 고름이 생기는 병이 있는데, 그것 같으니까 우선 염증 검사하고 주사를 맞으시지요. 월요일에 다시 오십시오." 의사는 보자마자 진단과 처방을 했다. 믿음직스러웠다.

전 씨는 사진 찍고 피 뽑고 주사 맞고 약을 받아왔다.

다음 날 아침, 전 씨는 좀 나은 느낌이었다. 덜 쑤셨다. 기분이 좋아져서 가족 외식을 했다. 오랜만에 인근 호수공원에 가서 아이들과 공차기를 하고 저녁엔 고기도 구워 먹고 나니 기분이 좋았다. 주말을 만끽한 전 씨는 단잠에 빠져들었다.

어찌된 셈인지 다섯 시도 채 되지 않은 시간에 눈이 떠졌다. 발이 욱신거리고 아파서 다시 잠을 이룰 수가 없었다. 뒤척이다가 일어나서 출근한 뒤에도 일에 집중이 안 되었다. 오후에 다시 병원에 갈 수밖에 없었다.

"박사님, 오늘 심하게 더 아픈데요." 전 씨는 이 의사가 고쳐주리라 믿어 의심치 않았다.

"음, 그제 검사한 걸 보면 염증 수치도 높고 백혈구 수치도 높네요. 염증 생긴 게 확실해요. 심해지면 입원해서 항생제 주사를 맞아야 할 것 같아요." 전 씨는 멍했다. 갑자기 입원 이야기까지 나오니, 이거 큰 병이구나 싶었다. 의사에 대한 믿음도 흔들렸다.

"한마디로 발이 썩는다는 거 아닌가요?"

"에이, 그렇게 말할 건 아니에요. 치료하면 나을 테니 걱정 마세요. 오늘 입원하시겠어요?" 의사가 서둘렀다. 월요일의 병원은 바쁘다.

"아직은 준비가 안 됐으니 내일 다시 오겠습니다." 전 씨는 회사 일도 그렇고 입원 준비도 그렇고 너무 갑작스러웠다.

진료실을 나와서 곰곰이 생각했다. 자기 생각에도 염증이 맞는 것 같기는 한데, 발가락이 좀 붓고 아프다고 해서 입원 치료까지 하기는 남세스러웠다. 그렇다고 안 하자니 자칫하면 큰 병이 될 것 같았다. 일단 회사로 돌아가 일을 마친 전 씨는 집에 가서 아내와 상의해보기로 했다.

"여보, 나, 발에 염증 생겼다고 입원하라는데?" 전 씨가 아내에게 말했다.

"에잉? 염증? 그럼 발을 자를 수도 있다는 거야?" 아내의 오버다. 하긴 염증이라면 겁부터 내는 사람이 많다.

"아니야, 입원해서 항생제 주사 맞으면 낫는댔어. 절단은 무슨 절단이야!" 전 씨는 자른다는 말에 자기도 모르게 발끈했다.

"그럼 회사는 어쩌고? 병가 내면 될까? 미움받지 않을까?" 아내도 전 씨와 같은 걱정이다.

"지금이 7, 80년대도 아니고 병가 낸다고 회사에서 미워하진 않지. 그냥 내가 미안한 거지." 전 씨는 그렇게 믿고 싶었다.

"그럼 입원해야지 뭐."

아내와 그렇게 합의하고 누웠다. TV를 보는데 발이 점점 더 쑤셔서 견딜 수가 없었다. 그러고 보니 병원에서 주사 맞는 걸 깜빡했다. 응급실 가서 주사라도 맞아야 잠을 잘 수 있겠다고 생각하고 집을 나섰다.

전 씨 집 부근에서 야간에 진료하는 병원은 읍내 종합병원밖에 없었다. 접수하자마자 바로 앉아서 발을 보여주며 간단하게 설명하고는 진통제를 요구했다.

"진통제도 병에 따라서 다르게 쓰니까 어디 봅시다. 많이 빨개졌네, 열도 나고. 다친 적은 없다고 했지요? 다친 적이 있냐고 묻는 건 삐고 넘어지고 이런 것 말고 상처 난 적이 있냐는 말이에요." 응급실 당직 치고는 나이가 좀 있어 보이는 의사가 발을 보며 물었다.

"예, 상처 난 적은 없어요." 전 씨가 대답했다.

"이런 경우에 봉와직염과 꼭 구별해야 하는 병이 통풍(痛風)이라는 병이에요. 검사해본 적 있으세요?"

"아니요. 통풍이라는 이름도 처음 들어보는데요." 전 씨는 빨리 주사 맞고 집에 가서 자려 했는데 길어지자 짜증이 나려고 했다.

"그럼 피검사를 좀 해보세요, 한두 시간 걸릴 거예요. 우선 주사부터 한 대 맞으시고." 의사는 모른 체하고 자기 할 말만 계속 했다. 이건 또 무슨 일인가? 갑자기 병이 바뀔 수도 있다는 이야기네. 전 씨는 엉덩이 주사를 맞고 채혈을 한 후 홀에서 기다렸다. TV에서는 야구 경기를 중계하고 있었다. 야구를 좋아하는 전 씨는 시간이 금방 갔다. 한 시간 반쯤 지났을까? 결과가 나왔다고 간호사가 알려줬다. 응급실로 들어가자 의사가 와서 검사 결과를 모니터에 펼치고 설명했다.

"이게 요산이라는 건데 보통 2에서 6이나 7까지를 정상 범위로 봐요. 그런데 8.5가 나왔어요. 이건 통풍 때문에 아프다는 걸 의미하는 거예요." 예상이 들어맞은 의사가 득의만면해서 말했다.

"고칠 수는 있는 거죠?" 전 씨는 병이라면 '불치'라는 말부터 떠오른다.

"음. 좀 설명하기가 어려운데요. 이건 당뇨병하고 똑같이 생각하시면 돼요. 당뇨처럼 심각한 병이라고 할 수는 없지만요. 당뇨병이 오래되고 심한 사람들은 합병증이 생기지만, 병이 가볍거나 관리를 잘하면 별 이상 없이 살 수도 있거든요. 통풍도 병을 완전히 고쳐서 몸에서 떼어내는 건 불가능하고요. 음식과 몸 관리를 하시면 불편 없이 살 수는 있어요." 설명하면서도 의사는 좀 곤혹스러운 표정이었다. 환자들이 흔쾌히 받아들이기가 어려운 이야기니까.

"입원해서 치료해야 하나요?" 전 씨는 저쪽 병원에 입원하기로 한 게 생각나서 물었다.

"입원할 필요는 없어요. 오늘은 주사 맞고 약 받아 가시고요. 지금처럼 심하게 아플 때는 진통제도 처방합니다. 하지만 평소에는 요산 수치를 낮게 유지시키는 약을 드시면 도움이 될 겁니다."

의사는 설명을 끝내고 일어섰다.

돌아서려는 의사에게 전 씨가 급하게 물었다.

"도대체 이 병이 왜 생기나요? 음식을 조심하지 않아서 그런가요? 하여튼 제가 뭔가 잘못해서 생긴 거지요?"

전 씨는 평소에 아무 거나 잘 먹는 걸 자랑으로 알았는데 혹시 그게 원인인가 싶었다.

"허허허, 자책하지 마세요. 병이라는 게 꼭 뭘 잘못해서 생기는 건 아니거든요. 통풍은 타고 난 병이라고 생각하는 편이 옳아요." 의사는 귀찮은 마음을 누르며 도로 앉았다.

"고칠 수 없고 그냥 살아야 한다면, 평생 약을 먹어야 할까요?" 못 고친다는 말이 못내 신경 쓰였다.

"우선 이번에는 한 달 약을 드시고 혈액 검사를 다시 한 후에 결정하지요. 음식만 조심해도 정상 수치로 유지된다면 굳이 약을 먹을 필요가 없겠지요. 이건 조심해야 할 음식 목록이에요." 그러면서 의사는 음식 이름이 쭉 적힌 종이를 한 장 건넸다.

전 씨는 목록을 훑어보았다. 평소에 좋아하는 음식이 많았다.

"그럼 이것들만 안 먹으면 다시는 안 아플 수도 있다는 건가요?" 전씨는 어떻게든 '완치'라는 말을 듣고 싶었다.

"그렇지는 않고요. 아픈 횟수가 훨씬 줄겠지요." 의사도 전 씨의 마음을 달래주고 싶었지만 완치가 안 되는 것이니 어쩌겠는가.

"고치지 못하고 평생 안고 살아야 한다는 병을 선생님은 대수롭지 않게 이야기하시네요."

전 씨가 노골적으로 서운함을 드러냈다.

"지금 나이에 처음 아픈 거면 통풍 치고는 약한 쪽이에요. 젊어서 발병할수록 심하거든요. 그러니 말이 못 고치는 거지 사실은 안 고치고 살아도 되는 거지요, 가끔 한 번씩 아프면 그때마다 진통제 먹으면 되지 않겠어요?" 그렇다고 위로가 되는 않으리라는 걸 의사도 잘 안다.

"그렇기는 한데. 그래도 불치병 환자라는 게 어째…."

입원을 안 하게 된 건 좋지만 병 하나를 평생 안고 살아야 한다니 전 씨는 마음이 개운하지 않았다.

통풍

증상

다치지도 않았는데 관절이 아프다. 대개 빨갛게 붓는다. 누르면 아프다. 이는 심한 염증이 있을 때도 나타나는 증상이어서, 통풍은 감염성 질환과 혼동되곤 한다. 급성의 경우 보통 한 개의 관절에서 시작되는데, 엄지발가락의 중족-족지(中足-足趾) 관절이 가장 흔하다. 치료를 하든 안 하든 시간이 지나면 가라앉지만 재발하곤 한다. 가족력이 있는 경우가 많다. 만성화해서 여러 관절을 침범하기도 하고, 관절에 요산(尿酸) 결석을 형성하면 호전되지 않는 만성 통증을 일으킬 수도 있다.

원인

우리가 음식물을 통해 핵산의 일종인 퓨린(purine)을 섭취하면 그것이 요산으로 분해되어 체외로 배출되어야 하는데 그게 지연되어 혈액 속 요산의 농도가 증가하면 관절 주위에 침착(沈着, 들러붙음)하여 심한 염증을 일으킨다. 따라서 선천적으로 요산 배출이 원활하지 않은 사람, 퓨린 섭취가 많은 사람, 후천적으로 세포 파괴가 수반되는 질병을 앓거나 신장 기능에 이상이 있는 사람에게서 발병할 수 있다.

진단

관절의 통증이 있고 염증 소견이 보이는 환자에서 혈액 검사상 요산 수치가 증가한 것을 확인하면 진단이 된다.

치료

요산 결석이 생성되기 전의 환자라면 진통제와 요산 수치를 낮추는 알로퓨리놀(allopurinol), 요산 생성을 억제하는 콜킨 (colchine)을 투약해서 치료할 수 있다. 다만, 근본적인 치료라기 보다 일시적인 요산 대사 균형의 회복이기 때문에 언제든지 재발 할 수 있다. 또 콜킨을 투약하면 부작용으로 설사를 해서 중지해 야 하는 환자도 꽤 흔하다. 결석이 생기면 수술적으로 제거해야 한다. 평소의 음식 관리가 필수적이다. 정어리, 멸치, 간, 내장, 생 선 알 등이 꼭 피해야 할 음식이다. 맥주도 좋지 않다고 한다. 물 을 많이 마시는 것이 좋다.

화타의 충고

몸에 이런저런 이상이 생겨서 스테로이드성 진통제를 자주 주사 하거나 투약하게 되면 그 자체로 부작용이 많을 뿐더러 요산 결 석도 가속화하므로, 통풍 환자라면 다른 병이 생기지 않도록 음 식을 가려 먹고 금주를 철저히 하는 것이 좋다. 특히 물을 많이 마시는 것을 통풍 환자는 명심해야 한다. 이는 통풍뿐 아니라 몸 에 두루 도움이 되는 좋은 습관이다.

36. 류머티스 관절염

오랜만에 화창한 날씨에 정 원장은 기분이 좋다. 점심 식사를 마치고 창밖을 보며 커피 한 잔을 할 여유를 가져본 것도 한참 만이다. 한 시 반이 되자 간호사가 들어와 진료를 시작해도 되겠느냐고 물었다. 조용히 고개를 끄덕이고 정 원장은 가운을 입고 자리에 앉았다. 컴퓨터 화면을 보니 신환(新患)이다. 가끔 신환 표시가 나오면 어떤 환자가 올지 궁금해지기도 한다.

간호사와 같이 진료실로 들어오는 환자는 훤칠한 키에 선글라스를 손에 든, 곱게 화장을 한 여성이다. 얼굴은 40대라 해도 믿을 만한데 차트에는 55세라고 되어 있다. 환자는 진료 차트에 나와 있는 자신의 나이를 의사가 알고 진찰을 시작한다는 사실을 잘 의식하지 못한다.

"안녕하세요? 날씨가 덥지요? 어디가 불편해서 오셨나요?"

"네, 안녕하세요. 여기가 아프고 부어요. 손 전체가 그렇지만 특히 이 부분이 심해요."

환자는 오른손 가운뎃손가락의 가운뎃마디를 가리킨다. 과연 다른 곳에 비해 꽤 부어 있었고 아파 보였다.

"언제부터 아프셨지요?"

"한 1년은 된 것 같아요. 서울 살다가 귀농한 지 2년차인데 안 하던 농사일을 해서 그런지 점점 더 아프네요."

"아침에 더 아프세요, 저녁에 더 아프세요?"

"아침에 더 아프고, 주먹이 안 쥐어질 정도로 부어요."

"손 말고 무릎이나 어깨나 손목은 안 아프세요?"

"글쎄요…. 그러고 보니 좀 아프긴 해요. 손이 제일 아프니까 손에만 신경을 써서 그렇지."

"전에 관절이 아파서 검사하거나 치료해본 적은 없으신가요?"

"왜요, 전에도 가끔 손마디가 아파서 병원 가서 약 먹고 한 적이 있지요."

"의사가 뭐라고 하던가요? 류머티스 관절염이라고 하지 않던가요?"

"아니에요. 그건가 하며 피검사를 했는데 류머티스는 아니라고 하더라고요."

"그렇군요. 전에 했더라도 피검사를 다시 해봤으면 좋겠네요. 손 엑스레이도 찍고 오세요."

"전에 아니라고 했는데 피검사를 또 해야 하나요?"

"젊었을 때는 음성으로 나왔다가 몇 년 지나서 검사하면 양성으로 바뀌는 경우도 자주 있거든요. 또 치료하다 보면 양성이 음성으로 바뀌기도 하지요."

정 원장이 눈짓을 하자 간호사가 환자를 데리고 나갔다.

환자가 다시 진료실로 들어왔다.

"엑스레이를 보시지요, 여기가 아픈 자리인데 사진에 표가 나게 이상이 있지는 않네요. 류머티스 관절염이 심해지면 뼈가 울퉁불퉁해 보이거나 골다공중이 생겨나는데 그런 정도는 분명 아니에요."

"그럼 류머티스 관절염이 아닐 수도 있겠네요?" 환자가 희망을 담아 묻는다.

"그렇습니다. 아닐 수도 있어요. 본래 류머티스 관절염이라는 게 손에 관절염 증세가 있다, 양쪽 손에 대칭으로 있다, 아침에 뻣뻣하다, 관절 주변에 혹이 생긴다 등등의 증세가 많이 겹칠수록 류머티스 관절염일 가능성이 크다는 거지, 어떤 검사를 해서 이러면 류머티스고 저러면 아니다 하는 병이 아니거든요. 피검사에서 류머티스 인자 양성이라고 나왔지만 그것 역시 결정적 요소는 아니지요. 그래서 말씀하신 대로 류머티스가 아닐 수도 있어요."

"그렇게 확실치 않으면 치료는 어떻게 하지요?"

"그래서 제 의견은 일단 류머티스 관절염 약을 먹어보자는 거예요. 그래서 효과가 있으면 진단이 맞는 거니까 약을 계속 먹고, 아니면 다시 검사를 해야지요. 마지막으로 해볼 수 있는 검사로는 조직 검사가 있어요."

"그건 수술처럼 하는 거잖아요."

"뭐 수술이라면 수술이지요. 어쨌든 절개는 해야 하니까."

"확실치도 않은데 어떻게 수술을 해요?"

"그렇지요? 일단 약을 먹어보는 수밖에요."

이럴 때 의사는 설득을 포기한다. 의사 자신이 환자라고 하더라도 선뜻 동의할 수 없을 테니 어쩔 수 없다.

류머티스 관절염

증상
정형외과에서 다루는 질병 가운데 가장 어려운 것이라 하겠다.
환자를 이해시키기가 어려울 뿐 아니라 의사들 스스로가 잘 이해
하고 있는지도 의심이 간다. 화타도 마찬가지다. 대부분의 환자
는 손이 아파서 병원을 찾게 된다. 단편적으로 봐서는, 관절염이
심하고 연세가 높은 분들이라면 손이 많이 변형되어서 겉으로 보
기에도 관절이 구불구불해져 있는 경우가 많다. 아침에 뻣뻣한
증세는 거의 예외 없이 수반된다. 시간이 지날수록 손을 넘어 손
목, 팔꿈치, 어깨, 무릎 등 온몸으로 퍼져간다. 임신 중에 호전된
다는 점도 재미있는 특징이다. 또, 손의 관절 중 끝마디는 잘 침
범하지 않는다.

원인
알려져 있지 않다. 유전적 원인도 상당 부분 있을 것으로 보인다.
여자가 훨씬 많다. 히포크라테스도 알고 있었을 정도로 오랫동안
알려져온 병이다.

진단
아래 일곱 가지 증세 중 네 가지 이상이 보이고 관절 증상이 6
주 이상 지속되면 류머티스 관절염이라 하기로 의사들끼리 약
속했다.
1. 수면 후 강직(强直, 관절이 뻣뻣하게 굳어서 움직이기 어려
운 것)
2. 세 관절 이상의 종창(腫脹, 부종 때문에 부어오른 상태)
3. 손 관절의 종창
4. 대칭성 종창
5. 류머티스성 결절(피하에서 만져지는 작은 혹)

6. 혈청 류머티스 인자(피검사 양성)
7. 방사선 소견(골 침식과 미란[靡爛 , 우둘투둘해지는 현상], 관절 주위 골다공증)

치료
일단 진통소염제로 시작한다. 그것으로 여의치 않으면 부작용이 생길 수 있는 점점 더 센 약으로 치료한다. 증세에 따라 약을 적절히 조절해야 하고, 심하지 않을 때는 약을 끊을 수도 있다. 운동은 힘들지 않을 정도로 가볍게 하는 것이 좋다. 특정 관절에 변형이나 심한 염증이 있는 경우에 한해 개별 관절의 수술적 요법을 쓸 수 있지만, 류머티스 관절염 자체의 치료를 위한 수술이 아니라는 점을 주지시켜야 한다.

화타의 충고
이 병은 환자 자신의 이해가 중요하다. 그러나 말이 쉽지 의사도 온전히 이해가 안 되는 병을 환자에게 제대로 설명할 수가 있겠는가. 이른바 무슨무슨 증후군 하는 병들은 보통 몇 가지 증세를 뭉뚱그려 이름을 붙인 것이다. 류머티스 관절염도 이와 같아서, 본문에서 소개한 환자의 바람처럼 사실은 그 병이 아닐 가능성이 충분히 있다. 그렇다 해도 위의 기준들에 맞다면 일단은 류머티스 관절염이라고 생각해보자. 그래도 남는 문제는 위의 기준들에도 의사의 주관적 판단이 개입한다는 점과 정도의 차이다. 결국 한 환자를 놓고 류머티스 관절염인지 아닌지를 양단간에 결정하기보다는, 대부분의 사람이 류머티스의 성향을 어느 정도는 가지고 있는데 그 전체 스펙트럼에서 이 환자는 어디쯤에 위치해 있다고 생각하는 편이 옳겠다. 즉 류머티스 환자 중에는 약간의 성향만 있어서 증세가 살짝 나오는 환자도 있고, 성향이 아주 강해서 관절 변형이 오는 등 증세가 심한 환자도 있는 것이다. 또한 류머티스 관절염의 기준에 맞지 않더라도 어느 정도는 류머티스 관절염에 가까울 수도 있다. 이에 따라서 환자가 병원 치료를 받아야 할지 아닌지를 판단하고 약도 어느 정도를 써야 할지 결정해야 할 것이다.

한 가지 덧붙이자면, 새내기 환자들은 치료할 수 없는 병이라는 사실에 적응하지 못하고 그렇다면 뭐 하러 약을 먹느냐고 반문한다. 화타의 대답은 이렇다. 당뇨나 고혈압 환자가 약을 먹으면서 완치를 바라지는 않는다. 완전히 고칠 수 없다고 해서 약을 먹지 않으면 합병증으로 더 고생하게 된다. 또한 운동과 식이 요법으로 조절이 잘 되면 약을 끊는 경우도 생긴다. 류머티스도 이와 같다. 약을 먹어서 고치지는 못하더라도 합병증을 막는 데 도움이 된다. 증세가 좋아지면 마찬가지로 약을 끊을 수도 있다.

아직은 병의 정체조차 불분명한 병이어서 환자는 억울하겠지만, 이 정도가 화타로서는 최선을 다한 설명이다.

37. 장애 진단서

"형님, 왜 고스톱 안 치고 방에 누워 계세유?"

남 씨가 무릎이 아파서 방에 잠시 누워 있는데 처남이 들어왔다.

"응, 운전을 오래 하고 왔더니 무릎이 아프네." 남 씨가 일어나 앉으며 대답했다.

"그럼 병원을 가보시지." 처남이 앉으며 걱정스레 말했다.

"병원 가도 진통제나 주지 별 소용이 없더라고. 관절이 많이 망가져서 인공 관절 수술을 해야 하는데, 나는 아직 젊은 편이라 더 있다 하는 게 좋다고 그냥 참고 살라네." 남 씨가 한숨과 함께 대답을 했다.

"아, 이런. 아직 환갑도 안 되셨는데 큰일이네유."

"그러게 말일세."

남 씨는 젊어서 교통사고로 무릎뼈가 크게 부러졌었다. 6개월을 고생해서 뼈는 다 붙었지만 그 이후로 무릎이 아파서 건축 공사장에서 하던 일도 그만두고 아파트 경비원으로 일하고 있다. 조금만 걸으면 무릎에 물이 차고, 앉았다 일어나려면 신음이 절로 나왔다. 어떻게든 고쳐보려고 여기저기 병원도 숱하게 다녔지만 효과가 없었다. TV에 나와서 줄기세포가 어쩌고 자가 혈액주사가 저쩌고 하는 데들을 다

가봤다. 열댓 번의 치료 시도에 수천만 원은 족히 까먹었을 게다. 그때마다 의사들은 끝판에 가선 내가 언제 고칠 수 있다고 했느냐, 조금 나아지지 않았느냐 따위의 헛소리들을 해대는 통에 마음만 상했다.

정 그러면 인공 관절을 하라는데, 그걸 하고 나면 일하기가 더 어려워질 뿐 아니라 많이 움직이면 10년도 못 돼서 또 수술해야 한다니 그것도 할 수가 없었다. 추석이라고 오랜만에 형님 집에 오는데 길이 막혀 네 시간을 운전하고 왔더니 무릎이 쑤셔서 앉아 있을 수가 없다. 만져보니 무릎이 물이 차서 꿀렁거렸다.

아무튼 잠시 쉬었다가 마루에 나가 고스톱 판에 끼었다. 명절에 남자들이 모이면 이만한 놀이가 또 있을까. 잃었다고 기분 나빠 하지 말고 땄다고 약 올리지만 않으면 말이다.

한 시간이나 지났을까, 부엌에서 형수가 상 펼쳐놓으라고 고함을 친다. 얼른 자리에서 일어나려는데, 무릎이야 원체 신경을 쓰는 터라 화투 치는 동안에도 뻗고 있었기에 아까보다 오히려 나아졌지만 이번엔 허리가 말을 듣지 않았다. 형님이 있는 터라 신음 소리는 겨우 거둬들였으나 허리를 부여잡고 일어날 수밖에 없었다.

"젊디젊은 놈이, 쯧쯧."

형님이 못마땅한 투로 혼잣말을 한다.

"나도 내년이면 환갑이유." 남 씨도 혼잣말처럼 중얼거렸다.

사고 때 다친 것은 무릎인데, 어찌 된 일인지 이후로는 허리도 자꾸 아프고 구부러진다. 오늘처럼 바닥에 앉았다 일어나려면 이만저만 아픈 게 아니었다. 병원에 가서 물어보면 뚜렷이 무슨 병이라고 말해주지도 않는다. 그냥 연골이 다 닳아서 그렇다나. 아직 청춘인데 무슨 연골이 다 닳았냐고 하면 무거운 걸 많이 들고 다녀서 그렇단다. 건설 현장에서 일한 사람이 한둘도 아닌데 왜 나만 그럴까. 어쨌든 방법이 없다고 운동이나 많이 하라는데, 무릎이 아파서 어디 운동인들 마음대로 하겠느냐 말이다.

"형님, 그렇게 앓을 바에야 장애 진단서 좀 써 달라 하시유. 고치지 못한다면 장애인증이라도 있어야 먹고살 것 아니유." 처남이 밥을 나르면서 거들었다. 듣고 보니 딴에는 맞는 말이다. 못 고치면 장애 아닌가. 왜 지금까지 그 생각을 못했을까. 남 씨는 집에 가는 대로 장애 진단을 받아보리라 생각했다.

집에 돌아온 남 씨는 운전을 너무 오래 한 탓인지 허리가 끊어지는 것 같아서 남은 연휴 동안 기어 다니다시피 했다. 출근하는 날이 마침 야간 근무라 저녁에 겨우 몸을 추스르고 나가서 간신히 순찰 돌고 반듯이 앉아 있다가 퇴근했다. 도저히 견딜 재간이 없어 다음 날 병원엘 갔다.

"안녕하세요? 어디 아프세요?" 원장 의사가 물었다.

"명절 끝나고부터 허리와 무릎이 아파서 죽을 지경이에요." 남 씨가 찌푸린 얼굴로 말했다.

"명절 때 오래 앉아 있으셨지요?" 의사가 다 안다는 듯이 물었다.

"운전을 오래 해서 그런가 봐요. 내려갈 때부터 아프더라고."

"허리가 더 아프세요, 무릎이 더 아프세요?"

"똑같아. 둘 다 안 아프게 해줘요."

자주 가는 병원이라 원장과도 친했다. 적어도 남 씨는 그렇게 생각했다.

334

"두 군데 다 주사 맞으면 좋지 않아요. 한 군데만 우선 맞고 다른 데는 다음에 맞으세요. 게다가 두 군데 다 맞으면 보험이 안 돼서 돈도 많이 내야 해요." 남 씨와 원장은 많이 아플 때면 으레 뼈주사 맞는 걸 생각하고 있었다. 의사가 주머니 걱정까지 해주니 고맙다.

"그럼 우선 허리부터 놔줘요."

남 씨는 허리에 신경 차단 주사를 맞았다. 이건 하고 나면 며칠은 효과가 반짝한다. 요번처럼 굴신도 못하게 아플 때 살 만하게 해주니 용한 주사이기도 하다. 자주 맞아본 남 씨는 주사 맞고 일어나자 우선 자신감이 생겼다. 실제로 통증이 없어지기도 했다. 무릎 주사는 일주일 후에 맞기로 하고 나오다가 생각이 났다.

"원장님, 나 장애 진단 해줄 수 있어요?"

원장은 뜬금없는 질문에 잠시 눈을 껌뻑거렸다.

"글쎄요, 쉽지 않을 걸요." 목소리에 자신이 없었다.

"다음에 올게 해줘봐요."

남 씨는 며칠 후 처남이 알려준 대로 우선 주민 센터를 찾아갔다. 요즘 장애인 판정을 받기가 쉽지 않다는 것은 익히 알고 있는 터라 마음을 다잡고 들어섰다. 복지계라는 팻말이 보였다. 마침 한산한 시간이었다. 여직원이 무심하게 앉아 있다가 남 씨가 다가가자 번호표 뽑아 오세요, 한다. 아무도 없는데 그냥 보면 되지 무슨 번호표 타령이야. 남 씨는 속으로 구시렁댔다. 그렇다고 소리 내서 타박하면 그것도 꼴불견이지.

"무슨 일로 오셨어요?" 직원 말투가 비교적 상냥하다. 일있다, 번호표를 쥐여주면 순해지는구나.

"나, 장애인증을 받는 걸 알아보러 왔어요." 딸보다 어려 보이지만 처음 보니 존댓말을 해야겠지.

"네. 어디가 불편하신데요?" 여직원이 남 씨를 쳐다보며 물었다.

"허리와 무릎이 아파서 잘 걷지도 못하고 일도 못하면서 산 지가 벌써 10년 가까이 돼요."

남 씨가 공손히 대답했다. 요새는 공무원이 장애 판정을 한다니까 이 아가씨가 하는 걸지도 모른다고 생각하면서.

"네, 그러시면 이것 가지고 정형외과 의사가 있는 병원에 가서 진단서를 받아 오세요."

"진단서만 받아 오면 되는 거여?"

"일단 받아 오세요. 될지 안 될지는 내용을 봐야 아는 거니까요."

직원이 고개를 숙인다. 이제 그만 가시라는 뜻이렷다.

오늘 내로 결판을 보겠다고 생각하고 남 씨는 곧장 병원으로 갔다.

"원장님, 나 이것 좀 써줘요." 남 씨가 동사무소에서 받은 서류를 내밀며 말했다.

"아, 그런데 어쩌나. 이게 쉽지 않아요. 규정상 아저씨는 안 되는 걸로 돼 있거든요." 의사의 얼굴에 난처한 표정이 역력했다.

"아니 원장님, 생각해봐요. 허리와 무릎이 망가져서 일도 못하는 놈이 장애인 아니면 뭐야? 써줘요!" 남 씨는 오늘은 가는 데마다 떼를 쓰겠다고 아침부터 작정한 바 있다. 처남이 안 그러면 안 해줄 거라며 단단히 당부를 해놓은 터다.

"고집 부리신다고 될 일이 아니에요. 그리 원하시면 써드리기는 하지만 제가 써드려도 복지부에서 퇴짜 놓을 겁니다." 의사가 서류를 집어 들며 말했다.

"그런 게 어디 있어요? 의사가 장애인이라고 쓰면 장애인이지. 안 그래요?" 남 씨는 한시름 놓았다. 일단 한 고비는 넘겼다 싶었다.

"요즘은 의사가 쓰는 진단서엔 급수 적는 난이 아예 없어요. 지금 이 사람의 상태가 어떻다는 것만 쓰는 거지요. 그러니까 명칭만 진단 서지 사실은 소견서에 가까운 거예요."

아무리 설명을 해줘도 환자는 장애 진단이 나오지 않으면 의사를 욕할 게 뻔하다.

"어쨌든 원장님이 잘 써줘야 뭐가 돼도 될 것 아니에요? 잘 써줘 봐요." 남 씨는 의사가 빠져나가지 못하게 꼭꼭 틀어막으려고 노력 했다.

"장애가 있다는 것과 장애인증을 받는 건 다른 얘기거든요. 어쨌든 저는 아저씨 상태를 잘 적어드리는 거니까 나중에 원망은 마세요."

쓰는데 옆에서 보니까 척추 후만증(後彎症)과 외상성 관절염 때문에 잘 걷지 못한다고 쓰는 것 같았다. 몇 가지 서류에다가 엑스레이도 복 사해서 가지고 가라고 했다. 가지고 가면 공무원들이 뭘 알까 싶었 지만 그렇게 하도록 되어 있다니까 가져갈 수밖에 없었다(척추 후만증은 척추가 뒤로 휘어지는 병이다. 보통 청소년기에 발병하는 경우를 가리키지만, 퇴 행성으로 발생하기도 한다. 외상성 관절염은 다쳐서 부러지거나 한 후에 그 후유 증으로 발생한 관절염을 말한다).

남 씨는 받자마자 부리나케 주민 센터로 달려갔다. 이번에는 들어 가자마자 번호표부터 뽑았다. 앞에 할머니 한 분이 한참을 서 있었다. 귀가 잘 들리지 않는지 여직원이 몇 번을 설명해도 똑같은 걸 자꾸 물 어봤다. 도대체 자식들은 어쩌고 혼자 와서 민폐를 끼치는지. 아무리 설명을 해도 못 알아듣자 여직원의 언성이 높아지고 말았다.

"할머니, 가서 아드님이랑 같이 오세요."

"아들 없어." 할머니가 시치미를 뚝 뗀다.

"아까는 있다셨잖아요." 여직원이 새침해졌다.

"어디 사는지 몰라." 할머니는 능청스러웠다.

보다 못해 옆자리의 민원인 없는 남자 직원이 할머니를 맡았다. 조급한 마음으로 기다리느라 막 화가 치밀어 오르던 남 씨는 그 남직원이 기특해서 기분이 약간 좋아졌다.

남 씨 순서가 되어 병원에서 받아온 진단서와 CD를 내밀었다.

"장애 진단서요? 이리 주세요. 제가 심사위원회에 접수를 시킬게요. 결과가 나올 때까지 길면 한 달도 걸릴 수 있습니다." 여직원은 할머니와 한참을 씨름한 끝인데도 상냥했다.

뭐? 심사위원회? 이건 또 무슨 소리야.

진단서 내면 그 자리에서 장애인증을 받을 줄 알았던 남 씨는 잠시 당혹스러웠다. 그러나 곧 당연한 일인 걸 깨닫고는 내가 왜 그리 바보 같은 생각을 했을까 하고 허허 웃으며 나왔다.

남 씨는 집으로 돌아왔다. 신청해놨으니 기다리면 결과가 나오겠지만, 의사가 하는 말로 봐서는 쉽지 않은 일인 듯하다. 그럼 눈앞에서 되는지 안 되는지 이야기를 해줘야 따져보기라도 할 텐데 심사위원회라니. 어디 있는지도 모르고 어떤 인간들인지도 모르니 따질 수도 없고, 참 허탈한 노릇이다. 기다려서 안 된다면? 그런가 보다 할 수밖에 없는 노릇이 아닌가. 그러고 보니 의사가 한 말이 이해가 갔다. 작년부터는 의사한테 맡기지 않고 공무원들이 결정하게 고쳤다는 것 말이다.

의사가 결정하게 했을 때는 환자들이 코앞에 앉아서 사정도 하고 협박도 했을 테니 뿌리치기가 쉽지 않았을 것이다. 그런데 이렇게 어디 있는 누구인지도 모르는 사람한테 결정하도록 하면 따를 수밖에 없지 않겠는가.

3주쯤 지나서 연락이 왔다. 장애인증 발급은 불가하다고. 반드시 받아내서 생활고를 덜어보려 했던 남 씨는 어디 가서 떼를 쓸 수도, 따질 수도 없었다. 얼굴 없는 상대에게는 무력할 수밖에 없는 것. 생각해보면 나한테 닥쳤으니 화나는 일이지, 국가적으로 보면 잘하는 일이 아니겠는가.

한 달쯤 되자 허리는 견딜 만한데 무릎이 아파와서 지난번 저축해 둔 무릎 주사를 맞으려고 병원에 들렀다.

"원장님 무릎이 아파요. 주사 좀 놔줘."

"어디 봅시다. 무릎 주사 맞은 지는 한 네 달은 됐네요. 맞아도 크게 해롭지는 않겠네." 의사가 간호사에게 주사 준비를 시켰다.

"원장님, 근데 난 도대체 이해가 안 가요, 나처럼 일도 못하고 허리와 무릎이 아파 죽겠는 사람을 장애인증 안 주면 누굴 준다는 거야?" 남 씨가 바지를 걷어 올리며 말했다.

"하기야 따지고 들면 아저씨가 엄지손가락 하나 없는 사람보다 더 힘들긴 하지요. 그렇지만 전 국민을 상대로 얼마나 아픈지 따져서 장애인증 만들어주기는 어렵잖아요. 그래서 아프기만 한 건 진단 기준에 넣을 수가 없는 거예요. 손가락만 해도 셋째, 넷째, 다섯째 손가락은 하나나 둘이 없어노 장애인증이 안 나와요. 엄지나 검지는 하나만 없어도 내주지만. 그리고 아프다고 장애인증 주면 나이가 일흔 넘은 사람은 다 달라고 할 것 아니에요. 그럼 국가 운영이 안 되지요."

"그럼 무릎 아픈 사람 중에선 어떤 사람을 주는 거지요?"

"인공 관절 수술을 한 사람 중에서 상태가 안 좋은 사람만 장애인 증을 내줘요. 예전에 의사가 장애 진단을 해줄 때는 인공 관절 수술을 한 사람은 다 해줬지만 이제는 그런 사람 중에서도 상태가 안 좋은 경 우에만 장애인 판정을 하는 거지요. 그건 정부에서 잘하는 거라고 생 각해요. 수술이란 게 그 이전보다 상태를 좋게 하려고 받는 건데, 수 술했다고 다 장애인증을 주면 그게 뭐예요. 논리가 안 맞아요. 그러니 까 수술했다고 다 주면 안 되고 수술하고도 문제가 있는 사람만 해주 는 게 맞지요."

"허리는? 허리도 수술한 사람만 해주는 건가요?" 물으면서 남 씨는 장애 진단 받으려고 수술해야 하나 하는 생각이 들었다.

"맞아요. 허리도 수술한 사람만 대상인데, 그것도 핀 박아서 고정 하는 수술을 해야만 내주지요. 정부에서 전 국민을 상대로 평가를 하 자면 그런 식으로밖에 방법이 없어요. 핀 박는 수술의 경우도 수술 전 보다 좋아지기는 하겠지만 그런 힘든 수술을 받고 싶었을 만큼 병이 심한 사람이구나 하고 인정해주는 거지요."

"몰라. 하여튼 나는 안 해주니까 맘에 안 들어." 남 씨의 솔직한 표 현이었다.

허허허. 원장이 웃었다. 남 씨는 이해가 안 가는 것은 아니지만 억 울한 건 풀리지가 않았다.

똑똑한 환자 되기
—목에서 발끝까지 뼈 아픈 사람들의 36가지 이야기

초판 1쇄 : 2015년 11월 30일
초판 발행 : 2015년 12월 7일

지은이 : 정병오

펴낸이 : 박경애
펴낸곳 : 모멘토
등록일자 : 2002년 5월 23일
등록번호 : 제1-3053호
주 소 : 서울시 마포구 만리재 옛4길 11 나루빌 501호
전 화 : 711-7024
팩 스 : 711-7036
E-mail : momentobook@hanmail.net
ISBN 978-89-91136-29-8